河北省社会科学基金项目（HB19GL020）
分级诊疗背景下河北省居民就医机构选择行为及干预策略研究

分级诊疗制度优化研究

赵燕 吴爽 韩彩欣 ◎著

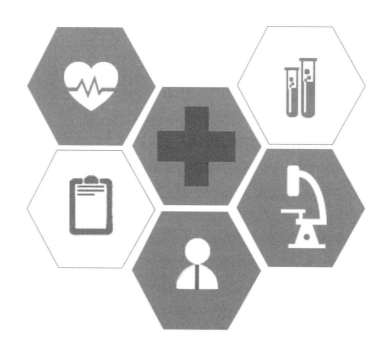

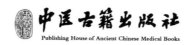
中医古籍出版社
Publishing House of Ancient Chinese Medical Books

图书在版编目（CIP）数据

分级诊疗制度优化研究 / 赵燕，吴爽，韩彩欣著 . —北京：中医古籍出版社，2022.4
ISBN 978-7-5152-2474-9

Ⅰ.①分… Ⅱ.①赵…②吴…③韩… Ⅲ.①分级分工医疗—医疗保健制度—研究—中国 Ⅳ.① R199.2

中国版本图书馆 CIP 数据核字（2022）第 049488 号

分级诊疗制度优化研究

赵 燕 吴 爽 韩彩欣 著

责任编辑	张 磊
封面设计	有 森
出版发行	中医古籍出版社
社　　址	北京市东城区东直门内南小街 16 号（100700）
电　　话	010-64089446（总编室）010-64002949（发行部）
网　　址	www.zhongyiguji.com.cn
印　　刷	廊坊市海涛印刷有限公司
开　　本	710mm×1000mm　1/16
印　　张	16
字　　数	276 千字
版　　次	2022 年 4 月第 1 版　2022 年 4 月第 1 次印刷
书　　号	ISBN 978-7-5152-2474-9
定　　价	68.00 元

前　言

　　分级诊疗是新一轮医疗卫生体制改革的核心内容，更是解决我国"看病难、看病贵"重大民生问题的重要举措。自2015年9月国务院出台《关于推进分级诊疗制度建设的指导意见》以来，我国各地开始大规模探索分级诊疗的落地模式。近年来，我国分级诊疗制度的政策实践取得了一定成果，但从全国范围看，仍然任重道远，资源配置需要更加完善合理，上下转诊要提升规模、提高效率，尤其是医卫人员，须不断优化其素质，拓展其数量。分级诊疗制度建设既涉及宏观政策层面的问题，也涉及微观的具体操作问题，对其进行研究具有重要的现实意义。

　　建立运作合理、适应性强、可行性强的分级诊疗制度，不仅将提高我国医疗资源利用率、减少国家医疗资源的浪费和减轻居民就医的经济负担，而且将对我国医疗资源合理配置产生积极效果，从而助推中国特色基本医疗卫生制度的建立。

　　分级诊疗是建立良好医药卫生制度的重要基础，是医疗服务精细化的可行选择。为满足分级诊疗制度设计之初的期待，本项研究试图从分级诊疗制度的分级诊疗服务体系、医保杠杆、医疗联合体、家庭医生签约服务和互联网医疗出发，以政策分析工具对分级诊疗的相关政策进行梳理，利用问卷调查、离散选择实验进行实证分析，在系统总结国内外经验与做法的基础上，明确分级诊疗的整体战略和核心目标，对关键环节、重点问题提出有针对性的政策建议，为推进中国医疗服务系统改革提供决策支持。

　　本书的创新之处在于，一是研究视角从分级诊疗的"三要素""四大抓手"出发。"三要素"包括分级诊疗服务体系、首诊制度、转诊系统，"四大抓手"分别是医保杠杆、医疗联合体、家庭医生签约服务和互联网医疗。二是利用离散选择实验构建居民签约服务偏好模型。既往研究主要是采用问卷调查法，本研究利用离散

分级诊疗制度优化研究

选择实验,分析了签约服务属性对居民签约意愿的影响,比较了不同特征居民的签约服务偏好差异,为优化签约服务提供了理论和现实依据,并为优化分级诊疗制度提供了数据支撑。三是在政策工具分析基础上,选择利益相关者理论研究我国分级诊疗制度的政策实践。根据我国特有的中国特色政治体制与政策执行风格,在对我国具体政策的研究过程中,利用政策工具对相关政策进行梳理,并针对政策相关方和整个组织过程,选择了利益相关者理论,以便对我国分级诊疗制度的政策实践展开更恰当的研究。

本书得到河北省社会科学基金项目"分级诊疗背景下河北省居民就医机构选择行为及干预策略研究"(课题号 HB19GL020)的资金资助。本书编写团队来自华北理工大学卫生健康政策与管理研究中心,由赵燕、吴爽、韩彩欣共同确定本书的写作大纲,其中第一章由赵燕执笔撰写,第二章由姜雯馨、赵燕执笔撰写,第三章由苗梦婷、吴爽执笔撰写,第四章由吕瑞坤、赵燕执笔撰写,第五章由杨奇城、赵燕执笔撰写,第六章由赵若楠、韩彩欣执笔撰写,第七章由赵燕、吴爽执笔撰写,第八章由沈荣蕃、李珏希、韩彩欣执笔撰写,第九章由赵若楠、赵燕执笔撰写。

本书是几位年轻研究人员的成果心得,大家有精诚合作做研究的默契和精神,但毕竟我们些年轻人经验和学识有限,特别是步入做研究的起步发展阶段,各方面工作乃至家庭牵扯精力较多,能够安静下来投入地做研究有时感到心有余而力不足,因此,对关注医保制度研究的专家和读者朋友们的包容表示敬意!研究无止境,一个阶段有一个阶段的关注重点和难点,课题组奉献出这份成果,以期能对分级诊疗制度不断优化,发挥绵薄之力,诚请广大专家和读者批评指正!

2021 年 12 月

目 录

第一章 绪 论 ... 1

第一节 研究背景和意义 ... 1
一、研究背景 ... 1
二、国内外研究现状 ... 2
三、研究意义 ... 10

第二节 研究方案 ... 11
一、研究目标 ... 11
二、研究内容和框架 ... 11
三、研究方法 ... 13
四、本研究的创新之处 ... 17

第二章 理论基础及框架要素 ... 19

第一节 分级诊疗制度理论基础 ... 19
一、新公共服务理论 ... 19
二、利益相关者理论 ... 21
三、社会治理理论 ... 23

第二节 分级诊疗历史沿革与现状 ... 25

一、我国分级诊疗演变历程回顾......25
　　二、我国分级诊疗现状......29
　　三、优化分级诊疗制度的迫切性......31
　第三节　分级诊疗制度的路径分析及优化设计......34
　　一、推进分级诊疗的路径分析......34
　　二、优化分级诊疗的策略......37

第三章　国外分级诊疗模式成功经验借鉴......41
　第一节　英国分级诊疗模式......41
　　一、分级诊疗体系的历史沿革......41
　　二、分级诊疗现状......44
　　三、经验启示......48
　第二节　美国分级诊疗模式......50
　　一、分级诊疗体系的发展与演变......50
　　二、分级诊疗现状......52
　　三、经验启示......55
　第三节　日本分级诊疗模式......56
　　一、分级诊疗体系的发展历史......56
　　二、分级诊疗现状......58
　　三、经验启示......60
　第四节　德国分级诊疗模式......62
　　一、分级诊疗体系的历史沿革......62
　　二、分级诊疗现状......65
　　三、经验启示......69

第四章　医疗服务体系与分级诊疗......71
　第一节　分级医疗服务体系的发展演变......71
　　一、计划经济时期的初步建立阶段（1949—1979）......71

二、改革开放以后的初步探索阶段（1980—1996）..................72
三、医疗保险制度改革的发展阶段（1997—2008）..................72
四、新医改启动以来的完善阶段（2009年至今）..................72

第二节 分级医疗服务体系的现状分析..................73
一、分级诊疗对医疗服务体系的基本要求..................73
二、分级医疗服务体系的现状分析..................74
三、基于患者就医行为状况的分级诊疗分析..................85

第三节 医疗服务体系下推进分级诊疗制度的分析与建议..................97
一、推进分级诊疗制度存在的主要问题及原因分析..................97
二、推进分级诊疗制度的政策建议..................102

第五章 医疗保险与分级诊疗..................108

第一节 医疗保险与分级诊疗的关系分析..................108
一、医疗保险优化分级诊疗的原理..................108
二、医疗保险在分级诊疗中的作用..................109
三、医疗保险是撬动分级诊疗的经济杠杆..................111

第二节 医疗保险在推进分级诊疗过程中存在的主要问题..................113
一、对需方的价格刺激不够..................113
二、支付方式未有效激励供方..................114
三、医疗保险机构谈判能力不足..................115
四、基层首诊约束措施不到位..................115
五、保障重点有偏差..................116

第三节 医疗保险制度改革思路..................118
一、总体思路..................118
二、改革原则..................119

第四节 医疗保险制度改革助力分级诊疗..................120
一、医疗保险制度改革切入点..................120
二、推进改革中需要注重的若干问题..................129

第六章 医疗联合体与分级诊疗 133

第一节 医疗联合体作用分析 133
一、医疗联合体的构建 133
二、医疗联合体对分级诊疗的推进作用 134

第二节 我国医疗联合体建设政策梳理与分析 136
一、医疗联合体相关政策梳理 136
二、政策分析框架界定 140
三、政策分析结果与结论 141

第三节 我国医疗联合体建设模式及案例 145
一、城市医疗集团：罗湖模式 145
二、县域医共体：天长模式 148
三、跨区域专科联盟：北京儿童医院集团模式 151
四、远程医疗协作网：中日友好医院模式 154
五、其他县域医共体：德清模式 157

第四节 医疗联合体建设助力分级诊疗 160
一、医疗联合体模式的未来发展趋势 160
二、推进医疗联合体建设，优化分级诊疗制度 162

第七章 家庭医生签约服务与分级诊疗 165

第一节 家庭医生签约服务的政策梳理 165
一、政策梳理 165
二、家庭医生签约服务的主要政策规定 169

第二节 居民对家庭医生签约服务的认知与意愿 170
一、资料与方法 171
二、研究结果 172
三、讨论 182

第三节 居民对家庭医生签约服务需求偏好的实证研究 186
一、资料来源与方法 186

二、研究结果...188
　　三、讨论...192
　第四节　优化家庭医生签约服务助力分级诊疗...193
　　一、推进家庭医生基层首诊制度...193
　　二、加强家庭医生的内培外引...194
　　三、以医疗联合体为载体推动家庭医生签约服务...194
　　四、完善家庭医生的综合激励机制...195
　　五、构建完善的家庭医生服务绩效评价体系...195
　　六、强化家庭医生签约服务技术支撑...196

第八章　互联网医疗与分级诊疗...197
　第一节　互联网医疗相关政策分析...197
　　一、互联网医疗与分级诊疗...197
　　二、互联网医疗相关政策梳理...198
　　三、理论模型与研究思路...200
　　四、政策分析结果...204
　第二节　互联网医疗服务现状分析...206
　　一、互联网医疗发展概况...206
　　二、互联网医疗服务现状...207
　　三、互联网医疗需求调查分析...208
　　四、Kano模型分析结果...215
　第三节　基于分级诊疗的互联网医疗发展路径...216
　　一、基于分级诊疗的互联网医疗发展思路...216
　　二、分级诊疗下我国互联网医疗的SWOT分析...217
　　三、我国互联网医疗的SWOT-CLPV分析...222

第九章　研究结论与展望...227
　第一节　研究结论...227

一、主要发现 227
　　二、优化分级诊疗的路径分析 230
第二节　本研究的创新点、不足及展望 234
　　一、本研究的创新之处 234
　　二、本研究的不足之处 235
　　三、展望 235

参考文献 236

后　记 243

第一章 绪　论

建立分级诊疗制度，是合理配置医疗资源、促进基本医疗卫生服务均等化的重要举措，是深化医药卫生体制改革、建立中国特色基本医疗卫生制度的重要内容，是破解"看病难、看病贵"的突破口，对于促进医药卫生事业长远健康发展、提高人民健康水平、保障和改善民生具有重要意义。本书从影响分级诊疗制度落地的分级诊疗服务体系、医保杠杆、医疗联合体、家庭医生签约服务和互联网医疗出发，以政策分析工具对分级诊疗的相关政策进行梳理，利用问卷调查法、离散选择实验进行实证分析。在系统总结国内外经验与做法的基础上，明确分级诊疗的整体战略和核心目标，对关键环节、重点问题提出有针对性的一揽子政策建议，为推进中国医疗服务系统改革提供决策支持。

第一节　研究背景和意义

一、研究背景

分级诊疗是指按照疾病的轻、重、缓、急及治疗的难易程度进行分级，不同级别的医疗机构承担不同程度疾病的治疗。将大中型医院承担的一般性门诊、康复治疗等向基层医疗卫生机构分流，形成"健康进家庭、小病在基层、大病到医院、康复回基层"的新格局。建立分级诊疗制度，是合理配置医疗资源、促进基本医疗卫生服务均等化的重要举措，是深化医药卫生体制改革、建立中国特色基本医疗卫生制度的重要内容，是破解"看病难、看病贵"的突破口，对于促进医药卫

分级诊疗制度优化研究

生事业长远健康发展、提高人民健康水平、保障和改善民生具有重要意义。完善分级诊疗是解决医疗卫生领域"人民日益增长的美好生活需要和不平衡不充分发展之间的矛盾"的重要突破口。

分级诊疗制度是近年我国医疗卫生领域推行的一项重要政策。2009年"新医改"后，国家层面对构建分级诊疗体系的重视程度逐步提高。2015年，国务院办公厅下发《关于推进分级诊疗制度建设的指导意见》，明确提出以"强基层"为重点完善分级诊疗服务体系，并提出考核标准。2016年，在全国卫生与健康大会上，"分级诊疗制度"被习近平总书记列在五项需要重点突破的基本医疗卫生制度建设的首位。2017年，国务院发布《"十三五"深化医药卫生体制改革规划》，以分级诊疗为主要内容的基本医疗卫生制度建设被置于"十三五"规划的首要位置。

目前，虽然政府以"强基层"为切入点推行分级诊疗，相关配套措施陆续出台，各地也在进行积极探索，不少地区的典型做法收效良好，为全面推进分级诊疗工作积累了宝贵经验，但从全国范围看整体成效有限，头重脚轻的"倒三角"医疗模式并没有得到根本性的改变，有序的分级诊疗秩序尚未建成。我国卫生资源仍主要集中在治疗，且主要集中在三级医院，病患首诊基本在三级医院，呈现"大医院门庭若市、基层医疗卫生机构门可罗雀"之势。由于三级医院费用水平较高，首诊在大医院造成了基层医疗资源浪费，并大大加速了医疗费用的上涨。实施分级诊疗可以提升医疗资源的利用效率，这也是国际通行的模式，虽然各个国家政治、经济、社会制度不同，但普遍都建立了基层首诊、有序转诊的分级诊疗制度。分级诊疗制度建设既涉及宏观政策层面的问题，也涉及微观的具体操作问题，对其进行研究具有重要现实意义。

二、国内外研究现状

（一）国内研究现状

"分级诊疗"作为深化医药卫生体制改革的重点与热点，近年来国内学者也开展了一系列研究，国内学者的研究主要包括分级诊疗政策研究、分级诊疗模式研究、分级诊疗与其他制度的关系研究等几方面。

第一章 绪 论

1. 分级诊疗政策

"新医改"以来,分级诊疗制度成为深化医疗改革的重中之重。国内学界也掀起了研究热潮。从国内现有文献看,除介绍外国分级诊疗制度和发展模式的文献外,其他相关文献主要基于以下两方面展开研究:一是分级诊疗政策的理论研究,主要针对分级诊疗的相关制度、发展模式、路径选择、实施困境、政策评估以及如何强化政府作用(李银才,2015;申曙光和张勃,2016;姚泽麟,2016;高和荣,2017;高传胜和雷针,2019)。如申曙光和张勃(2016)在确立分级诊疗、基层首诊和基层医疗卫生机构三者互为因果关系的基础上探讨了我国大医院"人满为患"而基层"门庭冷落"这一困境的成因与后果。高和荣(2017)针对分级诊疗制度的发展模式、面临的困境及其存在的原因这几方面进行了理论研究。二是分级诊疗政策的定量研究,国内文献基本上都偏向于理论研究,较少进行定量研究,对分级诊疗进行政策评估的文献更是少之又少。栗诗雅等(2018)、张兴祥和陈申荣(2019)从居民就医地点选择的变化分别对甘肃省会宁县和厦门市分级诊疗政策的效果展开实证研究,得出了相同的结论:分级诊疗政策对引导患者到基层看病是有效的。而杨耀宇和付梦媛(2019)从居民就医地点选择和就医成本两方面对重庆市分级诊疗政策效果进行评估,得出分级诊疗制度有助于提高基层就诊率,居民的平均医疗负担也显著下降的结论。

2. 分级诊疗的实施模式

近年来,为响应国家号召,建立基层首诊、双向转诊、分级诊疗的就医秩序,全国各地结合本地实际,对构建分级诊疗制度进行了初步的探索,形成了以下几种较有代表性的模式。

(1)家庭医生签约制模式。即全科医生与社区居民建立契约服务关系。上海、杭州、深圳均实行家庭医生签约制模式。沈晓初(2016)研究了上海市家庭医生签约制:上海市居民根据自己的意愿分别在社区、区级、市级医疗机构中选择出一家签约。签约后,居民享有全程健康管理、健康评估、诊疗费用减免等优惠。同时,根据健康情况将社区居民分为健康人群、患病人群、高危人群和疾病恢复期人群等,对基本医疗服务和基本公共卫生服务进行整合,把家庭医生打造为居民健康、卫生资源与卫生费用的"守门人",并与上级医疗机构建立双向转诊机制和资源共享协同机制。

分级诊疗制度优化研究

（2）区域医疗联合体模式。即把一定区域内的医院与基层医疗卫生机构联合起来，由高等级医疗机构牵头组成利益共同体。这种模式的代表是北京市、江苏省。师伟等（2014）通过对北京市朝阳区医联体的研究指出，通过医联体，北京市朝阳区相关医疗机构建立起远程会诊、业务指导、重点专科对口扶持等多项机制，提高了医疗资源的利用效率。从医院规模角度，医联体使医院与基层医疗卫生机构在培训、管理等方面协同发展，在增进交流的同时推动了它们之间的互补；从城乡医疗资源布局角度，医联体的建立使得城市和农村的基层医疗卫生机构均可获得牵头的高等级医疗机构的直接指导，对缩小城乡医疗资源间差异具有重要意义。

（3）慢性病分级诊疗模式。冯海欢等（2016）利用因子分析法构建出层级医院评价体系，结果表明：各层级医疗机构的优势病种存在较大的差异，在高血压、冠心病、糖尿病、乙肝等慢性疾病的诊疗方面，基层医疗卫生机构具有较大优势。因此，分级诊疗应该把病种分级管理作为切入点，并结合医疗保险的杠杆作用，使卫生资源效率最大化。厦门市率先以糖尿病为突破口构建慢性病分级诊疗模式。厦门市相关部门创建"糖友网"，并为每一位加入"糖友网"的患者配备一名中级职称以上的糖尿病专科医生、一名经培训认证的健康管理师和一名社区全科医生，实行"三师共管"模式。目前，这种模式使得纳入社区健康管理体系的慢性病患者逐步增多；与此同时，社区诊断能力增强，慢性病控制成效初显。

（4）创新医保支付方式的分级诊疗模式。青海省和宁夏自治区即采用这种模式。宋凯萍等（2015）介绍了宁夏盐池县创新支付方式以促进分级诊疗的做法：主要是通过医保支付制度的改革，在基层医疗卫生机构采用按人头包干门诊费用和在县级医院采用按总额包干住院费用的经济激励机制来引导患者合理利用医疗资源。实施以来，基层门诊量明显增加，县域内分级诊疗模式初步建立。另外，在激励机制的作用下，医务人员的工作积极性和主动性明显提升，服务质量持续改进，群众满意度也随之提高。

（5）以分级诊疗病种为抓手的模式。制定按病种分级诊疗指南和管理规范，这种模式以陕西省和安徽省为典型。各区域医疗机构和相关政府部门应在明确各层级医疗机构服务功能定位的基础上共同参与探讨，组织制定分级诊疗病种诊疗指南，明确各层级医疗机构诊疗目录、用药目录、诊疗规范和转诊指征，从而保证患者的合理就医以及医疗机构在分级诊疗制度下的科学化运行。

第一章 绪 论

3. 分级诊疗与其他制度的关系

（1）分级诊疗与基层首诊的关系。申曙光等（2016）认为基层首诊与分级诊疗互为因果。当前，我国"强基层"政策效果不佳，部分基层医疗卫生机构甚至连基层首诊的能力都不具备，这使国家在推行基层首诊时，只能采取"引导性"而不是"强制性"的政策，进而导致基层首诊落实困难。在分级诊疗体系的建立过程中，基层首诊起到基础性的作用。因此，虽然国家积极推行分级诊疗，各地也积极进行试点探索，但是由于基层首诊落实困难，分级诊疗收效甚微，患者就医时"向上集中"的局面并未得到根本性改变。为进一步推行分级诊疗，我国应在强化基层医疗卫生机构建设的基础上，实施"强制性"基层首诊，并对医保政策进行配套改革，促进"三医"联动改革与整体推进。孙慧哲等（2018）指出，基层首诊是分级诊疗的实现机制。基层首诊通过对患者的准入控制，建立起"守门人"制度，使患者在就医时首先接受基层全科诊疗，之后再按需分诊。基层首诊可以从根源上对多发病、常见病患者自主向上就医进行阻断，使三级医院医疗资源不会过多集中于多发病、常见病，进而缓解医院人满为患的情况。

（2）分级诊疗与双向转诊的关系。王雪云等（2017）从供给侧视角对分级诊疗与双向转诊的关系进行了分析。作为分级诊疗的重要配套制度，双向转诊的实施效果可以直接体现出医疗机构间在供应链上的分工合作，不仅有利于患者得到连续的医疗服务，而且有利于提高医疗资源利用效率。目前，虽然国家积极出台相关政策推进双向转诊的实施，但总体上双向转诊仍流于形式，"上转容易下转难"的现象难以改变。姜洁等（2017）指出，双向转诊不仅是分级诊疗的特征，而且是分级诊疗的重要内容。我国已有多个省市开展转诊"绿色通道"的试点，但该通道仍没有解决好"如何转""愿不愿转"等关键性问题，双向转诊不通畅的情况时有发生。我国应从做强基层、密切关系、信息保障、制度创新四方面入手，推进双向转诊与分级诊疗的顺利实施。

（3）分级诊疗与医疗保险的关系。姜日进（2014）认为分级诊疗是国家医疗保障制度发展到一定阶段之后才可以实施的，并且分级诊疗体系的建立与运作必须依托医疗保障制度。但目前，由于各方对基本医疗保险的保障范围认识不一、医保管理体制碎片化等，医疗保障制度的基础性作用并没有在推进分级诊疗过程中得以充分体现。李海明等（2018）对医疗保险政策能否促进分级诊疗的落实进行了实证研究。结果表明：医疗保险政策对患者的医疗需求行为具有显著影响，医疗机构的报销比例越高，对患者的吸引力越大。为推进分级诊疗，政府必须继续完善医疗保险政策，充分发挥其市场调节作用。

4. 分级诊疗相关利益者的研究

王清波等（2016）认为，从利益相关者的角度来看，分级诊疗既有推动因素，也有阻碍因素，分级诊疗最终能否顺利推行以及能否达到政策预期，主要取决于两者之间的动态平衡。唐绍洪等（2017）认为利益相关者的区分和利益需求的差异性，需要党和政府从全局性和整体性着眼推进分级诊疗制度的执行。王禾等（2017）认为，各个利益集团针对基层首诊的试点与实施做出相应措施予以应对，其中，利益的损失直接影响到其发展进度，但作为国家层面上所强调的关键发展制度，面对其必然的发展趋势，均需要多方利益集团对基层首诊的发展做出相应的处理。孔颖文等（2017）认为，为"下转难"现象提出利益协调策略，主要在于对各利益相关主体进行有针对性的分析，从而协调及平衡各方的利益。陈雷雨等（2018）认为，分级诊所涉各利益主体间存在显性和隐性的契约关系，在这些关系形成的框架下，各利益相关者存在不同利益诉求，这些诉求在制度背景下发生了冲突或得不到满足导致制度实施效果不明显。卢慧等（2018）认为，分级诊疗的利益相关方存在不同的利益需求和损益差异，对分级诊疗政策的实施起到不同程度的促进或阻碍作用。

（二）国外研究现状

国际上虽然没有与"分级诊疗"完全对应的概念，但是国外学者对于与之相似或相关概念的研究已经较为成熟，国外学者的研究主要包括"分级诊疗"模式研究、诊疗选择和转诊研究等方面。

1. "分级诊疗"模式研究

国外对于"分级诊疗"模式的探索与实践起步较早，在一些发达国家已经形成了较为成熟的分级诊疗制度。

英国国民健康服务体系（National Health Service，NHS），对于英国全体公民提供免费的医疗卫生服务。英国分级医疗服务体系主要分为三类，包括由全科医

第一章 绪 论

生对于较轻疾病提供普通门诊医疗的初级服务，由医院负责的急诊、重症及需要专科医生治疗的二级服务，为部分重症患者提供更加专业化诊治的三级医疗服务，并且不同等级医疗机构之间的信息可互查、共享。英国国民健康服务体系是在全科医生首诊的基础上建立起来的，每位居民都须与全科医生签约，并由全科医生为签约居民提供所有的基本医疗服务，并且负责协调当地医院和社区，病人不能直接向专科医生问诊，必须通过全科医生，通过严格的转诊系统，控制卫生资源与治疗服务在英国的流动。

美国分级诊疗通过家庭医生首诊制以及医疗保险的约束双重手段实现，从而达到引导患者流向、促进合理就医格局的目的。以家庭医生签约服务为基础，实行社区首诊制度，家庭医生主要提供家庭医疗服务、儿童保健、营养指导等服务，一名家庭医生通常管理2000~2300名参保者，如病情需要必须转诊到专科医院的，必须通过家庭医生实现。另外，引入按疾病诊断相关分组（DRGs）标准作为医疗保险以及费用管理的判别依据，充分发挥医疗保险对患者转诊诊疗的引导与调节作用。自2005年起美国创建"E转诊模式"，将初级保健医生与专科医生连接起来；2006年提出医疗责任组织（Accountable Care Organization，ACO）的概念，以初级保健医生为核心建立医疗联合体，以此来节约患者的就诊时间和医疗费用，并为患者提供高质量的连续性服务，实现患者的合理分流及分级卫生服务模式的构建。

德国通过《健康保险法》强制实行"上下级分工医疗"制度，即通过法律来保障全国医疗区域规划及内部的分级管理，具体通过在全国范围内以大中城市为中心划出数百个医疗服务区域，并在每个区域医疗服务体系中配置不同等级的医疗机构来落实分级诊疗的实施。德国医疗机构的等级分类主要分为社区、专科医院、综合医院和大型医院四类，社区提供门诊服务，专科医院提供跨社区服务，综合医院提供中心服务，大型医院提供最高服务，并且大型医院通常不提供门诊服务。通过这样的分级管理，严格分流患者。

日本分级诊疗的实现主要依靠完善区域卫生规划、明确医疗机构功能定位等措施协同推进，通过对初级卫生保健服务提供的重视以及卫生资源的优先分配来保障基本卫生服务的覆盖。然后，以地理位置、医疗需求等为依据，建立了三级医疗圈，具体包括只提供基本门诊服务的一级医疗圈，提供一般住院服务的二级医疗圈以及提供高精尖医疗服务的三级医疗圈。日本严格按照转诊制度的要求开展工作，转诊必须通过下级医院医生进行，若患者自行越级诊疗，医院将收取高额自费诊疗费。通过三级医疗圈的建立促进分级诊疗的落实，达到合理引导患者流向、优化卫生资源配置的目的。

2. 诊疗选择和转诊

国外医疗服务体系相对成熟，对于诊疗选择和转诊的研究起步早、内容全面并且深入，研究范围主要集中在转诊行为及影响因素、医疗费用支付方式对转诊的影响等。

（1）转诊方面的研究。关于转诊制度的研究又可以分为两个方面，一是针对参与转诊的主体的研究，即影响医生和患者做出转诊决策的因素。二是不同因素对转诊行为的影响。Richard A Mackey（1967）研究分级诊疗的影响因素，认为医疗机构、诊疗过程是其影响因素之一，提出通过加强基层医疗机构与上级医疗机构两者之间合作的方式，以此来提升基层医疗服务质量和诊疗效果。Stephen M Shortell（1975）提出了"交换理论"思想，认为这种理论能够用来解释在医疗过程中的各类上下转诊行为，态度、责任、成本、回报、互动、权衡和比较这六个方面影响转诊行为。Dowie R（1983）在关于全科医生转诊决策的定性研究中发现，医生对疾病严重程度的不同看法及其对未来健康的潜在影响是做出转诊决定时纳入考虑的重要因素。Jeferry Sobal（1988）研究了不同医疗专科专家的转诊行为，发现专家差异对实施转诊行为确实有影响。Sarah Webb 等（1994）认为，患者的就诊意愿和心理焦虑状态对医生出具处方和实施转诊行为有影响因素。Forrest C 等（2006）发现转诊决定受到患者、医生以及医疗保健系统结构特征的复杂混合影响，影响因素包括患者健康问题所属范围、保险覆盖类型、管理式医疗服务等。Grace S 等（2008）通过分层设计的前瞻性调查发现，转诊影响因素包括医师因素（婚姻情况、程序质量、感知效益等）和患者因素（CR 障碍因素等）。Wilkin（2012）认为，想要实现高效的转诊，首先是提升医护人员的工作能力。经验丰富的医护人员能够迅速判断能否进行诊疗，并及时准确给出建议转诊的医疗机构。Tandjung R 等（2017）通过比较研究发现，除已知的许多影响因素之外，不同国家的转诊概率存在很大差异，这种变化很可能由不同的医疗保健系统解释，特别是初级保健医生作为看门人的程度。通过外国学者的大量研究可以发现，转诊行为的产生受到医患双方、医疗系统以及医疗环境等多种因素的共同影响。

第一章 绪 论

（2）医疗费用支付方式对转诊的影响。有学者认为医疗费用的支付方式对转诊的影响比较大。Chiappori 等（1998）发现医保报销比例的变化会带来参保患者就医行为的改变。而引导参保人员病后的就医地点选择可以显著降低医疗费用。Baker JJ（2002）DRGs 模式以美国以美国为代表，其核心思想是要建立疾病诊断组，即按照病例特征相同的情况分为一组，再综合患者的个体情况（比如年龄、并发症、手术情况等）的影响，从而将患者的治疗及其它费用进行综合考虑。Daniel A.Vardy 等（2008）研究了医疗费用共同支付对患者转诊的影响，结果表明，医疗费用共同支付在短期内对患者转诊行为存在一定的影响，特别是对老年人或者低收入群体影响较大，在长期对患者转诊影响不大。Garber Alan M 等（2009）认为按项目付费很难约束医疗行为，容易对医生进行错误的激励，导致医疗费用增长脱离控制。Allard M 等（2011）研究了不同的全科医生支付机制下全科医生对于患者治疗和转诊决策的差异。结果表明，与按人头收费相比，按服务项目收费通常使全科医生更不容易做出将患者上转至上级专家处进行治疗的决策，且具有高度利他性但能力不强的全科医生更容易将其所有患者转诊至专家处进行治疗。

（三）简要述评

综上所述，国外对于"分级诊疗"制度建设的研究起步较早，研究较为成熟。制度建设方面的研究不仅在于实施模式，而且涉及制度建设过程中转诊影响因素等全过程、完整的研究。尽管国外在对分级诊疗制度的细节研究和具体实践方面取得了较大成就，但是因为医疗卫生水平和体制政策的不同，居民健康素养和生活方式、文化环境也存在很大差异，因此，我国对于国外的研究不能照搬和直接借鉴，应当探寻适合自己的模式。

相对而言，国内的分级诊疗制度建设方面的研究还处于探索阶段，国内学者对分级诊疗的研究，大多集中于宏观层面，对分级诊疗政策、分级诊疗模式等进行分析。并且，现阶段国内学者对于分级诊疗的研究多是宏观层面的制度研究或理论研究，通过制度分析及理论构架来寻找问题提出改善策略。微观层面的实证研究相对较少，且存在研究方法简单、研究因素单一、评价体系缺乏整体性等问题，因此，对分级诊疗制度建设通过方法创新并进行深入的实证研究需要引起学者更多的关注与研究，为后续的研究提供方向。

分级诊疗制度优化研究

三、研究意义

本研究在学者们研究的基础上，将宏观与微观相结合，更为细致深入地挖掘分级诊疗未能达到预期效果的问题所在，为分析分级诊疗现状、完善分级诊疗制度提供了新的思路。

从就医格局和医疗卫生服务效率来看，分级诊疗体系能够为患者科学地安排就医地点，有效地引导患者到适合的医疗机构看病。各医疗机构之间根据不同的功能定位，使基层医疗卫生机构和大医院实现分工协作。常见病、多发病、慢性病主要在基层治疗，而大医院主要集中精力攻克复杂疾病，有利于医疗服务水平的提升，实现"小病在社区、大病在医院、康复回社区"的合理分流，从而缓解大医院的"拥堵"现象。因而本书中研究分级诊疗政策的有效性对于进一步改善医疗服务质量、优化医疗资源配置以及提高医疗服务效率具有重要的现实意义。

从居民的就医成本来看，一方面，由于人口老龄化、居民的消费水平不断提高、医疗技术水平不断进步等因素所带来的医疗费用的自然向上的合理增长；另一方面，由于基本医疗保险（城镇职工医疗保险、城乡居民医疗保险）的全面覆盖，使医疗服务价格水平相对降低，居民的就医需求得到释放，显著促进了居民患病时的医疗服务利用，又由于医疗保险第三方付费，居民更加倾向于过度利用医疗资源，造成医疗费用的不合理增长。又加之跨级医疗机构带来的间接非医疗成本，更加剧了居民的就医成本。分级诊疗体系的建立有助于打破当前我国高昂的就医成本，通过加强基层医疗卫生机构的建设及资金投入和差异化的医保政策，引导优质医疗资源流向基层，降低就医费用、减少浪费，就医有序，加强我国医疗卫生服务体系与社会医疗保障体系稳定可持续的健康发展。

"分级诊疗"涵盖整个医疗资源的配置，直接影响多方主体的利益，影响患者就医可及性、公平性与效率。实施分级诊疗政策的核心意义在于医疗资源配置合理、医疗服务均等化，引导患者选择正确就医机构，既提高患者就医可及性，又不浪费医疗资源和医保基金，还能提升医疗服务能力和资源的利用效率，有效缓解"看病难、看病贵"。

第一章 绪 论

第二节 研究方案

一、研究目标

基于既往研究的不足之处，本研究提出的总目标如下：提出分级诊疗制度的优化路径，为建立"大医院舍得放、基层医疗卫生机构接得住、老百姓愿意去"的动力机制，为推进分级诊疗制度提供决策依据。为了实现研究总目标，我们提出以下分目标：

（1）从分级诊疗服务体系、医保杠杆、医疗联合体、家庭医生签约服务和互联网医疗五个视角，描述和分析我国分级诊疗的实施现状。

（2）从不同视角分析分级诊疗制度实施过程中存在的问题。

（3）系统总结分级诊疗建设的国内外成功经验与做法。

（4）提出完善我国分级诊疗制度的优化策略。

二、研究内容和框架

本书一共分为九章，各章的主要内容如下：

第一章 绪论。主要阐述了本书的选题背景和意义，国内外关于此研究的研究现状以及本研究的研究方案、研究方法和创新点等内容。

第二章 理论基础与框架要素。本章一共分为三节。第一节，对分级诊疗制度的相关理论展开了论述，主要包括新公共服务理论、利益相关者理论、社会治理理论。第二节，按时间序列回顾了分级诊疗的历史沿革，并从宏观和具体角度分别阐述了我国分级诊疗的总体情况与成效进展。第三节，从分级诊疗的"三大要素"（分级诊疗服务体系、首诊制度、转诊系统）和"四大抓手"（医保杠杆、医疗联合体、家庭医生签约服务、互联网医疗）为切入点，对优化分级诊疗的策略进行了剖析。

第三章 国外分级诊疗模式成功经验借鉴。本章一共分为四节。每一节在案例研究法的基础上，分别梳理英国、美国、日本、德国四个国家分级诊疗体系的历史发展演变过程，应用文献研究法从医疗服务组织、运行模式及卫生筹资与支

分级诊疗制度优化研究

付方式三个角度分析各国分级诊疗现状,并对各国分级诊疗的经验进行归纳总结,梳理出可供我国借鉴的经验和做法。

第四章 医疗服务体系与分级诊疗。本章一共分为三节。第一节,对分级医疗服务体系的发展演变过程进行了梳理。第二节,利用中国卫生健康统计年鉴、中国统计年鉴的相关数据,从医疗卫生服务体系的角度对分级诊疗进行宏观分析,并利用中国人口追踪调查(CFPS)数据,从微观角度深入分析影响患者就医选择的因素。第三节,分别从政府、医疗机构和患者这三个层面归纳了推进分级诊疗制度存在的主要问题及原因分析,最后给出了相应的政策建议。

第五章 医疗保险与分级诊疗。本章一共分为四节。第一节,分析医疗保险对优化分级诊疗的原理与途径,总结医疗保险在推进分级诊疗中的促进作用。第二节,梳理近几年医疗保险在实际医改中出现的问题,尤其是其中阻碍分级诊疗发展的问题。第三节,对以上提出的问题提供改革思路,制定总目标和必须坚持的原则。第四节,在医疗保险改革推进分级诊疗的目标下,提出解决问题的方法和改革过程中应着重注意的问题。

第六章 医疗联合体与分级诊疗。本章一共分为四节。第一节,阐述了医疗联合体的概念、分类及模式、建设的意义,从分级诊疗制度的内涵入手分析医疗联合体对分级诊疗的推进作用。第二节,采用内容分析法对我国医疗联合体建设的相关政策文件进行量化分析,探讨当前政策的侧重要点和不足之处,为未来我国医疗联合体建设政策的制定与优化提供参考。第三节,应用案例研究法,分析我国医疗联合体建设的模式,梳理我国典型地区医疗联合体模式的主要做法,为我国其他省市的医疗联合体建设提供启示和借鉴。第四节,在对我国医疗联合体相关政策进行梳理与分析的基础上,结合医疗联合体建设典型地区的改革经验,系统总结我国医疗联合体模式的未来发展趋势,并对我国的医疗联合体建设提出建议,以推动分级诊疗制度的优化发展。

第七章 家庭医生签约服务与分级诊疗。本章一共分为四节。第一节,对家庭医生签约服务相关的主要政策进行了梳理,并围绕着家庭医生签约服务制度的几个关键环节描述了政策中的具体规定。第二节,应用问卷调查法描述和分析了社区居民对家庭医生签约服务制度的态度、签约意愿及影响因素,及对家庭医生签约服务制度的期望。第三节,应用离散选择实验,构建居民的家庭医生签约服务需求偏好模型,分析了签约服务属性对居民签约意愿的影响,计算了每个签约服务属性的货币价值，设计了多个政策干预包并预测了居民的签约意愿率。第四节，基于前三节分析结果的基础上，提出优化家庭医生签约服务的政策建议，进一步推进分级诊疗的进程。

第八章　互联网医疗与分级诊疗。本章一共分为三节。第一节通过对我国政府颁布的一系列互联网医疗有关政策的梳理，运用史密斯过程模型，从理想化政策、目标群体、政策环境、政策执行主体四方面分析政策执行过程中的问题；第二节立足现实，在分级诊疗的大背景下，分析互联网医疗的发展现状及需求状况，发现了阻碍互联网医疗发展的因素；第三节运用SWOT模型，结合前两节发现的问题，找到分级诊疗下适合于互联网医疗发展的路径，从法律政策、信息安全、医疗人才等角度提出优化方案，进一步推动我国分级诊疗进程。

第九章　研究结论与展望。本章一共分为两节。第一节，围绕绪论中提出的主要研究目的和内容，系统总结了本书的主要结论，提出了主要创新点。第二节，指出了本书的不足之处与薄弱环节，并指明了下一步的研究方向。

三、研究方法

（一）文献研究法

文献研究是本研究采用的主要研究方式之一，具体研究方法包括文献综述法、内容分析法、现存统计资料分析法和系统评价（综述）法。

1. 文献综述法

本研究主要应用文献综述法，归纳和总结分级诊疗的国内外主要经验和做法，主要包括基层首诊、家庭医生服务、医疗保险支付方式、分级医疗服务体系建设、互联网医疗等分级诊疗制度的关键环节，为优化分级诊疗制度提供借鉴。文献综述资料的主要来源包括：①知网、万方、维普及各种英文数据库。②国家卫生健康委及地方政府卫生健康委（局）网站。③百度搜索引擎。④政策研究机构的相关调查研究报告。⑤各地颁布的分级诊疗政策相关文本及实施方案。

分级诊疗制度优化研究

2. 内容分析法

本研究主要应用内容分析法描述和分析我国家庭医生签约服务实施和医联体建设的现状。内容分析法的主要操作步骤如下：①确定分析单位：单个政策文本（或实施方案）。②界定总体：全国各地的政策与实施方案。③文献抽样：对部分文献进行系统抽样。④制定编码体系：主要包括政策的颁布时期、发文机构、政策问题、作用领域、作用对象、政策手段或工具、外部表现形式、政策价值等。⑤政策文本摘录：阅读样本文献并按编码体系进行数据摘录。⑥解码和资料分析：对数据库中的各要素采用合适的方法进行统计分析，通过定性资料分析方法系统描述数据库中各要素在我国家庭医生签约服务和医联体建设的情况。

3. 现存统计资料分析法

本研究主要应用现存统计资料分析法描述医疗资源的配置现状，分析存在的主要问题，并提出优化资源配置的建议。资料主要来源于2016—2018年中国卫生统计年鉴、2019—2020年中国卫生健康统计年鉴、2020年我国卫生健康事业发展统计公报。医疗资源配置现状分析主要分析医疗资源的分级配置和分级利用，其中医疗资源的分级配置包括医疗机构、床位和人员的分级配置情况，医疗资源的分级利用主要包括床位、诊疗服务和住院服务分级利用情况以及医生工作负荷状况。

4. 系统评价（综述）法

本研究主要应用系统评价法描述和分析分级诊疗制度"三要素"和"四大抓手"的现状及影响因素。系统评价法的资料来源于Medline、EMBASE、HealthSTAR、Cochrane、知网等中英文电子数据库，WHO等国际组织网站及重要的未发表文献。系统评价法的步骤如下：确定文献纳入排除标准→建立检索策略→文献检索→筛选文献→文献质量评价→文献摘录→综合分析得出结论。为了提高系统评价的研究质量，从筛选文献开始，采用两名研究者独立平行操作，遇到两人意见不一致时，通过协商达成一致意见。

第一章　绪　论

（二）问卷调查法

本研究主要针对家庭医生签约服务和互联网医疗需求运用问卷调查法，设计了两种调查工具。

1. 居民和医务人员对家庭医生签约服务的认知与意愿调查问卷

问卷调查法的核心要素包括：①分析单位：社区居民和基层医疗卫生机构医务人员。②抽样方法与样本量：采用分层随机抽样的方法，抽取唐山市351名居民，以及唐山市两个社区卫生服务中心的所有医务人员。③调查工具：调查工具为自制的《居民对家庭医生签约服务的认知与意愿问卷》和《医务人员对家庭医生签约服务的认知与意愿问卷》。④资料收集方法：由培训合格的调查员对调查对象进行一对一调查，调查内容主要包括：调查对象的基本情况，对家庭医生签约服务的认知、态度、意愿和期望。

2. 基于Kano模型的互联网医疗需求调查问卷

第一板块为基本信息调查，设置基础问题，获取居民的基本信息。例如，居民的年龄、工作及使用互联网医疗类软件的频率。第二板块为Kano式问卷，通过文献梳理选取14项功能包括线上医生的医疗水平、线上医生的服务态度、保障患者信息安全、医患沟通渠道、互联网医疗类软件操作便捷、提供挂号排队信息查询及预约、患者沟通渠道、患者意见反馈、药品信息查询、线上购买药品、健康知识科普、线上支付医疗费用功能、健康报告查询、患者档案查询。然后，设计Kano式问卷，调查居民对互联网医疗的需求，设置正向问题和反向问题，从"喜欢、理应如此、无所谓、勉强接受、不喜欢"五个维度来捕捉居民的需求变化，识别居民的需求属性类别，归纳出影响患者对互联网医疗满意程度的因素。将Kano模型调查出来的结果分为五个类别，包括期望型属性、魅力型属性、无差异属性、必备型属性及反向需求属性。

例如，保障患者信息安全这一功能需求的Kano式问卷如表1-1所示。

分级诊疗制度优化研究

表 1-1　保障患者信息安全的 Kano 式问卷

保障患者信息安全	
正向问题	如果互联网医疗软件能够保障患者的信息安全，您的评价是？ A. 喜欢　　B. 理应如此　　C. 无所谓　　D. 勉强接受　　E. 不喜欢
反向问题	如果互联网医疗软件不能够保障患者的信息安全，您的评价是？ A. 喜欢　　B. 理应如此　　C. 无所谓　　D. 勉强接受　　E. 不喜欢

（三）离散选择实验

离散选择实验可以模拟社区居民合理的、直接的、近似现实的决策过程，假设家庭医生签约服务可以通过它的几个属性进行描述，设计出具有不同属性及水平的多种家庭医生签约服务提供给社区居民进行选择，能够衡量社区居民对签约服务不同属性的偏好，明确影响社区居民签约意愿的主要因素。本书中主要采用离散选择实验设计，以社区居民为研究对象，应用混合 Logit 回归分析方法对社区居民的签约服务需求偏好模型进行实证研究。离散选择实验的应用步骤如下：

1. 选择实验对象：根据事先确定的纳入排除标准，采用分层随机抽样方法确定唐山市 331 位居民为调查对象。

2. 确定签约服务属性：通过文献回顾法和定性访谈法选择与确定服务属性。最终确定的服务属性为 6 个，而且是能够反映居民最关注的服务属性。

3. 确定各服务属性的各个水平：每个服务属性的水平为 2~4 个。以家庭医生签约服务的现状作为相应服务属性的基础水平，应用现场调查等方法设定不同水平的间距，通过一定程度的浮动得到其他水平。

4. 实验设计：将上述服务属性及不同水平随机组合成不同的家庭医生签约服务。为了减轻答题负担，拟采用部分析因设计方法，选出各服务属性相互独立且不同水平出现概率相同的 12 种家庭医生签约服务方案，并从中选取一个各服务属性的水平都比较平均的签约服务方案作为对照，将其他签约服务方案与对照分别组合成为不同的选项，实验对象须从中各选择一个自己喜欢的签约服务方案。为了进一步减轻实验对象的答题负担，将这些选项随机分配到不同版本的调查表中。这样，每个版本的调查表中包含 7 个方案组合，设计问卷 A 和问卷 B。为了控制调查质量，在调查表中设置逻辑纠错问题，其中有一种签约服务在各个属性上都优于另一种签约服务，如调查对象选择了劣势签约服务，则为无效问卷。

5. 实验资料收集：选择合适的调查员，针对问卷填写的要点和注意事项对调查员进行统一的培训。采用现场填写问卷的形式。针对选定的调查对象在资料收集时，调查人员通过统一培训的形式提前向调查对象讲解问卷的填写要求，若调查对象在填写的过程中出现疑问，由专业的调查人员及时对调查对象的疑问进行解答，在填写完毕后，调查员当场收回问卷。剔除无效问卷，并对问卷进行编号。

6. 实验数据整理与分析方法：利用 Epidata3.0 软件建立数据库，为了保证录入质量，数据采用双遍录入的方式。利用 STATA14.0 软件，应用混合 Logit 回归分析方法对社区居民的签约服务需求偏好模型中的参数进行估计。模型中每个服务属性的偏回归系数取值表示该属性影响社区居民签约意愿的方向和大小，偏回归系数为正值表明该属性对签约意愿有正向的影响，即越倾向于选择签约；反之，则有反向的影响，即越倾向于不签约。通过计算影响社区居民签约意愿的各服务属性系数与收费标准系数的比值，可得到被调查者对其他各服务属性的货币评价及各属性之间的边际替代关系。

（四）案例研究法

本研究主要应用案例研究法，分析和总结了分级诊疗模式、医联体建设的国内外成功经验与做法。对罗湖模式、天长模式、北京儿童医院集团模式、中日友好医院模式、德清模式等医联体建设的经验进行了归纳总结，并梳理出了可供借鉴的经验做法，国外经验主要来自英国、美国、德国、日本等地。每个典型案例主要包括历史发展、具体做法和经验启示三部分，以期为加强和完善我国的分级诊疗制度提供循证依据。

四、本研究的创新之处

研究视角从分级诊疗的"三要素""四大抓手"出发，提出符合中国国情的分级诊疗制度的优化策略。"三要素"包括分级诊疗服务体系、首诊制度、转诊系统，"四大抓手"分别是医保杠杆、医疗联合体、家庭医生签约服务和互联网医疗。

利用离散选择实验构建居民签约服务偏好模型。既往研究主要是采用问卷调查法，本研究利用离散选择实验，分析了签约服务属性对居民签约意愿的影响，比较了不同特征居民的签约服务偏好差异，为优化签约服务提供了理论和现实依据，并为优化分级诊疗制度提供了数据支撑。

在政策工具分析基础上，选择利益相关者理论研究我国分级诊疗制度的政策实践。根据我国特有的中国特色政治体制与政策执行风格，在对我国具体政策的研究过程中，利用政策工具对相关政策进行梳理，并针对政策相关各方和整个组织过程，选择了利益相关者理论，以便对我国分级诊疗制度的政策实践展开更恰当的研究。

第二章 理论基础及框架要素

分级诊疗制度作为国家新时期五项基本医疗卫生制度之首，对于我国医疗卫生服务体系的建设具有重要意义。分级诊疗体系涉及不同疾病的分级、不同医疗机构的承担责任和不同医疗卫生系统的运行，故其牵一发而动全身的特征尤为明显。本章从宏观角度出发，剖析了分级诊疗制度的理论基础及框架要素，回顾了我国分级诊疗的历史沿革，并对当前分级诊疗的现状与发展方向进行阐述，旨在厘清分级诊疗制度的演进脉络，准确把握其内在特征，将优化分级诊疗的路径进一步引向深入。

第一节 分级诊疗制度理论基础

一、新公共服务理论

（一）新公共服务理论的内容

新公共服务理论（The New Public Service Theory）是从市场和经济学的角度重塑行政的理念和价值，从而建立了一整套全新的行政发展架构的理论体系。其主张用一种基于公民权、民主和为公共利益服务的新公共服务模式来替代基于经济自我利益的主导性行政模式，是对传统公共行政理论和新公共行政理论的一种"扬弃"。

（二）新公共服务理论的基本观点

1.追求公共利益最大化

公共利益不是公民单一的个人利益的简单叠加或集合，而是管理者和公民共同的利益和责任。新公共服务理论认为政府的角色在于确保公共利益居于支配地位，致力于为公众营造一个无拘无束、真诚的对话环境，使公民能够清楚地表达共同利益以及价值观念，并鼓励公民为了公共利益采取一致行动，从而促进集体的、共同的公共利益观念的建成。分级诊疗制度致力于协调基层医疗卫生机构、二级医院和三级医院间的利益关系，提高社会统筹层次，以最大限度地达成相关群体的目标共识。

2.重视人，而非只重视效率

在公共服务中，基于共同理想和公共利益的公民意识处于核心地位，这也便意味着，从长远来看，如果公共组织及其所参与其中的网络是通过对所有人的尊重而产生合作的话，便更有可能实现良性循环发展。这就要求在分级诊疗的运行模式当中，要进一步培养医护人员的思想道德观念，并注重心理健康教育，将以人为本的理念贯穿于分级诊疗的全过程。

3.服务于公民，而非服务于顾客

新公共服务理论认为政府与公民的关系不同于企业与顾客的关系。顾客的需求有先后之分、利益有长期和短期之分，而政府服务的对象是全体公民，政府就必须关注公民的需要和利益，并以公平和公正为原则为其提供服务，因此没有先后之分。其次，公共利益产生于关于共同价值观念的对话中，故政府必须努力在其与公民的关系中建立信任与合作关系，在分级诊疗制度的落实当中注重公民的呼声，最大限度地让人民群众就近享受到高质量的医疗服务。

4.公民权和公共服务比企业家精神更重要

企业家注重的是最大限度提高生产率和增加利润，而公共行政官员绝对不能采取这样的行为和思维方式，他们不是公共机构的所有者，政府的所有者是公民。行政者有责任通过担任公共资源的管理员、公共组织的监督者、公民权利和民主

对话的促进者、社区参与的催化剂以及基层领导等角色来为公民服务。因此，这就要求各级卫健委、医疗机构和医护人员必须在分级诊疗的过程中充当有能力且负责任的参与者角色。

5. 思考要有战略性，行动要有民主性

传统的公共行政认为行政过程和执行基本没有区别，执行就是公共行政要负责的事务。而新公共服务执行的主要焦点是公民参与建设，公民不被视为可能会妨碍正确执行的角色，相反，公民参与被视为恰当且必要的组成部分。所以在满足公共需求的分级诊疗模式的执行过程中，可以通过集体努力和合作让政策得到最有效且最负责的实施。

（三）新公共服务理论对分级诊疗的指导性意义

对于分级诊疗来说，其形成的"小病在基层，大病到医院，康复回基层"的格局使不同级别的医疗机构承担不同的疾病治疗，各履其职且各有所长，极大程度上利于诊治效率的提高。但制度支撑必须有人文情怀支持，只有把人的主观需求作为出发点和落脚点，促进各级医疗机构主观能动性的发挥，才能实现效率目标与利益目标的双统一，确保公共利益最大化的实现。

二、利益相关者理论

（一）利益相关者理论的内容

利益相关者是指影响组织行为及组织目标实现的个人、群体或组织。利益相关者理论（Stakeholder Theory）的核心观点在于，组织应当平衡各个利益相关者的利益要求，了解并尊重所有与组织行为和结果密切相关的个体，尽量满足他们的需求，而不仅是专注于财富的积累。

美国学者米切尔提出了利益相关者评分法（Score-based Approach）来对相关的利益者进行分数赋予，并通过赋予的数值高低来确定某一群体的利益相关者类型。包括三个属性：合法性，即该群体是否被赋予特定的索取权；权力性，即该群体是否拥有影响决策的地位、能力和相应的手段；紧迫性，即该群体是否能引起管理层的关注。

基于此，在分级诊疗的体系构建过程中，就需要管理者投入时间和资源来识别出相应的利益相关者，明确哪些利益相关者在权力性、合法性和紧迫性方面对组织有最大的影响力，并在确立优先级的基础上对某些需求进行优先化的处理。

（二）分级诊疗利益相关者的界定

1. 政府部门

开展分级诊疗工作的政府职能部门主要包括卫生计生行政部门和医疗保险部门，它们在政策制定、发布、实施与监督中充当着重要角色，占据举足轻重的地位。目前医患关系紧张等因素导致政府部门在居民心中的形象受到不同程度的损害，而分级诊疗的实施，真正触动了我国医疗体制改革的桎梏，利于提高卫生资源配置和服务利用的公平性、可及性及有效性，从而使政府部门于维护自身形象中获得收益，故其对分级诊疗的实施处于支持立场。

2. 综合医院

综合医院是分级诊疗政策的具体实施主体，在医疗服务体系中具有较大影响力，关系到分级诊疗工作能否有效实施并取得预期效果。

由于疾病诊治出现分流，医院门诊、住院患者可能出现减少的情况，医院短时的经济效益会受到一定程度的影响，所以初期医院对于分级诊疗的实施可能会持消极态度，甚至在政策实施中变相占有患者资源，以提高自身在市场中的病源份额。但长远来看，分级诊疗的实施可以减少普通疾病的诊治工作，使综合医院倾注更多时间和精力用于解决疑难杂症、医学教育和科研，从而提升专业技能和业务水平，提高医院的品牌影响力和核心竞争力，促进整体医疗水平的提高。故综合医院对于分级诊疗实施处于反对—支持立场。

3. 基层医疗卫生机构

基层医疗卫生机构主要包括社区卫生服务中心和站点、乡镇卫生院和村卫生室，是最小的行政区划级别的医疗机构，其面向本机构服务辐射区域的居民提供基本公共卫生服务和基本医疗服务。

基层医疗卫生机构设置的目的和意义在于承担患者（居民）的日常健康管理工作，为患者提供便捷、及时、优质、连续的常见病、多发病诊疗服务。而分级诊疗的实施可以带来患者回流，增加服务量，进一步激发基层医疗卫生机构的活力；同时，政府会通过改善医疗条件等来配合政策的落实，有利于基层医疗卫生机构整体服务能力的提升。故其对分级诊疗实施将处于强有力的支持态度。

4. 医务人员

作为医疗机构的主要人员，对于综合性医院的医务人员来说，实施分级诊疗后，医院的功能定位被重塑，医务人员能够真正通过技术劳务价值获得回报，甚至通过多点执业获得更多价值体现。但在短期内，由于技术劳务价值的提高和体制机制改革的相对滞后，可能会带来暂时的利益损失。因此，在实施的早期阶段，实施分级诊断和治疗政策的意愿较弱。对基层医务人员而言，分级诊疗的实施促进了服务质量和服务能力的"双提高"，相应地会带来收入和社会地位的"双提高"。但同时，基层医务人员也要承担由于服务能力的不断提高而带来的工作压力，甚至意外的医疗风险，若没有相应的激励机制来确保医务人员从分级诊疗中受益，他们便可能会对分级诊疗政策持否定态度。

5. 患者

患者与分级诊疗高度相关。作为分级诊疗体系的最终受益者，他们可以享受便捷、连续、优质的医疗服务，甚至一站式服务也是他们的主要利益诉求。但与此同时，患者的利益也面临着一定的损害，因为目前的分级诊疗制度还处于实施期，一些配套服务还没有达到比较完善的水平，基层设施设备还不能完全满足居民的医疗需求。如果没有可靠的医疗质量保证，患者可能会降低对分级诊断和治疗系统的信任。同时，分级诊疗的实施必然对患者到综合医院就医产生一定程度的限制，与当前患者的自由就医观念存在较大偏差，由此造成患者的抵触心理。

三、社会治理理论

（一）社会治理理论的基本观点

社会治理（Social Governance）是指政府、社会组织、企事业单位、社区以及个人等多种主体通过平等的合作、对话、协商、沟通等方式，依法对社会事务、社会组织和社会生活进行引导和规范，最终实现公共利益最大化的过程。

（二）社会治理理论的主要内容

1. 公共管理权力的重新配置

社会治理的主体包括个人、政府组织、自治组织和各类经济社会组织，首要解决的是社会公共管理权力在这些主体间科学、合理分配的问题，这是充分调动这些力量参与分级诊疗的基础。

2. 不同利益的充分表达和整合

社会治理以兼顾绝大多数人利益为基础，具备完善的利益表达和博弈机制，最终实现不同利益的有机整合。因此，社会治理是一个充满协商、沟通、协调的利益博弈和整合过程。分级诊疗要在社会治理的主体间达成共识，最终合理配置医疗资源。

3. 政府的自我调适和重新定位

社会成长本身就取决于国家的权力自觉，社会治理也是政府自我调适和重新定位的结果。政府和社会各类组织间互信、合作关系的形成与发展，是社会治理的核心环节。分级诊疗制度作为我国医疗卫生事业发展的重要一环，其实施及优化过程也是政府在社会医疗服务管理中重新调适和定位的过程。

4. 公民社会的培育和成长

公民社会的强大和公民积极参与公共事务是社会治理的基础，取决于政府对公民社会的培育，这就要求政府重新认识公民及各类社会组织在社会公共事务管理中所起到的作用。患者（居民）作为分级诊疗的主体，其对于分级诊疗的认知及配合程度，直接影响着我国分级诊疗的推进难度及发展速度，故如何使民众准确定位其在分级诊疗模式中所处的地位显得尤为重要。

（三）社会治理与分级诊疗的内在逻辑

分级诊疗是一项基于多方主体参与的重要的制度安排。其价值目标是通过系列制度的安排和各方主体的合作,营造"基层首诊、双向转诊、急慢分治、上下联动"的有序就医格局。这一共同价值目标尽管是政府主动做出的选择,但也与其他各方主体的价值追求密切相关,故社会治理贯穿于分级诊疗政策实施的全过程。

分级诊疗实施较好的发达国家,无论是实行国家医疗保险体的英国、社会医疗保险的德国,还是商业医疗保险为主的美国,均以各方主体之间的良性互动为基础。对我国而言亦是如此,无论各地探索构建的分级诊疗模式具备何种地方特色,均离不开"政、医、保、患"四方的参与和良性互动。因而,社会治理与分级诊疗具有内在的逻辑自洽性和利益关系处理的一致性。

第二节　分级诊疗历史沿革与现状

一、我国分级诊疗演变历程回顾

(一)需求抑制下严格的分级诊疗(1949—1979)

这一阶段,政府对医疗卫生服务机构实行严格的计划管理,医疗保障制度对于就诊转诊也有明确规定,加之当时居民的收入水平较低,医疗服务需求受到抑制,事实上形成了较为有序的分级诊疗格局。

1. 三级医疗服务体系的建立

新中国成立后,我国卫生事业的发展开始从建立健全医疗服务体系入手。经过统一布局与规划,城市中市、区两级医院和社区卫生服务中心建立,初步形成了城市三级医疗服务体系。

1949年,全国共有医疗机构3670家,其中医院、乡镇卫生院2600家,并主要集中在大城市和沿海地区。在多数农村地区,几乎没有正规医疗机构,只有技术水平普遍较低的民间个体医生。为了改变这种状况,政府高度重视医疗卫生服务体系的建设。

1951年4月,《中央人民政府卫生部公布令》要求:中央及各行政区卫生部门应有计划地健全和发展全国现有的卫生院所,使其适应当前的卫生工作与任务。之后,政府新改建了各种规模的医院,同时将大量个体开业医疗机构和联合

分级诊疗制度优化研究

诊所改建成街道卫生院。

1957年12月，全国建起了1.3万所区卫生所。在农村，各级政府通过改造和新建卫生机构等方式，在农村逐步建立了三级医疗服务网。

1965年6月，毛泽东提出"把卫生工作的重点放到农村去"的号召。政府卫生投入重点转向农村，国营公社卫生院和集体办卫生院在政府的大力支持下逐步建立并健全起来。

2. 城乡严格就诊与转诊制的建立

这一时期，在医疗服务体系初步建立的同时，国家也通过医疗保险制度，对就诊也进行了较为严格的控制。

1952年8月，卫生部发布《国家工作人员公费医疗预防实施办法》。

1978年8月，《财政部、卫生部关于整顿和加强公费医疗管理工作的通知》规定："转诊转院要严格执行国务院批转卫生部、财政部的有关规定，凡未经批准而转诊转院的，一切费用由个人自理，不得报销。"城市医疗服务的提供由国家兜底，单位进行具体执行，且要负责审查报销和转诊。城镇居民和职工首先到所属医疗机构就诊，由医生根据病情开具转诊单，后将患者转移到相应的上级医疗机构进行治疗。

1979年12月，《农村合作医疗章程（试行草案）》提出合作医疗站应当建立、健全必要的疫情报告、转诊、巡视、孕产妇检查等专业的工作和学习制度。若农民去看专科医生，需要遵循严格的转诊程序，否则无法获得合作医疗的报销。这些规定的存在，加上城乡二元经济对农村人口流动的严格限制，使得大多数农村居民的疾病诊疗行为主要集中在农村卫生机构。

（二）需求释放下的自由就诊（1980—1996）

该阶段，医疗卫生服务机构向企业化经营模式转变，追求经济利益目标，相互之间处于全面竞争关系，导致大型医院规模不断扩大，基层机构职能弱化，原有医疗保障体系解体或弱化，大多数人转向自费医疗和免费医疗。即使建立了职工基本医疗保险，医疗管理也相对宽松，居民就医更自由。此外，随着收入水平的不断提高，居民到大型医院直接进行首诊的次数开始逐渐增加。

第二章 理论基础及框架要素

1. 农村集体经济的解体与城市医疗体系市场化的冲击

在此阶段,随着以经济建设为中心的发展方向的确立,医疗卫生政策的市场化趋势更加明显,一大批公立医疗机构被推向市场化。尽管城市在不断推行分级诊疗的概念,但是由于市场化日益明显,导致费用上涨过快,对供需双方约束均较弱。

1981年,卫生部下发了《医院经济管理暂行办法》和《关于加强卫生机构经济管理的意见》要求各级医院"增收节支",并将已经实行了30年的"全额管理、差额补助"的医院财务管理办法转变为"全额管理、定额补助、结余留用"的新办法。

1984年4月,《卫生部、财政部关于进一步加强公费医疗管理的通知》坚持"分级分工医疗"的原则。要求对享受公费医疗的人员,实行划地区定点医疗制度,纠正看病"满天飞"的现象;提出对于患有疑难疾病的干部、职工,医疗单位应组织医生会诊,积极治疗,并且加强对转诊的管理。

2. 医疗机构分级制度的探索

1984年,根据当时卫生部的部署,县及县以上城市医疗机构的改革全面展开。医院获得了更大的自主权,医院之间的竞争更为激烈。为了提高自身的竞争能力,各种医疗联合体蓬勃发展。

1985年,卫生部提出:"必须进行改革,放宽政策,简政放权,多方集资,开阔发展卫生事业的路子,把卫生工作搞好。"医疗卫生服务机构逐步采用企业化经营模式,面向市场,自主发展,医务人员的收入和福利开始与医院收入挂钩。

1986年6月,全国已有医疗联合体184个,城市医疗体系中大医院与小型医院的内部分级得以实现。

1989年,卫生部发布了《医院分级管理办法》,根据医院的职能,开始制定不同的管理目标和标准。《医院分级管理办法》规定,医疗收费应当与医院级别挂钩。同时,财政拨款、科研经费和福利待遇也开始与医院的行政级别挂钩。

1994年,国家下发《医疗机构设置规划指导原则》,医疗服务体系框架再次明确,拟建立层次清晰、结构合理、功能到位的一、二、三级医院,建立符合中

分级诊疗制度优化研究

国国情的分级医疗和双向转诊制度总体框架。然而,长期以来,公立医疗机构的条块分割和重复建设问题十分突出。同时,各行业和社会群体的医疗机构形成了各自的体系,区域卫生规划难以实施,一、二、三级医院功能错位严重。

(三)医疗保险制度确立后的分级诊疗(1997—2008)

1. 城市分级诊疗制度加速

该时期,我国先后建立了城镇职工基本医疗保险制度、新型农村合作医疗制度和城镇居民基本医疗保险制度。城镇职工基本医疗保险采用个人账户与大病统筹相结合的财务模式,个人账户由个人支配,缺乏再分配和约束机制。城镇职工基本医疗保险允许职工自由选择定点医疗机构进行就医、选择定点药店购买药品,给予个人较大选择权。在新型农村合作医疗制度建立之前,农村居民基本自费就医。因此,医疗保险制度的相关规定决定了就诊具有较大的灵活性,即使医疗保险制度针对不同层次的医疗机构规定了不同的报销比例,但由于报销缺口较小,对居民医疗行为的影响并不显著。

2. 分级诊疗制度的重建

1997年,中共中央、国务院发布了《关于卫生改革与发展的决定》,分别针对县医院、乡镇卫生院和村卫生室存在的问题提出了加强能力建设、硬件建设和所有制改革的发展目标。

2002年,国务院发布了《关于进一步加强农村卫生工作的决定》,初步说明了县、乡、村三级卫生机构的地位和职能。随后,卫生部发布了《关于农村卫生机构改革和管理的意见》,强调需要加强农村卫生服务网络的整体功能,鼓励各级机构之间的技术合作和支持。

2006年,卫生部颁布了《农村卫生服务体系建设与发展规划》,提出"农村医疗服务体系框架是由政府、集体、社会和个人组织的县、乡、村医疗机构组成,并以县级医疗机构为龙头,乡(镇)卫生院为中心,村卫生室为基础"。此后,农村三级卫生服务网络不仅有了比较完整的组织结构,而且强调要建立各级之间的联动互助机制,以促进整个网络形成有机整体,发挥更好的作用。

2006年2月,《国务院关于发展城市社区卫生服务的指导意见》第一次在国家文件中提出要建立"分级诊疗和双向转诊制度，探索社区首诊制度试点"。

（四）国家政策支持下的分级诊疗（2009年至今）

2009年，中共中央国务院出台《关于深化医药卫生体制改革的意见》，正式提出"健全基层医疗卫生服务体系，加快农村三级医疗卫生服务网络和城市社区卫生服务机构建设，着力提高基层医疗卫生机构服务水平和质量，逐步建立分级诊疗和双向转诊制度"。

2009年，新一轮医改对公立医院提出了维护公益性和社会效益的要求，重点实施方案将公立医院改革试点作为一项重要任务。

2010年，国家正式启动了公立医院改革试点，确定了17个国家联系指导的试点城市，但进展不理想。

2012年，国家将公立医院改革重点放到了县级医院，启动了县级公立医院综合改革试点。

2015年5月，国务院办公厅印发《关于城市公立医院综合改革试点的指导意见》，要求进一步扩大城市公立医院综合改革试点，尽管国家制定的改革任务十分全面，但就总体而言，由于公立医院改革的要求是"试点"，故大部分地区的大多数公立医院尚未启动真正的体制机制改革。

2015年9月，国务院发布《关于推进分级诊疗制度建设的指导意见》指出建立分级诊疗制度是深化医药卫生体制改革、建立中国特色基本医疗卫生制度的重要内容。并明确了到2020年的目标是：分级诊疗服务能力全面提升，保障机制逐渐健全，形成"基层首诊、双向转诊、急慢分治、上下联动"的模式，基本建立符合我国国情的分级诊疗制度。

二、我国分级诊疗现状

（一）总体情况

经过数十年的摸索与探寻，分级诊疗制度逐渐形成，并成为国家新时期五项基本医疗卫生制度之首。目前，分级诊疗服务正全面推进，服务能力全面提升，保障机制逐渐健全，形成了"基层首诊、双向转诊、急慢分治、上下联动"的

分级诊疗制度优化研究

分级诊疗格局,基本建立符合我国国情的分级诊疗制度。目前,在《"健康中国2030"规划纲要》提出的大背景下,我国分级诊疗制度已进入优化升级的关键时期。

(二)成效进展

1. 建立了覆盖城乡的医疗服务体系

中共中央国务院《关于深化医药卫生体制改革的意见》提出,基本医疗卫生制度由公共卫生服务体系、医疗服务体系、医疗保障体系、药品供应保障体系四大体系组成,四位一体,相辅相成,配套建设,协调发展。由此可见,医疗服务体系是其中一个重要组成部分。

目前,我国已经在农村建立了以县级医疗机构为龙头、乡(镇)卫生院为中心,村卫生室为依托的农村三级医疗服务网络,在城市建立起各级各类医院与基层医疗卫生机构分工协作的新型城市医疗服务体系。优先发展人民健康事业,不断提高服务能力和改善服务环境,医疗服务体系建设成效显著,人民健康水平不断提高。

2. 分工协作机制形成

多个省市均出台了关于建立公立医院与城乡基层医疗卫生机构上下联动、分工协作机制的意见。通过规范双向转诊机制,实施上下联动和分工协作,患者可以在附近社区得到更为便捷、规范的诊疗。发挥社区卫生服务机构对常见病、多发病和慢性病的诊治能力,使康复期患者能够回到社区进行后续治疗。同时,二级、三级医院可以节省更多的卫生资源和精力,用于疑难重症患者的抢救和医疗队伍的培训、学科建设。

明确把维护人民健康权益放在首位,坚持功能定位、因地制宜、适当竞争、充分调动医务人员积极性的原则,充分发挥城市优质医疗资源的辐射作用,支持城乡基层医疗卫生机构和慢性病长期照护机构的发展,构建分级、科学、合理的分工格局,提高医疗服务的协调性、连贯性和完整性。

3. 群众就医负担有效降低

随着医疗卫生基础设施的不断完善,医疗资源的快速增长和医疗技术快速发展,我国通过整合城乡居民基本医疗保险制度,统一城镇居民基本医疗保险、新型农村合作医疗保险、大病保险和门诊慢性病、异地就医等政策,实现了全民医保,解决了"看病难、看病贵"问题。

我国医疗保险网络已经建立,依据国家医保局发布《2020年医疗保障发展统计公报》数据显示,到2020年底,全口径基本医疗保险参保人数达到13.61亿人,覆盖率稳定在95%以上。一方面,通过医疗保险政策的引导与梳理,对于小病,群众能够就近获得方便、快捷、低廉的基本医疗服务;对于大病,群众能够顺利转到上级医院,从而降低就医成本。例如,社区卫生服务机构门诊和住院的均次费用比三级医院低50%以上。另一方面,药品耗材管理改革是减轻医疗负担的突破口。《国家医保药品目录》在保基本的前提下,努力弥补药品保障短板,为人民群众织密医疗防护网。国家医疗保障局自2018年成立以来,连续4年每年对医保药品目录进行一次动态调整,累计将507种新药、好药纳入了目录。可见,我国提高医疗保障水平的同时,努力降低群众就医负担,实现了民之所盼。

三、优化分级诊疗制度的迫切性

(一)基层医疗卫生机构服务能力不足

首先,大型医院在工作环境、学术地位、薪酬待遇和设备配置等方面具有先天优势。其次,随着基本医疗保障水平的提高,大型医院为占据更强势的市场地位,其规模迅速无序扩张,且愈演愈烈。在大小病通吃、"虹吸"患者的同时,也在"虹吸"基层优秀人才,使得原本就人力资源匮乏、技术力量薄弱的基层医疗卫生机构成了大医院人才培训的"基地"和"跳板",进一步加剧了基层医疗卫生人才短缺。

目前,基层医疗卫生机构综合能力不足主要表现为五个方面。一是基层医疗卫生人才缺乏,"招不来、留不住"问题突出;二是基础设施仍较薄弱,由于历史原因和经济条件的限制,社区卫生服务机构床位不足、设备短缺或陈旧;三是运行负担沉重,由于基本药物零差率补助标准偏低、医疗服务价格政策未动态调整、地方财政仅对在职在编人员的基本工资给予部分补助、临时聘用人员费用支出逐年增加等综合因素交织,导致基层医疗卫生机构的可持续发展举步维艰;四是业务量明显不足,基层卫生医疗机构的门诊量、住院量占比仍然较低,有健康问题的群众仍然倾向于选择到县级以上医院就诊;五是缺乏部分常用的低价药,受价格利润影响,部分常用低价药品存在配送商配送不及时,无法足额供应的问题,部分临床常用药品,特别是一些经典老药,供不应求甚至出现断供情况,影响了基层医疗卫生机构基本药物的临床需求。

(二)医保管理能力亟待提升

在医疗保障制度建设方面,尽管基本医疗保险制度实现了快速全面覆盖,筹资规模大幅增加,保障水平不断提升,但医保管理能力和资金使用的宏观绩效仍亟待提升,对医疗机构行为有效约束和主动引导作用未完全发挥,医疗机构的收入仍主要依靠增加服务量,而不是靠降低医疗成本和提高服务质量。医保报销政策对患者就医行为的引导力度也不够。形式上,基层医疗卫生机构报销比例已经很高,但由于门诊统筹年度支付上限、起付线、封顶线等政策,患者仍需要较多自付,小病大治、门诊转住院、挂床等问题依旧普遍,患者越级就诊、跨区域就医到大医院集中的趋势仍没有得到有效缓解。

在紧密型县域医共体的建设政策中,对医疗保险支付方式提出了明确要求,然而在实际"三医联动"、探索"总额预算管理,建立结余留用、合理超支分担机制"的过程中,最大的问题一般是用总额的经验值确定新的总额,这种总额与确定的服务项目、服务数量、服务价格、服务的提供方式等核心要素无关,导致计算结余和超支、确定结余和超支不规范、不合理和不可预测,从而给这种付费方式的激励强度和效果带来不确定性。可见,医疗保险还没有最大限度地发挥其应有的作用与效果。

(三)双向转诊与追踪不到位

国家没有明确的双向转诊配套政策,缺乏完整的政策引导机制和统一有效的制度保障体系,医保支付政策、药物使用制度、检查检验互认机制等都存在缺陷,向下转诊后的患者不能享受到连续和同质的医疗服务。比如在用药方面,由于基层医疗卫生机构只能配备基本药物,大医院转诊的患者面临药品短缺的局面,客观上无法满足基层的用药需求。

现阶段,转到综合医院的患者人数明显高于转出的患者人数。事实上,这不是双向转诊，而是单向转诊。对综合医院各专科的调查还显示，患者更多的由基层向上级医院转移，而由上级医院向下转移的较少。出现这种情况的主要原因是双向转诊制度不完善。主要表现为五个方面：一是有关部门制订的双向转诊支持政策不健全、不完善，转诊程序不明确；二是政策落实不到位，我国早在2006年就提出了双向转诊制度，但由于医疗水平、人为因素和经济利益因素等差异，双向转诊制度未能顺利地实施；三是医疗资源布局不尽合理，大医院的医疗资源过剩，而基层医疗卫生机构医疗资源紧缺，导致过多患者流入大医院，使大医院承担了过多的诊疗任务，包括常见病、多发病等本可以在基层机构解决的问题；四是没有政府主导的综合性医院分片负责社区医疗机构双向转诊制度，增加了社区医疗机构转诊的难度；五是对社区医疗机构双向转诊的人力与技术投入不足，社区医疗机构对开设病区和病区管理存在担忧。

（四）家庭医生签约服务瓶颈难以突破

家庭医生服务是一种"一对一"的服务关系，通过发放联系卡、公布咨询电话、提供24h全科、全程主动上门服务和咨询指导服务的模式，引导居民有健康问题先找家庭医生，由家庭医生进行诊断治疗或转诊，以降低个人的医疗费用。然而，这一服务模式在我国尚处于起步阶段，在推进过程中必然会出现一些问题。目前，大多数家庭医生都是兼职，在完成本职工作的同时开展签约服务，故只能利用休息时间上门。在实施收支两条线、实行绩效工资的情况下，增加工作量没有相应的经费保证，若没有一定的激励机制，家庭医生的积极性很难持续发挥。

总体来说，家庭医生签约服务的困难主要表现为四个方面。一是发展不平衡，由于不同地区之间医疗资源和服务能力等巨大差异，区域、城乡和服务的承包服务进度不平衡；二是宣传不到位，部分地方居民对家庭医生服务政策不熟悉、不了解，尤其是年轻人的知晓率还比较低；三是基层服务能力跟不上，基层全科医生数量不足，学历、职称水平偏低，导致群众信任度不高等问题突出；四是保障政策不完善，家庭医生签约服务补偿机制落实不到位、考核激励机制不健全等问题普遍存在。

（五）互联网医疗定位不清晰

作为一种"非接触式医疗"，互联网医疗可以在互联网平台上进行非接触性质的信息交流，其在分级诊疗的实施过程中起着不可或缺的作用。其核心在于努力营造医疗机构、医生、互联网公司多方联动的发展环境，形成完整规范的医疗服务闭环，真正实现"数字健康"。

然而，该行业本身存在着诸多问题有待解决。一是相关法律法规不完善，缺乏有效监督，互联网医疗尚属新兴行业，部分法律法规不健全使得互联网医疗行业缺乏较为全面的有效监督和约束。例如，咨询服务、远程医疗和移动医疗设备使用中可能存在的隐私泄露等信息安全问题，尚需要建立一套与分级诊疗相适应的隐私保护法律、法规；二是部分医疗机构对互联网医疗持观望态度，互联网医疗运行的主要目的是解决医疗服务不平衡、不充分和群众日益增长的健康服务需求间的矛盾。然而，当前医疗机构，尤其是公立医疗机构，医疗人才放不开、部门间的保守观望，在一定程度上制约着互联网医疗的发展；三是医生的"执业痛点"需要被关注，目前，大多在线医生还是具有编制身份的单位人，线上的"共享"可能就意味着线下的"损失"。如何实现医生线上线下相结合，并保障患者在线诊疗的同时能够便利地获得电子处方，进而完成购药，还有很长的一段路要走。

第三节 分级诊疗制度的路径分析及优化设计

一、推进分级诊疗的路径分析

目前，我国已基本实现"基层首诊、双向转诊、急慢分治、上下联动"的分级诊疗格局，各省市已出台相关配套方案，在试点、逐步推广经验的改革阶段，取得了一定的成效。但是，由于分级诊疗的长期性、复杂性和系统性，就决定了其在推行过程中必然会受到经济、社会环境、医疗卫生服务体系与结构、相关利益冲突的影响。如何更好地推进分级诊疗制度建设，实现全方位、全周期健康服务体系的高效运行，关键在于实现高质量的"分合相济"。因此，要理顺思路、找准路径，把握分级诊疗的"三要素""四大抓手"。分级诊疗的要义不在于"分"，而在于"合",构建分级诊疗体系更须加强各级各类医疗机构的分工、协作和整合,要"放得下、接得住、接得好"。

(一)分级诊疗"三要素"

1. 分级诊疗服务体系

顺利实施分级诊疗,首先需要形成完整的医疗卫生服务体系。在现代社会,医疗卫生机构的功能有了一定分化,一般可划分为专业公共卫生机构、初级卫生保健机构、医院和康复机构四种类型。一个完整的医疗卫生服务体系必须包括这四大类机构,否则无法有效解决健康问题。

2. 首诊制度

分级诊疗的突出特点是首诊在基层,要较好实现此目标,必须有一个强有力的基层卫生服务体系,否则很难将患者留在基层,即使强制实施,也将流于形式。所有分级诊疗做得好的国家,都有一个强大的基层卫生服务体系。比如,英国的全科医生体系就是典范。

3. 转诊系统

分级诊疗效果呈现的背后,需要有"合"的逻辑作为支撑,功能整合、医防融合、平急结合、政策协同配合四者缺一不可。只有实现整个医疗卫生服务体系的功能整合,才能成功构建整合型医疗体系。这就要求构建转诊系统,要有明确的"双向转诊"配套政策,有完整的政策引导机制和统一有效的制度保障体系,有医保支付政策、药物使用制度、检查检验互认等机制,使得向下转诊后的患者享受到连续性、同质化的医疗服务,让患者既"上得去"也"下得来"。

(二)分级诊疗"四大抓手"

1. 医保杠杆

医疗费用的过快增长是阻碍广大患者顺利就医的"顽疾",而医保杠杆是寻求政策突破,通过医保支付来调整和引导诊疗费用,减轻百姓看病的经济负担,实现为群众生命健康"托底"的最终目标。

分级诊疗制度优化研究

医保杠杆是指医疗保险在分级诊疗中发挥着杠杆的作用。按照"就近自愿择医"的原则,充分发挥医疗保险结算办法的导向作用,引导参保人员与基层医疗卫生服务机构签订首诊服务,协同推进首诊负责制、分级就诊制和双向转诊制,全面实施门诊统筹,使各级医疗部门各司其职,发挥各自的优势,真正使老百姓小病不出社区,大病转诊有序,健康指导常态化,达到医改政策的惠民目的。

2. 医疗联合体

医疗联合体(简称"医疗体")是指由某一地区的三级医院、二级医院和社区卫生服务机构组成的"医疗联盟",在医联体内的各合作单位双向转诊。医联体的出现,是在大医院和基层医院之间搭建起了一座资源共享的桥梁。它能在一定程度上改变大医院"吃不下"、一床难求,而基层医院"吃不饱"、医疗资源浪费的现状。医联体以加强相互合作协作为契机,充分合理利用优势医疗资源,在大医院的"帮助和引导"下,不断提高基层医院的医疗服务水平。医联体的出现,真正体现了便民惠民,是以人民为中心的创新之举,成为分级诊疗制度的"第二大抓手"。

3. 家庭医生签约服务

家庭医生签约服务是以全科医生为核心,以家庭医生服务团队为依托,通过签约的方式,促使具备家庭医生条件的全科(临床)医生与签约家庭建立一种长期、稳定的服务关系,以便对签约家庭的健康进行全过程的维护,为签约家庭和个人提供安全、方便、有效、连续、经济的基本医疗服务和基本公共卫生服务。

家庭医生以人为中心,面向家庭和社区,以维护和促进整体健康为方向,为群众提供长期签约式服务,有利于转变医疗卫生服务模式,推动医疗卫生工作重心下移、资源下沉,让人民群众拥有健康守门人,增强群众对改革的获得感,为实现基层首诊、分级诊疗奠定基础。

4. 互联网医疗

医疗大数据信息化平台建设工作是加快分级诊疗制度建设的关键因素。其中,发展互联网医疗是实现信息化建设、收集整理医疗大数据的重要手段。通过移动远程医疗,建立患者与社区康复中心、县市级医院和三级甲等医疗机构、专家的信息化共享平台，建立具备有统一标准、规范和监管的信息化服务模式，从而搭建起分级诊疗制度的"高速公路"。

二、优化分级诊疗的策略

（一）强化顶层设计，促进"三医联动"

首先，在顶层设计层面，采取相关配套措施，确保分级诊疗体系的有效实施。卫生主管部门应当制定一套指导性规范性文件和具体措施，并制定详细的疾病类型和疾病程度目录。明确各级医疗机构的疾病诊疗范围及其在整个医疗服务体系中的作用，实现不同医疗机构按照各自的职能定位履行各自的职责，开展相应的医疗服务诊疗活动。制定医疗联盟建设规范和标准，引导各级医疗机构形成完善的转诊机制，发挥协同作用。

政府积极牵头出台和实施医疗、医保、医药"三医联动"相关配套政策，加强基层医疗卫生服务能力建设，重点加强全科医生培训，加大医生向基层转移的力度；完善基本药品制度和药品供应制度，加强与上级机构的联系，实现基层医疗卫生机构基本药品零差价销售和用药保障；加强医疗保险制度精细化管理，实现分类诊疗医疗保险差异化支付，改革支付方式，建立节约型医疗保险制度。

（二）深化现有医疗服务体系改革

分级诊疗制度实质上是各级医疗机构在合理分工的基础上，各司其职，相互配合，确保所有患者在正确的时间和地点获得适当的服务。分级诊疗是一种理想状态，需要医疗服务体系发挥作用。深化现有医疗服务体系改革，建立覆盖全生命周期、面向全体人口的连续性卫生服务体系，进一步明确各级医疗机构的职能定位，以多种方式促进不同医疗机构之间的有效合作。

上级医院对转诊患者提供优先接诊、优先检查、优先住院等服务。鼓励上级医院出具药物治疗方案，在下级医院或者基层医疗卫生机构实施治疗。对需要住院治疗的急危重症患者、手术患者，通过制定和落实入、出院标准和双向转诊原则，实现各级医疗机构之间的顺畅转诊。基层医疗卫生机构可以与二级以上医院、慢性病医疗机构等合作，为慢性病、老年病等患者提供老年护理、家庭护理、社区护理、互助护理、家庭病床、医疗康复等服务，充分发挥不同主体的医疗机构在分工协作机制中的作用。

（三）加快推进医保支付方式改革

探索对紧密型医联体实行医保基金总额付费改革，建立"总额付费，加强监督考核，结余留用、合理超支分担"机制，构建与激励约束相适应的医疗保险支付方式，充分发挥医疗保障对医疗服务供求的引导作用，引导健康管理的实施，实行医联体内医疗保险连续计算，促进患者有序流动，提高医保基金使用效率，按规定将符合条件的基层医疗卫生机构和慢性病医疗机构纳入基本医疗保险指定范围。加快建立长期护理险，积极发展商业健康保险。

（四）全面推进家庭医生签约服务

加强家庭医生签约服务顶层设计，推动相关法律制度保障的建立，以建立基层首诊制度为根本目标，完善家庭医生签约服务政策体系，发挥医疗保险制度对基层首诊的杠杆作用，整合相关行政部门的优势资源，逐步形成家庭医生签约服务常态性工作机制。

具体而言，一是调整限制签约服务推广的关键政策，包括服务定价政策、社会医疗机构提供签约服务认定审批政策、医保报销政策、签约服务费标准等相关政策。二是建立健全签约服务工作机制，进一步推进卫生、计生、财政、医保、残联、民政等相关部门合作，在做实做好重点人群签约服务工作的基础上，逐步扩展到一般人群。三是制定签约服务工作规范及管理办法，包括签约服务内容、方式、时间、频率等。总之，要真正将家庭医生签约服务落到实处，必须从制度、政策、机制和体系建设等方面全方位发力。以目标为导向，抓重点、攻难点，解决关键问题。最终，才能实现突破，走上健康、可持续发展的道路。

（五）医防协同提高公共卫生服务能力

各级各类医疗卫生机构应当明确统筹管理公共卫生工作的部门，促进疾病预防控制与医疗队伍、资源、服务、信息的"四协同"。加强医疗卫生机构执行公共卫生任务能力建设，探索建立疾病预防、医疗救治、健康管理"三位一体"的医防协同服务新机制。建立健全分级分层分流的重大疫情救治体系，提高重大突发公共卫生事件应急处置能力。

同时，加强慢性病患者的规范化诊断、治疗和管理。落实家庭医生签约服务，对高危人群实施疾病风险评估和风险因素干预指导。畅通医联体内慢性病患者双向转诊渠道，基层医疗卫生机构重点做好患者日常健康管理服务，城市二级医院和县级医院主要负责辖区内常见病和多发病的诊断和治疗，并与接续性医疗机构共同负责为三级医院下转患者提供治疗、康复、护理等服务。统一医联慢性病药品目录，逐步建立患者长期处方制度。进一步落实国家组织药品集中采购，优先安排医疗机构定点采购和使用。医联体牵头单位积极开展选定药品耗材的集中采购，引导基层医疗卫生机构跟进使用，完善药品耗材使用上下匹配，加强产品间替代指导，使用价格合理的产品。

（六）构建分级诊疗长效激励机制

完善激励机制，增强实施分级诊疗制度的主动性。通过有效的补偿机制和医疗服务价格形成机制，实现"基层愿意接收"和"医院愿意转移"。例如，在完善绩效考核和薪酬机制方面，基层医疗卫生机构根据其门诊首诊病人数量、慢性病人管理数量和质量进行考核，并设立专项补助资金，提高基层卫生人员的薪酬待遇水平。考核二级医院对常见病、多发病和慢性病的急性期救治和疑难杂症病人的稳定期康复医疗服务能力；考核三级医院疑难杂症救治数量和质量、医疗尖端技术和前沿学科研究能力等。根据总量控制、结构调整、有升有降、逐步到位的原则，合理调整药品、医疗耗材费用、大型设备检查治疗价格。

通过支付方式改革，以预付制实现结余的成本归医院自身享有，鼓励医院节约医疗成本。实行按病种收费，科学估算并建立动态调整机制。取消基层医疗卫生机构的收支两条线，拉大绩效工资差距，提高基层卫生人员薪酬，推行医疗收入结余留用的激励机制，并对基层签约服务的医务人员给予适当优惠，完善绩效工资分配机制，提高基层医务人员服务积极性。

（七）加大信息化建设力度，提高分级诊疗效率

信息化促进优质医疗资源的流动和优化配置，是分级诊疗制度实施中的核心

力量。加强信息化建设，就是彻底打破医疗信息壁垒，实现患者就诊信息的互联互通。

一方面，加强顶层设计，建立完善的信息化建设标准，构筑区域医疗卫生信息平台，实现电子健康档案和电子病历的信息共享。提升二三级医院向基层医院远程会诊、诊断、治疗和培训等服务能力，探索"基层检查、上级诊断"的有效模式。打破不同地区、不同机构间的信息壁垒，整合"碎片化"的医疗资源，实现医疗保险信息系统、基本公共卫生服务管理系统、医院信息管理系统等各个板块的互联互通。

另一方面，要完善信息安全管理制度，加强信息安全防范措施和监管。加强患者健康信息保护和网络信息监控系统建设，确保患者隐私和医院信息资源安全。信息化是指导合理医疗秩序的新途径和新方向。建立完善的监管体系，不仅可以保障信息安全，还可以对双向转诊过程进行动态监管，对不符合规定的医疗服务行为进行处罚。

分级诊疗制度作为深化医改的一项重要内容，为实现人人享有基本医疗卫生服务目标提供强大的制度保障。我国的分级诊疗制度仍处在一个积极探索的阶段，如何把好的制度落到实处，在实施过程中遇到的问题能否有效解决，这就要求我们必须敢于触碰固有的利益格局，多个部门协同发力，有效促进医疗资源的合理配置，建立符合中国国情的分级诊疗制度。

第三章 国外分级诊疗模式成功经验借鉴

当前,在医疗卫生服务体系中实行分级诊疗已成为西方发达国家的通行做法,欧美不少国家在实施分级诊疗制度上有着丰富的经验,各国结合本国国情形成了一套先进的管理模式。通过研究这些国家分级诊疗的制度特点,能加深我们对分级诊疗模式的理解,同时有利于我们借鉴国际经验,优化自身建设。因此,本章选取具有代表性的国家,如英国、美国、日本和德国进行系统分析,总结经验,梳理出可供我国借鉴的经验和做法。

第一节 英国分级诊疗模式

一、分级诊疗体系的历史沿革

(一)NHS形成前期(1948年之前)

在英国一直有志愿文化和慈善文化的传统,慈善组织发展历史悠久,且渐成规模,在国民健康服务体系(National Health Service,NHS)建立以前,为英国社会提供医疗服务,服务的对象主要是无力承担疾病风险的下层社会民众。主要表现为:成立"友谊社"或"共济会"等非政府组织来应对疾病风险的挑战。19世纪60年代,英国慈善组织发展已成规模,仅伦敦就有六百多个慈善组织。总体而言,NHS体系建立之前,英国的医疗服务是以济贫院等慈善组织提供的救助为主,然后受人力、物力、财力等资源的影响,医疗服务需求无法释放,医疗服务也是低水平的,分级诊疗的政治社会环境还未形成。

（二）NHS 初建阶段（1948—1959）

1948年7月5日，英国颁布了《国民健康服务》，这标志着英国NHS系统正式建立，患者从看病、拿药到配眼镜、配假牙等都不需要自己承担费用。之后，由于政治原因，英国政府面临战后经济恢复，为缓解严重的资金短缺问题，NHS对部分医疗服务收费较低。1952年，NHS收取1先令的处方费并在普通牙科诊疗上统一收取1英镑。在NHS系统初建阶段，使国民免费享受医疗服务的政策得到贯彻，国民就医的公平性和健康水平大幅提高。

（三）NHS 逐步完善阶段（1960—1988）

在这个阶段，NHS体系结构的科学化、合理化得到了重视。NHS体系中医院的建设、管理及医生的作用、管理有大程度发展，承认NHS体系的复杂性和变化的重要性，以满足未来发展的需求。1967年的《萨拉蒙报告》（The Salmon Report）阐明了发展护理人员结构建议和专业人员在医院管理中的地位。除此之外，六七十年代，医学科学技术突飞猛进，医疗服务质量大幅提高，医疗服务需求得到释放，科学的医疗服务框架也逐渐形成，现代NHS格局基本形成，患者基本实现有序就医。80年代以来，英国医疗卫生领域先后推行了一系列大大小小的改革。1980-1981年，将病人的短期津贴缩减5%；1982年提出一项削减政府公共支出的建议，包括私人健康保险制度、国民健康服务制度等；1983年强调私有化减轻了国民健康制度的压力，私有化为国民健康服务制度提供了有用的选择；1985年发布《社会保障改革计划》绿皮书，提出社会保障应该是个人与国家共同的责任与义务。

（四）卫生服务"内部市场化"改革阶段（1989年至今）

自NHS体系建立以来，英国卫生服务公平性显著，但在效率上受人诟病。从1991年起，英国卫生服务体系的改革主要完成了卫生服务的内部市场化，以提高NHS体系的运转效率，患者按需就医路径更加顺畅，享受更有质量的医疗服务。

1. 1989年的撒切尔改革

此次改革对医院、全科医生（General Practitioner，GP）、卫生部门和控费等方面分别规定了改革措施，以全方面推进改革。在医院方面，要求大型医院变成自我管理、自主经营的NHS医疗组织；在GP方面，规定了为NHS服务的GP退休年龄为70岁，对GP实行按人头付费，签约的患者越多，GP的收入越多；引进GP预算拥有计划，注册人数较多的GP可以直接从卫生协会获得预算，成为患者的代理人，为患者从医院购买某些特定服务；在卫生部门方面，推进卫生部门进行职能角色转变，由管理者变成服务购买者，通过对比各医疗机构提供医疗服务的价格和服务质量，利用合同签约购买的方式，从各类医疗组织购买服务；在控费方面，引入GP处方预算指标，超标的GP将被全科医生协会的医药专家指定调整费用，直至合格。撒切尔改革是将卫生服务市场内部化的第一次尝试，卫生行政部门成为服务购买者，增加了各医疗机构的竞争性；患者按人头付费制度也促进了GP主动提高工作积极性和工作质量。

2. 2000年的布莱尔改革

布莱尔改革是1997年执政后的工党政府对NHS首次进行重大改革，勾勒出一个以患者为中心的新的卫生服务实施系统，主要改革措施有：首先，英国医疗卫生主管当局在全国范围内设立初级医疗保健基金（Primary Care Trust，PCT），PCT拥有经营管理自主权，所有GP被纳入所在地区的初级医疗保险基金。GP原有的资金控制资格消失，强化了GP的医疗服务提供者职能。其次，开发新的信息化服务手段以管理患者需求。需要住院治疗的英国国民可以通过此电子就诊预约系统对就诊医院和时间进行一定程度的选择。再次，此次改革加强了对医护质量的检测和评估，政府的医疗卫生主管当局要求国民优质医疗研究所制定并向公众广为宣传医疗就诊指南和转院治疗程序，明晰就医路径，规范化转诊标准；所有医生和专业医务人员均必须接受一年一度的业绩评估；组建健康改善委员会（Commission for Health Improvement，CHI），定期测评相关专门机构制定的医护质量指标，监测政府医疗卫生主管当局发布的特殊指令的落实状况。此次改革在第一次市场内部化改革的基础上，通过相关专业机构的设立和操作细则的制定加强了内部市场的监督和管理。

3. 2008年的达兹爵士新方案

新方案进一步改革过去的目标管理模式，实行质量管理，其基本主体是提高医疗服务的质量,成为 NHS 工作的基础。首先,国家临床质量管理研究所(National Institute for Clinical Excellence,NICE)拥有新的执法权力,进行全国性质量检查的运动,可以制定和核准更加独立的质量标准,全国质量委员会将根据 NICE 提供的信息确定临床的优先事项,并为卫生部长提供直接意见。其次,患者对医疗服务的评价纳入医疗服务提供主体绩效评价指标。医疗服务提供者建立"质量账户",除了相关专业机构对治疗安全性和临床效果的测量之外,患者自身经验对治疗效果的看法、患者第一时间对治疗直观感觉和质量满意度的评价直接作为给医院财政支持的依据。

4. 2010 年的卡梅伦改革

卡梅伦保守党与自由民主党联合政府于 2010 年执政后,开始了对 NHS 的新一轮改革。这次改革被外界认为是自 NHS 成立以来最大的一次改革,主要改革措施有:首先,精简管理机构,提高体系内服务效率。针对 NHS 管理机构过多的问题,撤销地区卫生局、PCT,降低管理层消耗,裁撤管理人员,目的是把管理经费用在实际工作中。其次,经费跟着患者走,并由全科医生管理经费。成立地区委员会,对全科医生管理经费进行监督。再者,加大患者选择权和患者影响力。如果患者需要转院,患者自己可以决定在什么时间选择哪家医院,甚至选择什么医生。最后,利用信息化手段创新服务提供方式。NHS111 系统的建设,NHS 的 111 是在英国一些地区已试行的新的非紧急电话号码,这项服务的引入,使人们更容易进入当地的 NHS 体系。2010 年以来的改革,重点在于精简管理机构和人员,提高体系运转效率;利用良好的激励机制和监督机制继续巩固全科医生的"守门人"作用;持续不断地在信息化手段创新服务方式上进行探索。

二、分级诊疗现状

(一)三级医疗服务网络

英国于 1948 年建立了由初级卫生保健网络、地区综合医院和三级医院共同组成的国家医疗服务体系。初级卫生保健网络以社区诊所为主体,由开业医生(全科医生)和开业护士提供最基本的医疗保健服务;第二层地区综合医院通常是一个地区的医疗中心,提供综合和专科的医疗服务;三级医院为跨区的综合医院,其中的专科医生负责紧急救治和疑难病症的诊治,并承担科研任务。诊所之间、诊所和医院之间以及医院之间建立了良好的网络互通,以实现信息的共享与传递。

1. 初级卫生保健

初级卫生保健服务是 NHS 体系的主体,由家庭诊所和社区诊所等构成,75% 的 NHS 资金用于此部分。初级卫生保健的人员主要包括全科医生和护士,而且护士在这一级保健中的作用越来越重要。初级卫生保健服务构成了卫生服务体系中的第一道防线,全科医生处理了 90% 的健康问题,与病人的联系最为密切。英国政府规定:居民一律在所在地段的全科医生诊疗所登记注册,患病时首先到全科医生诊疗所就医。全科医生与签约的居民之间是一种长期信任的关系,真正实现了全科医生是健康"守门人"的角色。全科医生作为公民健康的"守门人",需要指导患者科学有序就医、按需就诊。英国具有规范的全科医生管理制度,全科医生要经过系统规范化的培养,且入行门槛较高,准入考核严格。此外,英国还通过给予丰厚的薪金,稳定了全科医生的数量,很大程度上保证了基层医疗卫生机构的服务能力。病人如需转院,也必须通过全科医生的介绍,病人不能直接去二级医院就诊,但是如果遇到特殊的情况,如意外事故、急诊、心脏病等情况,患者可以直接去医院就诊,但之后患者仍须回到自己的全科医生处继续接受相应的治疗。

2. 二级地区综合医院

二级医疗服务的提供者是医院。医院根据区域管理设立,由政府的医院管理部门来管理。医院的规模由政府管理部门按照当地的人口密度来决定。医院的医师会根据病人的全科医生的转诊单来了解病人的病情,病人出院时医院的医师会把出院以后的注意事项交代给病人的全科医生,有不到 10% 的服务转到医院服务体系。如果病人的病情较为严重或较疑难,就会由医院的医师转去寻求该病种的专科领域内的专家帮助,也就是三级医疗服务。英国的医院分布比较均匀,每一个大一些的城镇都会有至少一所综合医院。这类医院的主要职能是诊断和治疗重病、进行手术和急诊。这类综合医院都必须配备麻醉、病理分析和放射科服务等专科;有处理紧急事故、其他急症和 GP 医生预约的疑难重症的设施,为住院病人、门诊病人或接受透析等特殊治疗的病人提供医疗服务。

3. 三级专科医院

三级医疗服务是指临床某专业内用来解决特殊疑难、复杂问题的专科服务。英国的三级医院指专科医院，主要解决专科内的疑难医疗问题，而不是按规模划分，也不负责一般医疗。有些规模较大的医院也设有三级医疗专家服务，这些医院被称为综合医院。一般为大型专科医院，如儿童医院、眼科医院、神经外科医院、妇产医院、传染病医院（如天花、肺结核等），也有专门为老年人、精神病和精神障碍服务的医院等，基本集中在伦敦等人口稠密的大城市。这些医院既有高水平的专家治疗，也是培训医生和学术研究的基地。英国 NHS 体系中的每个患者都分有唯一的编码，大多数患者的医疗记录是电子形式的，有些诊所运用计算机系统为患者提供预约服务。

（二）分级诊疗运行模式

英国分级诊疗制度的核心是全科医生，每位英国国民都必须注册一名全科医生，全科医生负责所注册参保者的首诊、转诊及健康咨询和全科医学服务。在英国，参保者获取国家卫生服务制度提供的专科医学服务必须经过全科医生的转诊，仅有急诊服务可以不经过转诊获得。参保者可以自由选择全科医生，全科医生仅可在特定条件下拒绝国民的注册和申请更换注册患者。

全科医生根据患者病情决定是否可以转诊，以及转诊到哪一级别的医疗机构。但是，最终转诊的专科医疗机构由患者自主决定。国家卫生服务体制建有相应的辅助信息平台，帮助参保者选择医疗机构。转诊到二级医疗机构的患者，相应医疗机构根据其所需服务和病情发展，再将其转诊到三级医疗机构（部分医疗机构可以同时提供二级、三级医疗服务）。患者病情稳定后转回基层医疗服务机构接受康复服务。

（三）卫生筹资与支付方式

1. 筹资

英国实行全民免费的国民健康服务体系，NHS 的费用主要依靠政府财政支持，以税收为主要资金来源。英国国家医疗服务体系的预算是预先制定的。政府每三年制定一次有上限的预算。预算直接分配给基本医疗信托机构。英国国家医疗服务体系预算中约80%由基本医疗信托控制。预算分配取决于一系列公式,该公式考虑了该信托机构服务人群的人口特定特征、基线绩效、机构绩效与绩效目标间的差距以及其改进程度。其余的医疗支出主要来源自费支出、自愿健康保险、慈善融资与企业融资四种途径。

2. 支付

2002年之前,英国国家医疗服务体系与医院通过谈判达成"打包付费"合同。合同的制定考虑了之前的服务形式和当地成本,而服务的绩效未考虑在内。2002年以后,引进了基于结果的付费模式(Payment By Result,PBR)。在PBR模式下,二级医疗服务提供者所接受的补偿金额的计算基于其为每个接受治疗的患者所提供的服务。PBR使用临床代码,即医疗资源组(Healthcare Resource Groups,HRG),它对治疗进行分类,每个代码都关联一个固定的补偿金额。医疗资源组类似于按疾病诊断相关分组(Diagnosis Related Groups,DRGs)。精神卫生、社区卫生、学习障碍和门诊服务仍然通过"打包付费"进行补偿。

英国实行管办分离,政府将医疗支付的权力下放到新成立的专业医疗机构,即NHS委托服务理事会(NHS Commissioning Board,NHS England)以及独立监管机构,由这两个机构协同合作,共同负责医疗服务的定价与医疗支付,各地的地方临床委托小组(Clinical Commissioning Groups,CCGs)则负责具体的医疗支付以及医疗服务工作,具有一定程度的调整当地医疗支付价格及医疗项目的权力,针对不同类别的提供者采取不同类型的支付方式。具体可以分成对医生的支付方式和对医疗机构的支付方式这两大类。

对医生的支付方式:① NHS委托服务理事会采用签订合同的方式直接从全科医生诊所为居民购买医疗服务,其付费方式以按人头付费为主,绩效激励为辅。全科医生可以自己决定与辖区内的居民签约,依据该医生具体的新签订的人数、解约的人数、居民生病率以及患者的死亡率等多重因素确定其平均医疗服务的费用,再按照其所签约的具体人数支付医疗服务费用。2004年,质量与结果付费机制(Quality and Outcomes Frame-work,QOF)被用于评价全科医生诊所及医生的服务质量,QOF采用一整套的指标体系进行综合全面的评分,并对于得分高者予以一定金额的奖励。目前在全科医生自己诊所的全部医疗服务费中，按人头进行支付的医疗费约占全部收入的 75%，绩效激励的收入占比 20% 左右，其余特殊服务费用约占 5%。②对专科医生医疗服务采用薪酬制的支付方式。CCGs 根据定点医院的专科医生和其他医务人员所提供的医疗服务内容及类别发放相应金额的薪酬，专科医生的年收入约为 106000 英镑。

对医疗机构的支付方式：①对初级医疗机构实行总额预付制，各地区的 CCGs 按照预先设定好的金额向初级医疗机构支付这笔费用，初级医疗机构独立经营，结余部分归自己所有，亏损也自行承担，并且以初级医疗机构所辖片区的医疗服务质量为具体的考核标准。②次级医疗服务的付费方式有按 HRG 付费和按项目付费，再辅以绩效支付的方式。一般公立医院采用 HRG 支付模式，私立医院采用按项目支付的模式。HRG 是基于医疗活动的支付，按照患者的疾病类别和所接受的医疗服务类型将类似的医疗服务费用进行编码和分组，再根据组别进行支付，是英国特有的支付体系，与美国的 DRGs 付费模式相似。按项目支付是指按照患者所接受的医疗服务的具体项目以及数量来进行支付。HRG 模式下，医疗服务质量往往不能保证，医院为了节省医疗服务成本可能降低医疗服务质量，因此辅以按绩效支付的方式。

三、经验启示

（一）构建分工明确的三级医疗服务体系

在英国，医疗服务分为初级、二级和三级。初级医疗服务最为普遍，主要针对一些较轻的疾病提供普通的门诊服务，提供者为全科医生；二级医疗服务的供方则是地区综合医院，主要收治急诊、重症患者及需要专科医生治疗的患者；三级医疗服务则是为一些重症患者进行更加专业化的诊疗、护理服务。层次分明的医疗服务网络能够合理配置、统筹兼顾卫生资源。英国拥有健全完善的医疗服务网络，从而使医疗系统之间的信息共享更加高效。

（二）重视全科医生培养与管理制度

作为公民健康的"守门人"，全科医生指导患者科学有序就医、按需就诊。英国具有规范的全科医生管理制度。英国的全科医生需要经过10年左右的规范化培训才能执业，且入行门槛较高，准入考核严格。长期的培养提高了全科医生队伍的技术水平。此外，通过给予丰厚的薪金，稳定了英国全科医生的数量，很大程度上保证了基层医疗卫生机构的服务能力。

（三）建立高效运行的首诊转诊制度

英国基层首诊制度覆盖广泛。在英国，每位居民在就诊之前都会注册一个自己指定的全科医生，且他们最常接触的也是全科诊所，生病时先去全科诊所就诊，由全科医生确定是否应该接受更高水平的医疗服务。因而，英国的二级医疗机构不设置门诊，只接收全科医生提供转诊的病人。三级专科医院只接收重症患者。

（四）制定科学严格的医疗保险制度

英国是全民免费型医疗保障模式的典型代表。英国的NHS是由政府主导、全民免费的医疗服务体系，费用全部由政府的财政支出，这样可以有计划地控制总支出费用。英国对全科医生采取按人头付费方式，有利于全科医生通过提高医疗质量签约更多居民，也有助于控制医疗支出。英国全体居民及医疗机构均会自觉遵守严格的医疗保险制度，居民只有遵循国家严格的初级保健和转诊制度才能获得免费的医疗服务。如果居民不去自己签订的全科医生处问诊，就要承担十分昂贵的医疗费用。

（五）提供公开透明的医疗信息

重视医疗服务质量，信息的公开程度是不容忽视的。英国专门成立了医疗质量委员会，负责监测、检查和规范医疗服务质量及安全标准，并将信息向公众公布。通过设立相关网站对医疗质量的监管以及公众信息的公布，可以帮助患者自主选择就医机构以及医疗服务，让患者对自己能够得到高质量的医疗服务更有信心。此外，签约居民都有一个可以在各级医疗机构间通用的电子编码，这大大节省了检查费用和就诊时间。

第二节 美国分级诊疗模式

一、分级诊疗体系的发展与演变

（一）医疗服务机构建设初期

1713年美国首家医院在费城诞生，威廉·佩恩设立这家医院旨在帮助穷人解决住宿问题；1751年美国第一家用于治疗疾病的医院宾夕法尼亚医院由本杰明·富兰克林设立。最初这些医院均是由私人设立的非营利性机构，主要为身患疾病需要治疗的患者提供医疗服务。早在1789年，美国国会在海军工资中强制性扣除一部分作为建立资金，专为海军建立了海军医院。到了19世纪，当时的一些主导产业（例如采矿、木材和铁路）都在工作现场或附近设立诊所，通过每月向医生提前支付固定费用，为工伤事故中的雇员和患普通疾病的雇员提供医疗服务。政府和私人企业都开始采取行动，向因工作患病的雇员和公民提供支持。

（二）全民医疗保险服务建设初期

19世纪末20世纪初，美国经济迅速发展，工业化及城市化进程加快，关于人们健康和医疗的问题被逐渐重视。1912年前总统西奥多·罗斯福在新一届总统竞选时提出建立美国全民医疗保险体系，他认为"支持社会保险制度包括建立医疗保险制度，如果一个国家的人民不能拥有健康，那么这个国家也不会强大起来"，但最终在与老罗斯福总统的竞选中失败，美国全民医疗保险的概念首次登场也无疾而终。失败的原因有很多，但是，以下一系列因素使得州政府和联邦政府提供全民医疗保险的努力未能成功：①保险公司害怕"医疗"这一新兴而未经证实的事物会让其他熟知产品（例如死亡险、丧葬费）处于劣势地位；②有组织的医生（例如美国医学会）害怕付款人即承保人会限制并控制其费用；③药剂师们担心将药品纳入全民医疗保险会降低他们服务的价值；④工会希望通过向其成员提供保险来保障员工忠诚度而不是由政府提供这项福利。这段历史反映了美国在向公民提供医疗保险方面延存至今的紧张关系：私人利益害怕政府过多参与医疗提供；各州害怕联邦政府的命令会削弱其在本州和当地的医疗行业监管特权。

由于历史原因，绝大多数美国人都从雇主那里获得医疗保险。

（三）商业保险迅速发展时期

在第二次世界大战（1941—1945）之前，有两种趋势尤为明显：大型雇主针对工伤和轻微的健康问题提供有限的医疗保险；大萧条（20世纪30年代）期间医院进入医疗保险市场，提供住院治疗，来降低美国人不愿寻求住院治疗的风险。在第二次世界大战期间，联邦政府命令冻结工资，但允许提供非补偿福利，例如医疗保险不受限制地发展。由于当时许多男性和少数女性都在军队服役，所以雇主以福利为竞争优势来吸引并留住雇员。参与第二次世界大战的军人退伍后，重新进入劳动力市场，导致由雇主们提供的私人医疗计划的覆盖人数突然增加。许多医生反对这些新兴的基于医院的保险计划，认为这将绕过他们，病人也将直接去医院就诊。第二次世界大战期间，联邦政府强制施行的工资控制是为了应对许多公民成为军人并在海外作战的现实，联邦政府不希望大型雇主在暂时（由于战争）短缺的劳动人才竞争中拥有不公平的优势。雇主们则发现了工资控制的替代品，即医疗保险和其他福利。因此，许多美国人都在第二次世界大战期间通过他们雇主的帮助参与医疗保险。这种基于雇主的医疗保险趋势始于第二次世界大战并延续至今。

第二次世界大战后，随着青霉素等抗菌药物的出现、医师医疗技术的精进以及经济的发展，人们对健康的重视程度越来越高，美国商业保险迅速发展，到1955年美国参保人数达到1亿多，市场份额超过55%，成为主流的保险形式。但私人商业保险为了降低风险，其保险对象具有选择性，公司里年轻力壮的雇员成为主要客户，对于老人、残疾人和穷人则选择性规避。直到1965年美国国会最终通过了两项公共医疗计划，一个是面向老年人及残疾人的医疗照顾制度（Medicare），另一个是针对穷人的医疗补助制度（Medicaid），这大大增加了医保覆盖率。此后美国的多位总统，如尼克松、克林顿等都曾提出推行全民医疗保险计划的改革，但最终结果都是失败的。

（四）全方位医疗变革时期

2010年奥巴马总统签署了《患者保护与平价医疗法案》（ACA），这是继

分级诊疗制度优化研究

Medicare 和 Medicaid 计划后美国联邦政府通过的又一项重要医疗立法项目,旨在通过全方位的医疗变革,达到改善美国医疗服务的可及性、控制总的医疗费用、提升医疗服务质量的目的。2014 年 1 月,该法案正式生效实施,该法案核心内容之一为明确规定医疗保险公司不可以拒保既往有病史的民众或者提高其保费。此外还有一项重要规定,即美国 26 岁以下无工作的年轻人在找到为其投保的雇主前可以继续将医疗保险寄在以其父母医疗保险为基础的"家庭计划"中。ACA 大大提高了美国医保覆盖率,改善了民众的医疗服务质量,但政府医疗支出增多,患者的自付比例提高,最终新上任的总统唐纳德·特朗普于 2017 年宣布废除 ACA,奥巴马的全民医疗保险计划也以改革终结告终。美国提供医疗保险的历史途径反映了其激烈的个人主义和州权主义。个人在选择承保人、医生、程序方面拥有自由:个人选择自由比能扩大可负担的、高质量的医疗服务可及性的全民医疗保险更为重要。我们从联邦宪法中注意到,各州管理承保人以及对医师的认证正如历史所展现的那样,私人利益(例如公司、承保人、医院和医生群体)对医疗改革在立法方面的努力有重要影响。

二、分级诊疗现状

(一)三级医疗服务体系

1. 基层社区卫生服务机构

基层社区卫生服务机构关注本社区全体居民,对其进行健康管理,同时开展常见病的首诊及为住院患者提供出院后的康复医疗。基层医疗服务体系由私人诊所、护理院、地区卫生教育中心、县卫生局和志愿者团体等组成。这些机构和组织不但能够担负患者的初级医疗服务、康复治疗,还可以为社区提供预防、保健健康教育咨询等综合性服务。初级保健医生(家庭医生)约占所有美国医生的三分之一,他们以小型的私人或集体所有权的方式运营。

2. 二级医院和三级医院

美国的医院从性质上划分,可分为公立医疗机构、私立非营利医疗机构和私立营利医疗机构,其中私立非营利医疗机构是美国医疗服务体系的主力军,占医院总体比例的62%，公立医疗机构侧重于为老人、儿童、穷人等各类弱势群体提供基本医疗救治，私立营利医疗机构主要提供各种高端医疗服务和特殊护理。二级、三级医院主要接诊专科病人以及病情复杂危重的患者，并接收从下级医疗机构转诊的患者。一般而言，病情较为严重的病人在门诊中心或急救中心进行诊治，危重病人在急病治疗医院治疗，主要为其提供住院服务。基层社区卫生服务机构患者进入二级、三级医院必须经过家庭医生的转诊，否则上级医院不予接受，保险公司也不予报销医疗费用，所有诊疗费用自理。

（二）分级诊疗运行模式

美国实行严格的基层首诊制度，美国的家庭医生承担着"守门人"的重要角色，一般每个家庭都有对应的家庭医生，家庭医生对患者进行初步诊疗，门诊主要采用家庭医生医疗管理服务模式，由家庭医生负责管理和协调患者医疗费用的支付，充当医疗服务的"守门人"。参加健康管理组织的会员都接受一个指定家庭医生为其提供医疗服务，该医生负责会员的医疗和保健服务并确定病人是否转诊。当病情超出家庭医生的诊疗服务范围时，则需要经过家庭医生批准，转诊至专科医院进行就诊。患者在专科医院住院期满或者病情好转后，又需要转诊至基层医疗机构进行康复治疗服务，并享受相应的医保报销政策。

（三）卫生筹资与支付方式

1. 筹资

美国作为世界上最发达的国家，同时也是国际上医疗支出占比最大的国家。美国将医疗服务推向市场，其主要的筹资方式是商业医疗保险。美国的医疗保险主要包括政府的公立医疗保险、商业医疗保险和个人出资。

美国政府的公立医疗保险主要包括医疗照顾制度、医疗补助制度、军人医疗计划、少数民族免费医疗和工伤补偿保险。医疗照顾制度是美国相对统一的医疗保险制度，保证老弱残疾者的基本医疗需求。医疗补助制度是美国联邦政府和州政府对低收入人群、失业人群、残疾人群等弱势群体所提供的医疗救助计划，由联邦政府支付5%，州政府支付45%，共同资助低收入人群及其家庭，实行部分免费医疗。

分级诊疗制度优化研究

美国的商业医疗保险支出在美国医疗保险中占很大比例，公立医疗保险的很多工作是由商业医疗保险公司执行的，这些公司主要分为两类：一是非营利性医疗保险组织，主要由医生组织发起的蓝十字（Blue Cross）和医院联合会发起的蓝盾（Blue Sheild），他们不以营利为目的，为投保者提供门诊和住院服务保险；二是营利性医疗保险公司，美国开展医疗保险的商业保险公司有100多家，大部分人参加了此类医疗保险。

此外，美国还有一种由保险公司直接参与医疗保险整个运行过程管理的，与医疗服务提供者联合提供服务的医疗保险组织，如健康维持组织（Health Maintenance Organization，HMO）、优先服务提供者组织（Preferred Provider Organization，PPO）等，这一类管理式医疗保险组织在节省医疗费用支出和提高医疗质量方面都取得了一些成效，现已成为美国占主导地位的医疗保险形式。

2. 支付

美国医疗保险支付方式通过几十年的改革，从按数量付费支付走向按质量和价值付费支付之路。1983年10月，美国进行医保支付方式的全面变革，推出了全新支付方式预付制（Prospective Payment System，PPS），试图控制急速上涨的医疗费用。预付制实行医疗服务费用预估机制，按照提前设定好的支付标准提前支付患者群体所需的相关医疗服务的费用，包括按人头付费、按单病种付费以及按疾病诊断相关分组（DRGs）进行付费等，并在小操作过程中对费用进行监测，如果存在差异，可返还并予以记录。预付制可以按工资制也可按人头付费。在工资制中，医疗服务提供者赚取年薪，按规定时间在门诊出诊。在按人头付费制中，承保人商定每月向医疗服务提供者或其所在机构预付费用。管理式医疗通常采用按人头付费制。在此制度中，由医疗服务提供者承担风险，他们利用收到的预付款向特定患者群体提供服务。如果服务所需金额超过预付款，他们则承担着提供无偿服务的风险。按人头付费制的服务所剩余费用均属于医疗服务提供者。

1992年，美国价值医疗付费计划开始萌芽，哈佛大学率先以医疗资源的消耗量为依据、以相对价值为衡量尺度，开发出新的医疗费用支付模式——RBRVS（以资源为基础的相对价值比率），这种支付方式根据"相对价值费用率"来制订医疗服务项目的价目表，采用预付制，将相关医疗费用提前预付给诊疗的卫生工作者，从而规范他们的服务收费。近些年，美国着手进行医疗支付方式的全新改革，陆续推出 4 种价值付费模式：医疗之家模式（Patient-Centered Medical Home，PCMH）、责性医疗组织模式（Accountable Care Organization，ACO）、捆绑式支付模式（Bundled payment）、按绩效付费模式（Pay for Performance，P4P）。

三、经验启示

（一）明确各级医疗机构功能定位

美国的医疗机构分为基层社区卫生服务机构、二级医院和三级医院，这些医疗机构由合理的双向转诊制度联系起来。基层社区卫生服务机构关注本社区的全体居民，对其进行健康管理，同时开展常见病的首诊以及为住院患者提供出院后的康复医疗。二级、三级医院主要接诊专科病人以及病情复杂危重的患者，并接收从下级卫生服务机构转诊的患者。美国三类医疗机构层次清晰，分工明确，能有效满足不同患者的医疗需求，为分级诊疗在美国良好实践提供坚实的基础。

（二）强化基层首诊制度建设

家庭医生制度被称为医疗卫生服务体系的"守门人"制度，是美国医疗体系的基层首诊制度。家庭医生是患者疾病的第一线处理医生，根据病人的医疗档案，制订最佳治疗方案，并判断是否需要转诊。美国家庭医生的服务方式有门诊和家访两种形式，当缴纳医疗保险后，居民可以在保险公司提供的家庭医生名册中进行挑选。一般而言，居民缴纳的保险费用越高，就可以选择资历与级别较高的家庭医生。家庭医生是决定保险报销的决定因素，只有家庭医生转诊决定通过后，居民才可能去专科医院就医并报销费用。为了防止家庭医生被边缘化，即使不考虑报销医疗费用，专科医院也很少接纳患者就医，这在一定程度上确保了分级诊疗秩序的实现。在美国，由于家庭医生具有与大医院医生同等的医学训练背景，患者充分信任家庭医生，而且去大医院就诊，预约等待时间较长，于是患者就医首选家庭医生就成了约定俗成的习惯。

（三）建立高效的医疗保险管理体系

美国的医疗保险体系十分独特，主要表现在私营部门的高度参与，政府则辅助为老年人及贫困人提供所需的基础医疗保障。在美国，公民根据自身需要投保商业医疗保险，称之为保健管理。美国的保健管理体系由医疗保险计划方（保险公司）和医疗服务提供方（医疗机构）双方共同进行，通过经济刺激及组织措施调控供需双方。美国保健管理有健康维持组织（HMO）、优先服务提供者组织（PPO）、服务点组织（Point Of Service，POS）三种形式。这三种形式通过设置自付额的高低影响患者支付费用，从而调节患者在网络内与网络外间的就医流向，鼓励患者在网络内的社区就诊。通过保健管理体系的经济激励作用，促使网络内的双向转诊科学、高效。

（四）完善医保支付方式改革

美国制定的疾病诊断治疗分类标准为各种保险提供管理和报销的重要依据。这种方式对规范疾病住院指征与住院时间周期起到了很好的限制作用，对于不适合继续在大医院治疗而拒绝回基层医疗卫生机构康复治疗或者回家由家庭医生治疗的病人，对其延期出院行为给予经济制裁，由患者自行承担延期出院产生的全部医疗费用。多年的实践表明，DRGs这种支付方式，除了兼顾政府、医院、患者各方利益，还能约束患者的就医行为，有利于双向转诊的有序进行。

第三节 日本分级诊疗模式

一、分级诊疗体系的发展历史

（一）社会医疗保险制度的建立初期

20世纪初，日本资本主义经济迅速发展，工人数量急速增长，医疗需求也不断加大，为改善国内医疗现状，缓解国内医疗需求与供给矛盾，日本学习并引进西方的社会医疗体系。1922年颁布了《健康保险法》，日本开始实行类似于德国的医疗保险制度。出于平等主义的信念，日本的社会保险制度确保患者获得医疗卫生服务是基于需要而不是支付能力。该法案主要针对雇员在10人以上的私营企业，为自己单位的工人提供一份医疗保险，于1927年正式出台。1937年，日本当局扩大了医保覆盖范围,将《健康保险法》的适用对象修改为超过5人以上的私营企业所雇用的员工。

(二)社会医疗保险制度的改革和完善

第二次世界大战期间,入伍士兵的身体状况被关注的同时,农业从业者及自主经营人的健康状况也逐渐被重视。日本政府于1938年颁发了《国民健康保险法》,旨在为这些人员提供医疗保障,满足这些人的医疗需求。二战后西方各资本主义国家纷纷掀起建设福利国家、开展社会保险制度改革的浪潮,20世纪50年代至70年代,日本也试图建立成一个福利国家。在这期间,日本政府对原有的《健康保险法》及《国民健康保险法》进行改革,进一步扩大医保覆盖范围,将城乡居民与老人纳入医疗保险范围,此外对支付方式也进行了一系列改革,如医疗费用个人共负,规定医疗给付上限等。1961年,日本基本建立了覆盖全体人民的医疗保险体系,实现了全民健康覆盖。1970年后,随着日本老龄化加剧,医疗需求不断加大,政府财政医疗费用支出的比重持续增加,日本政府面临的经济压力越来越大,因此日本不断进行医疗改革,企图控制医疗支出。1983年,日本通过了《老年人健康与医疗服务法案》,建立面向65岁以上残障及70岁以上老年人的医疗制度。为缓解政府财政压力,日本政府于1984年设定了个人自付制度,起初自付比例为10%,而后不断地进行调整。2003年,政府宣布3岁到69岁日本人的自付比例提高到30%,2007年将老年人的自付比例也予以上调,根据年龄不同,为10%或20%。2000年,日本出台了一项长期护理保险项目,旨在解决老龄化带来的一系列社会问题,把控老年人医疗用度的增长速度。

直至今日,日本仍然在不断地进行医疗保险及医疗体系的改革,通过把控医疗支出以提高本国的医疗绩效。日本社会保险制度确保患者获得医疗服务是基于需要而不是支付能力,这是日本人骨子里的平等主义信仰在医疗体系上的体现。日本政府首先考虑了患者获得医疗服务的公平性及可及性,防止患者因病致贫;其次是效率与质量。

分级诊疗制度优化研究

二、分级诊疗现状

（一）三级医疗圈的设定

日本根据人口数量、地理环境、交通便利程度等因素，适度打破行政区划，设定了层级明确、功能协调的三级医疗圈，促进医疗资源的适宜配置。三级医疗圈即一级（初期）医疗圈、二级医疗圈（全国约360个）、三级医疗圈（全国约50个）。一级医疗圈以当地的市町村为基础，主要为周边的群众提供有效便捷的诊疗服务；二级医疗圈根据临近的几个市町村人口密集程度、经济发展情况、交通便携程度以及患者的流入流出情况等因素设立，主要提供住院服务；三级医疗圈一般以都道府县进行划分，设立地区中心医院（其中长野县和北海道的三级医疗圈除外），主要提供高端而精尖的医疗服务，一般只为转诊的病人提供服务。

（二）分级诊疗运行模式

日本患者一般首选私人诊所或地域内中小医院（即一级医疗圈）作为初级医疗保健机构，再由一次医疗圈内医疗机构开出转诊文书，并向上级地域医疗机构转诊。日本对普通患者有激励约束措施，即除了急诊外，患者都需要凭借诊所医生的介绍信才能到上一级医疗机构进行治疗。如果患者跳过一级医疗圈而直接选择二、三级医疗圈治疗，则须缴纳额外费用（全部自费），不同医疗机构收费不同，一般在3000~5000日元（大医院甚至更高，且大医院不接受此类门诊患者）。

日本已经形成完善的转诊体系。其转诊体系可分为三类：一是诊所与诊所间转诊。日本的诊所很多都具有专业性，如内科、妇科等，相关疾病患者可以转诊至相关专科诊所进行治疗。二是诊所与医院间的转诊，根据病情需要，可以转诊至地域医疗支援医院，也可以直接转诊至特定机构医院，患者转诊有着严格的规定，需要凭医生的介绍信才能转诊至上一级医院。三是各级医疗机构与相关养老服务机构间的转诊。经过20年的不断完善，日本完成了医疗机构与养老机构的无缝衔接，形成了完善的医养协同体制。

（三）卫生筹资与支付方式

1. 筹资

医疗保险主要是向员工和社区提供。日本共有3500多个医疗保险计划。日本有三种类型的医疗保险：①公共部门员工及其家属享受的员工医疗保险；②为个体经营者和任何无资格享受医疗保险的患者提供的国民医疗保险（Kokuho）；③老年人统筹基金（Roken）系统，这是一个专门针对老年人的统筹基金。员工医疗保险进一步分为三类：①政府管理的医疗保险（Seikan），覆盖中小型公司员工及其家属；②社会管理的医疗保险（Kenpo），覆盖大公司员工及其家属，在日本有大约1700个Kenpo保险协会；③覆盖公务员、私立学校教职工及其家属的保险（Kyosai）。保险费根据保险计划而有所不同。公共资助的保险只需要少量保险费，而一些Kenpo保险计划的保险费可能很高。例如，东京的Kenpo计划每月保险费可高达56000日元（671美元）。日本医疗保险的筹资依赖于宏观层面的交叉补贴。Kenpo计划覆盖更加年轻、健康和富有的员工，需要转移1/3~1/4的收入以弥补Roken计划的赤字。考虑到这一点，日本的社会保险制度超出了社会保险的传统原则，即每个社会团体应当支付自己的费用。此外，由于过去30年的经济停滞，Kenpo计划也遭受经济损失。日本社会保险制度的这个弱点源于它主要依赖于雇员筹资，因此与国民经济的整体绩效直接联系在一起。覆盖更加健康和富有的员工的保险计划反对国家平等，因为这将导致更高的缴费。人口高速老龄化和经济停滞对日本卫生保健筹资的财政可行性构成了挑战，但是其他可利用的选择（如提高税费或保险费）同样也在挑战日本医疗卫生系统的平等主义精神，被认为具有政治或道德风险。

2. 支付

随着日本《健康保险法》的开始实施，医疗报酬点数付费法也被应用。"诊疗报酬点数表"由中央政府制定，每两年根据实际情况予以调整，医疗报酬点数法不仅包含各项诊疗项目付费，也包含了药物付费，每个点数对应金额10日元。在点数法的基础上，劳动厚生省中央社会保险协会制定了医疗服务付费的统一标准，根据该标准向医疗服务提供者付费。国家医疗付费标准适用于所有的患者，无论他们选择何种保险计划以及医疗机构。患者在医疗机构接受相应医疗服务后，自己缴纳规定比例的金额，剩余的服务费用由医疗机构按期向医疗保险组织送交医疗费用的具体结算清单，由医疗保险组织委托的医疗费用支付基金会以及国民健康保险团体进行审查并给付费用。

日本在学习美国按疾病诊断相关分组（DRGs）的基础上，结合日本国内的具体情况研究出了日本特有的疾病诊断分组（Diagnosis Procedure Combination，DPC）。在DPC的基础上，日本针对部分疾病实行定额付费，即以患者的疾病诊断、处理方式和住院天数为基础，按照设定的支付标准进行医疗费用的支付。一般来说，住院患者的费用分为两个部分支付，一个部分为每天定额费用，主要包括患者的住院费、检查费以及所用的药品费用，这部分根据DPC分组采用预付制，患者住院时间越长，支付的费用会阶梯式进行递减；另一部分费用为按医疗服务项目付费，主要指手术费用、麻醉费用以及护理的费用等反应医护人员医疗技术价值的相关服务费用，该部分费用采用后付制，根据国家指定的标准进行支付。

三、经验启示

（一）构建新型医疗服务体系

日本的医疗服务体系以私人机构为主，但是政府在整个日本的医疗体系中起到了非常关键的作用，日本政府注重通过法律政策的制定来明确医疗服务的服务内容、具体流程，从而规范医疗服务体系。日本在推进分级诊疗制度的时候，将区域分成一个个医疗服务圈。此外，日本近些年来构建整合型医疗服务体系，将医疗体系与养老体系相结合，形成了完善的医养协同体制，为人口老龄化不断加重的国家提供了新思路。日本对各个医疗机构进行合理的分工和配置，不断提升社区医疗机构的服务能力，同时加强对居民的宣传和引导，促进形成以居民主观能动性为主的医疗秩序。

（二）优化医疗机构的功能定位

日本将医疗服务区域分为三个医疗圈，一级医疗圈通常设置在社区，以居民方便就诊为主，功能定位为以治疗常见病、慢性病等为主，与预防相结合，为居民提供便捷、高效、优质的基层医疗服务；二级医疗圈主要设置在交通较为便捷、人群密度大、经济发展较发达地区，主要的定位是接受病情较为严重，需要手术和住院的病人；三级医疗圈主要就是解决疑难杂症，为患者提供更专业的治疗，通常收治的都是危重急症患者和急诊患者。借鉴日本对不同类型的医疗机构进行功能定位，根据不同医疗机构的功能分级不同，构建职能互补的医疗卫生服务体系，让患者在系统中获得最优服务，完善医疗资源最佳配置，让医疗服务系统发挥最大功能。

（三）加强双向转诊建设

日本的转诊机制相较于英国等国家有着较大的不同，其转诊方向更加多元化，划分更细致。同时还给出了双向转诊比例规定，并对符合规定的医院给予财政补助。日本的双向转诊有三类：一是诊所与诊所间的转诊，二是医院与诊所间的双向转诊，三是医疗机构与养老康复机构间进行转诊。日本建立了较为完善的转诊标准并严格监督实施，明确各级医疗机构诊疗服务的功能定位，制定了详细的分级诊疗制度体系，并对制度的执行情况进行考核和监督，保障了分级诊疗双向转诊的医疗秩序。

（四）引入激励约束机制

由于很多工作具有公益性、服务延伸性等特征，日本通过医疗价格加算等形式激励医院提供这些服务，费用通过医疗保险、患者自付和财政补助等几种方式承担。日本规定地域医疗支援医院要符合14项条件，确定为地域医疗支援医院后，将获得相应的财政专项补助和医疗收费加算。除对医疗机构的激励措施外，日本对普通患者也有激励约束措施，即除了急诊外，患者都需要凭借诊所医生的介绍信才能到上一级医疗机构进行治疗。如果患者跳过一次医疗圈而直接选择二、三次医疗圈治疗，则须自费缴纳额外费用。

第四节 德国分级诊疗模式

一、分级诊疗体系的历史沿革

(一) 分级诊疗机制未形成时期

1883年,德国制定了《疾病社会保险法》,该法的通过标志着德国法定社会保险制度的建立,同时也标志着世界上第一个医疗保险制度的产生。这一制度的主要特点是通过社会共同筹资,建立风险分摊制度,提高国民医疗卫生服务的公平性和可及性。但该制度并未主动介入医疗服务供给市场管理之中,也未形成对参保人员诊疗行为的管理。同时,这一制度的医疗保障方式十分单一,仅为社会医疗保险。因此,这一时期并未建立所谓的"守门人"机制以及双向转诊机制。

(二) 分级诊疗制度的完善时期

1. 纳粹时期

纳粹时期(1933—1945),社会保险制度的基本结构包括医疗融资和服务提供均维持不变,并且有一定程度的完善。1941年,法定健康保险的范围扩展到了领取退休金的人群;1936年规定,疾病保险基金在法律上有义务为投保人和赡养对象提供住院服务,并且为赡养对象的住院服务支付大部分费用。

尽管社会保险制度的结构保持了连续性,法定健康保险的基本原则——为国民提供基本医疗保障,却被废除了。由于政治上的需要,犹太人从法定健康保险获得服务和现金补助、意外事故保险和老年保险越来越受限制,甚至被拒绝。并且,在纳粹政权时期,卫生保健的管理和主要参与者之间的力量平衡发生了变化。之后,权利的重心越来越从基金向医师转移。1933年,疾病保险基金中的社会主义者、犹太人和多数工人代表都依法被开除。门诊医师组织不断壮大,1934年建立了国家医师协会,它们可以自行进行医师注册而不用和疾病保险基金组织谈判。实际上,医师在意识形态上得到提高,但1939年后他们服务的对象受到限制,实际工作专业受控于公共卫生官员。

2. 第二次世界大战后

1945年德国投降，纳粹主义结束，自此卫生保健也和其他所有德国社会结构部门一样，分解成两个独立不同的组织系统。被西方联盟占领的三个区域变成德意志联邦共和国（简称联邦德国），东德的苏维埃区域变成德意志民主共和国（简称民主德国）。

（1）德意志民主共和国时期的国家卫生服务。东德国家卫生服务体系的建立受到了苏联较强的干预。其医疗体系是一个受魏玛时期公共卫生服务的社会卫生学传统和苏联、瑞典、英国卫生保健体系影响的新模型，采取强制的方式来控制传染性疾病，是中央集权的、政府主导的卫生保健制度。当地社区给居民提供预防服务，包括对一些慢性病的特殊治疗。这些服务通过各州提供的综合社会支持提供补助。在这样的制度下，民主德国很快建立起来了令很多国家羡慕的卫生保健制度。但由于经费不足、人员短缺和无法获得现代化设备等原因，从20世纪70年代开始，民主德国的卫生保健制度就逐渐落后于西方工业化国家了。

（2）德意志联邦共和国时期社会保险制度。联邦德国的社会保险体制基本上延续了之前的模式。两德分裂后，西德的疾病保险基金、工会和社会民主党开始为建立健康、养老和失业的单一法定保险进行游说，从而为和已经在不同地区享有垄断权的门诊医师的谈判中增加砝码。保守的基督教民主党赢得第一次大选后，国家层面上基本上恢复到魏玛共和国时期的卫生服务体制。疾病保险的保险费由雇主雇员平摊，工商和残疾的保险由雇主完全支付，工会获得50%的代表权。私人门诊医师被授予与权利和职责相对应的垄断权。之后的1955—1965年，医师、疾病保险基金、媒体和卫生产品公司联盟致力于推翻降低成本结构的改革。1965—1975年，卫生服务费用出现了快速的增加。20世纪70年代出现了面向社会、心理治疗和护理服务扩展的改革，主要是由私人非营利组织在社区层面实施。另外，农民、残疾人和学生被引入到法定健康保险的保护之下。石油危机后（1973年开始），持续的费用增加受到了财政投资的卫生保健提供方的批评。1977年，德国进入了法定健康保险的成本控制时期，健康保险费用限制条例的引入结束了卫生保健支出快速增加的时期，特别是在住院部门。自1977年以来，卫生保健领域成本控制的主要目标都是为疾病保险基金和提供者寻求稳定的筹资，而这也成为德国之后几十年改革的主旋律。

（三）德国统一后的卫生服务改革

两德统一后,医疗改革的主要内容集中在:降低两德之间的社会保险体制的差别,通过控制开支、引进疾病保险基金的竞争,在保证医疗服务质量和避免逆向选择的前提下,控制医疗支出。一系列改革的第一个措施是 1977 年《费用控制法规》的颁布,该法案旨在保持社会团结和建立工资缴费率稳定的前提下控制成本。1981—1982 年间,政府又颁布了补充的改革,改革包括对牙医的保险减少、医院床位的减少、新生儿允许住院时间的减少等。1986 年的《联邦医院花费法规》介绍了疾病基金和医院可能的预算。

（四）20 世纪末 21 世纪初的改革

20 世纪 70 年代初,由于医疗保险支出增长,只能以不断提高保险缴款、不断地增大保险税课征的基础来获得资金。面对卫生保险体系费用的爆炸性增长,费用控制政策显得软弱无力。从 1976—1977 年开始实施的卫生保健体系费用控制政策,使其早期支出和缴款率的快速增长得到有效削减,遏制了其上涨势头。然而,保持医疗保险支出和缴款率的持续长期稳定的目标却未能实现。20 世纪 90 年代中期,降低费用措施的影响开始消失,医疗保险基金支出又超过了收入增长速度。对于这样一种趋势,联邦政府起草形成《法定医疗保健改革法案》基础的建议,寻求卫生保健体系的结构改革。1992 年,联邦政府通过《卫生保健法》进行结构改革,目标是重新安排医院服务报酬体系,建立门诊病人和住院病人的卫生保健联系,有效限制法定医疗保险基金医师和内科医生的数目增长,重组医药部门,使其结构多样化,并对法定医疗保险体系进行结构性改革。

德国从 2004 年开始实施《法定医疗保险现代化法》,对法定医疗保险制度进行大刀阔斧的革新。2006 年健康基金的提出和建立体现了德国医疗保险制度从现收现付向基金积累过渡的趋势。自 2008 年起,德国公民每人每月所应缴纳的保险金将由法律规定,雇主和雇员维持现有的缴费比例。但从现收现付制度过渡到基金积累制度是一个漫长而复杂的过程。自 2007 年改革生效后又产生了新问题,一是 2009 年"医疗卫生基金"建立后使德国东西各州在医疗保险融资与支出方面出现不平衡,二是医疗卫生改革中关于减少药品支出、鼓励药房业竞争的内容遭到德国制药和药房业的强烈反对。德国药剂师联邦委员会强调,如果要求药房节约 5 亿欧元药品的计划实现，将摧毁德国的药品供给体系。德国医疗卫生改革的阵痛仍在持续。

二、分级诊疗现状

（一）三级医疗服务体系

1. 开业医生

开业医生，主要负责门诊服务。所有的门诊服务，包括初级保健和门诊二级保健，几乎全部由诊所的医生提供（其合法地垄断了门诊服务提供）。在德国，具有门诊资质的诊所需要经过严格的审核后才能进行医疗活动，诊所的医生要求有执业执照并在医师协会进行登记注册。大多数医生独自开业，约 30% 的医生与他人合伙开业。他们的房屋、设备和人员等费用都由医生协会支付。门诊医生可提供所有专科服务，拥有包括核磁共振在内的所有技术设备，诊所还可以通过借用手术室的形式对病人实施手术。所有医生都可向参加法定医疗保险和私人保险的患者提供服务，另外少数医生只向参加私人保险的患者提供服务。

德国没有守门人系统，患者可自主选择就诊医生。《社会法典全书》规定，疾病基金组织成员应选择一位家庭医生，且 3 个月内不能更换（偿付期限）。由于没有任何机制来控制或增强这种自由选择的守门人系统，患者通常直接到专科医生诊所就医。多数医生（除高度专科化的医生外）将其办公时间分为预约患者和未预约患者两部分。法律要求医生协会提供 24 小时服务。在农村地区，每位医生都必须随时向其患者提供服务；而在小镇，工作时间外的服务则通常由医生轮流提供。在城市，医生协会通常在城市中心地区提供急救服务。医生在为患者提供治疗时，承担以下责任：决定是否需要随访；如果在必需的情况下，建议患者去看专科医生；开具转诊证明，为患者办理住院手续；为患者开处方药；决定是否需要家庭护理。在德国，门诊与住院严格分开，医院只能接收由诊所或家庭医生转诊过来的住院病人及急诊，不开设门诊，不直接接收病人，如果患者直接到医院就诊住院，会产生不必要的费用，医疗社会保险不予报销。

分级诊疗制度优化研究

2. 医院

在德国,"二级服务"是指住院服务。医院作为医生诊断、治疗或减轻疾病的机构,需要为患者提供病房及相应的护理服务。例如,医院需要满足以下条件:①医院内必须有医师对患者进行持续管理;②有充分的诊断和治疗能力;③拥有足够的医疗、护理及技术人员;④有较好的环境为病人提供病房。康复中心以及仅提供住院服务的机构都不能被称为医院。提供医疗服务的各类医院中1/3属公立医院,是由政府、公共团体、社会保险机构提供资金创办;1/3是由宗教慈善团体或各种基金会捐款创办的非营利性医院;1/3是由私人独资或合资创办的营利性医院。由私人独资或合资创办的营利性医院一般规模较小。除了在紧急情况下,一般病人需要由门诊医师出示转诊证明才能转诊到医院就诊。法律要求所有医院随时要接收急诊患者,即使在病床使用率超过100%的情况下也要接收。医院医生决定患者是否需要住院治疗。患者通常可在转诊当天入院。医院资金收入有两个来源:来自州政府的投资和来自疾病基金组织的运营费用。医院必须列入州政府制定的医院规划,才可享受州政府的投资。运营费用以总额预算的形式进行支付。预算由疾病基金组织与医院谈判后确定。预算规定了服务数量(对按病例付费的病例数、按项目付费的病例数以及按日付费的病例数)和每日补贴额。若医院按预算完成了目标,那么就不须进行财务上的调整。若实际费用超出预算,超过总额预算部分基金承担75%,医院承担25%。当病人病情稳定后,医院会及时将病人转回诊所或慢性病护理机构进行后期治疗,这保证了转诊渠道的畅通,杜绝了医院滞留病人获取利益的情况。

3. 康复和护理机构

经过40年的探索,德国打通了医疗康复资源、护理资源和养老资源,发展出一套"康复养老护理一体化"的独特模式,有效地应对了老年人口的医疗和养老问题。德国1400家机构的19万张床位提供预防和康复服务,其产权结构不同于综合医院,公立、私立非营利、私立营利机构分别拥有15%、16%和69%的床位。德国于1994年还颁布了《社会护理保险法》,其目的是专门为护理服务提供筹资。德国《社会护理保险法》规定了"护理保险跟从医疗保险的原则",即所有医疗保险的投保人都要参加护理保险。法定医疗保险中的所有强制成员、所有自愿投保成员以及家庭联保成员都属于社会护理保险的成员,所有在私人医疗保险投保的人归私人护理保险,而对于既没有参加社会护理保险,也没有参加私人护理保险的这部分人,则由国家承担其相应护理保险费用支出,这种政策保证了工人养老金领取者、服兵役和民勤者等低收入人群的护理保险权利。

2008年,护理保险改革采用社会互助原则,护理保险资金的筹集由个人、雇主和国家三方共同承担,对于领取失业保险金、失业救济金、晚期外移人员融入救助金、生活费及老年人过渡补助金的人员,联邦劳工局单独支付保险费。领取养老金人员由本人和养老保险机构各承担一半,领取生活费的人员,主管的社会给付承担机构承担保险费。私人护理义务保险的保险费额不与收入挂钩,取决于加入保险时的年龄以及风险大小。

护理保险的投保人群可以根据自己的需求选择不同的给付形式,德国政府明确规定了三种给付方式:护理实物给付(服务)——全住院护理、部分住院护理、自找护工情况下的护理金;货币给付与实物给付相组合、代班护理、短时护理、白天护理与夜间护理;用于护理人员社会保障的给付、针对家属和志愿者护理人员的护理培训班、护理辅导工具和技术帮助、居住环境改进。不同护理给付形式保证了各阶层人员的护理保险落到实处。

(二)分级诊疗运行模式

患者就诊历程可从任何地方的门诊部门开始,可在全科医生或专科医生诊所。患者可通过与医生预约后接受服务或直接到其诊所等待接受服务。若患者病情有需要,门诊医师会将患者转到另一名专科门诊医生处接受进一步的诊断,也可在没有转诊的情况下直接到另一个门诊医生处就诊。如果门诊医生认为病人需要进行住院治疗,医生会给患者开具转诊证明,上面记录着住院理由及最后的检查结果。患者携带转诊证明到医院进行进一步诊断与治疗,通常患者会在当天(或一天后)入院。入院时,患者很可能再次接受诊断和检查。患者治疗结束后,医院会寄给转诊医生反馈信,反馈信通常包括两部分:手写的出院说明(主要是关于诊断和进一步治疗的内容,因为患者出院后,医院不再向其提供药品),以及一份比较长而详细的文件。

（三）卫生筹资与支付方式

1. 筹资

德国卫生保健筹资的重点是疾病基金，具有复杂的行政结构，在联邦政府、各州、地方政府的下级区域、雇主和雇员之间权利共享。传统上，雇主和雇员之间平等筹资，虽然有0.9%上限的雇员额外缴款和雇主出资，但平等分担筹资的概念已经不复存在。在更广泛的社会福利制度中，德国人参加社会医疗保险、养老金、长期照护保险和工人补偿金，该系统资金来自每月雇员和雇主缴纳的工资扣款。

联邦制度允许疾病基金、医院协会、医疗行业、州政府和其他卫生服务提供者行政独立。为了达到控制整体成本的目的，政府通过颁布法律法规越来越多地参与成本控制，德国联邦政府已经颁布了几项措施来减少赤字。维持人口健康是各州的责任，但强制性的医疗保险和医院筹资由联邦法律控制。医院提供的医疗服务由各个医院、疾病基金、区级医院协会和地方政府共同管理。虽然疾病基金承担了运营成本，医院规划和资本投资的权力仍属于各州；不过，疾病基金对医院管理以及医疗服务的规划和使用的影响有限。

卫生系统的流动诊疗部门或"门诊部"由医生协会和疾病基金管理。参加医疗保险是所有居民的义务。强制参保的疾病基金之间存在竞争，参保者可在不同的基金中进行选择。医疗保险是通过基于工资收缴的保险费来实现的。该系统为"现收现付"，因此未建立储备金，筹资受经济条件影响，国家目标是在医疗支出的增长与工资的增长之间保持稳定的关系。

2. 支付

德国医疗保险由法定医疗保险和私人医疗保险两大部分组成，医疗保险费用实行的是复合式支付方式。门诊服务实行点数法支付方式，住院服务实行德国疾病诊断相关分组（German Diagnosis Related Groups，G-DRGs）支付方式。G-DRGs付费制度在一定程度上降低了供给诱导需求，医院会尽量缩短患者住院时间，降低医疗费用，减轻患者医疗负担。医院会及时将病情稳定的病人转至诊所或护理机构进行后继康复治疗，实现患者向下分流，提高医疗资源效益。根据德国的《医疗保险法》，疾病基金福利包括门诊、住院、预防保健和筛查计划；物理治疗、生育和预防保健；医生处方药品、计划生育、康复、配镜、医疗器械。与这些综合福利相关的是费用分担的要求或共同付费。成本分摊包括药物和住院费用。费用分担限于家庭收入的2%。医生价目表是全国统一设定的。通过使用价目表和"转换"因素（即"按项目付费"系统），医生就可以根据其为患者提供的服务收费。

三、经验启示

（一）协调医疗联合体内分工协作机制

医疗联合体建设有助于破解无序就医乱象，助力分级诊疗的实现。德国通过建立疾病管理方案，来协调各级医疗机构诊疗内容，构建医疗机构分工协作机制。借鉴德国经验，可根据疾病治疗难度对疾病进行分级，将疾病分级和医院等级相关联，明确各级医疗机构职能范围，并制定明确的转诊标准和接诊路径，实现医疗联合体内各级医疗机构间信息共享，通过信息共享实现智能诊疗、建立患者健康管理体系。上级医疗机构可通过远程医疗等智能技术手段向基层医疗卫生机构提供医疗服务，基层患者无须去大医院也能享受优质的诊疗服务，缓解上级医疗机构就诊压力。将上下级医疗机构之间转诊率纳入绩效考核标准中，改变各级医疗机构间竞争关系，推动医联体建设。

（二）强化基层医疗服务机构建设

规范的全科医生培养和管理制度保障了全科医生技术水平和服务质量，居民可获得优质的基层医疗卫生服务。德国合理就医秩序和格局的建立离不开一批能提供优质高效医疗服务的全科医师队伍。德国全科医生培养由三个阶段构成：第一阶段是在学校接受6年的基本教育培养，在此期间学生须接受3次严格的国家医师资格考试，只有考核合格毕业才能取得医学硕士学位；第二阶段是毕业后医学教育培养，包括18个月的医院培训和3年的全科诊所培训，通过考核方可授予全科医师证书；第三阶段是终身继续医学教育培养，即全科医生每年须完成规定的继续医学家教育课程并取得相应学分。借鉴德国全科医生培养经验，通过制定相关政策，制定严格的规范和程序，加大医学院校对全科医学生的培养支持力度，扩大全科医学生比例，加强全科医学生理论与实践相结合的技能培训，为基层医疗机构培养全科医学人才，加强基层全科医师队伍建设。

（三）健全家庭医生签约服务

家庭医生处在分级诊疗体系最基础环节，是助力基层首诊制度落地的有效载体。在德国，家庭医生很受人尊重，居民十分信任家庭医生，使得居民患病时会首先到家庭医生处就诊，签约家庭医生服务积极性高。借鉴德国家庭医生签约服务经验，首先，向居民普及家庭医生概念，使签约对象认识到签约家庭医生不仅可以节省时间，还能减轻家庭经济负担。其次，提高家庭医生服务质量，为签约居民提供持续有效的、个性化的医疗服务。此外，对签约家庭医生服务的居民提供更多优惠服务，提高家庭医生"吸引力"，引导人们改变传统诊疗观念和行为，有效发挥家庭医生在分级诊疗中的重要推动作用。

（四）优化医疗保险差异化支付政策

医疗保险制度是调节医疗服务行为，提高卫生资源配置效率的重要杠杆，对促进分级诊疗至关重要。德国医疗保险覆盖全体合法公民，且满足不同经济能力公民的医疗保险需求，是世界上医疗保险发展最为健全的国家之一。德国医疗保险报销制度对于直接在基层首诊或者由基层医疗机构转诊至大医院，再由大医院转回基层做康复治疗的患者，提高报销比例。若医院直接接诊病人，病人所有医疗费用将由医院承担，疾病基金不支付病人任何医疗费用。若社区医院医生将能够治疗的患者直接转诊至医院，疾病基金会对社区医生减少拨款或做降级处理。有效的惩罚措施推动患者合理分流，建立良好的就医秩序。通过完善医疗保险差异化支付政策，有效发挥医疗保险政策的市场调节作用，培养患者良好就医习惯和各级医疗机构诊疗习惯，实现分级诊疗。

第四章　医疗服务体系与分级诊疗

分级诊疗是根据疾病的轻重缓急和治疗的难易程度进行分级，不同级别的医疗机构承担不同疾病的治疗。各类医疗机构均应明确在分级诊疗体系中所处的层次、作用以及在连续型诊疗实践中承担的具体任务。"层次"不仅指医疗机构的纵向定级，更重要的是其在疾病不同阶段的诊疗职责，强调横向的专业分工。本章在分析分级医疗服务体系现状的基础之上，进一步从微观层面入手，通过相关分析找出患者就医选择的影响因素，从而更清楚地反映出分级诊疗目前的"病症"，有利于政府"对症下药"，推行更加具体化、切合实际情况、满足人民实际需求的完善的分级诊疗制度。

第一节　分级医疗服务体系的发展演变

一、计划经济时期的初步建立阶段（1949—1979）

计划经济时期，各级、各类医疗机构不以营利为目的，将努力提高公众健康水平为服务目标且定位明确。在农村地区强调基层医疗卫生机构的建设和农村医疗服务体系的建设。城市地区形成了市、区两级医院和街道卫生院组成的三级医疗服务及卫生防疫体系，农村地区形成了以县医院为首、以乡（镇）卫生院为枢纽、以村卫生室为基础的三级医疗预防保健网络。总体来看，在计划经济时期医疗服务体系主要根据分级诊疗制度的概念布局，各级医疗机构的功能定位十分明确。城镇劳保医疗和公费医疗实行"分级就医转诊制度"，基层医疗卫生机构有效地发挥"守门人"的职责。农村医生作为"守门人",提供便利、价廉的初级医疗服务。计划经济时期的分级诊疗格局初步建立,中国医疗系统以较少的资源消耗取得了较优的健康产出,受到了世界卫生组织的赞誉。

二、改革开放以后的初步探索阶段(1980—1996)

改革开放后,市场经济思维和机制延伸到了卫生领域,政府对医疗服务系统的作用力度显著下降。全国二级及以上公立医院不断扩张规模,诊疗范围由专科疾病、疑难杂症拓宽至常见病、多发病,分级诊疗服务和分级诊疗的就医机构定位模糊,初步建立的分级诊疗格局被打破,人民群众初步形成的"首诊"和"转诊"的就医观念开始变得混乱。在随后的20年中,二级及以上的大医院"全能化"问题日益突出,三级医院对基层医疗卫生机构产生了很强的服务挤出效应,大量患者集中在大医院需求诊疗服务,但事实上,三级医疗机构提供的服务中,60%~80%可由基层医疗卫生机构完成,造成医疗资源的巨大浪费。"看病贵、看病难"现象成为社会舆论的焦点话题。

三、医疗保险制度改革的发展阶段(1997—2008)

这一时期,出现了中国医改最显著性的成就,即中国政府逐步建立起覆盖全民的社会基本医疗保障体系。然而,社会基本医疗保障制度的设计显然忽视了医疗保障制度对医疗服务系统的引导作用,这就造成了它与相应的强制性的基层"守门人"政策未能配套。纵观世界各主要国家的卫生改革,医疗保障制度均对医疗服务的有序提供与利用进行了明确的规制,在这一阶段医疗机构明确服务范围和患者合理转诊是最基本的要求。这一时期,医疗保障制度刺激医疗需求伴随着患者的无序流动,医疗资源分级配置及分级利用的"倒金字塔"问题空前严峻。

四、新医改启动以来的完善阶段(2009年至今)

2009年之后,中央和地方卫生政策制定者均意识到,只依靠不断增加政府财政投入并不能使中国医改取得预期目标,其主要原因在于医疗卫生服务缺乏明确的分级以及患者进行的无序流动将造成越来越大的浪费。因此,一些省市结合公立医院改革进行分级诊疗的尝试,分级诊疗逐渐作为医改中的一项重要内容并开始试点推动。经过多年的探索,截至 2016 年,国务院办公厅《关于印发深化医药卫生体制改革 2016 年重点工作任务的通知》(国办发〔2016〕26 号)指出,构建分级诊疗体系应从四方面着手:加快开展分级诊疗试点,扩大家庭医生签约服务范围,提升基层服务能力,完善配套政策。这一阶段,中央政府层面推进分级诊疗政策力度强劲,表现出极大的政治决心,加强基层医疗服务建设,多措施协同推进,落实基层首诊和双向转诊成为改革的主要思路。

第二节 分级医疗服务体系的现状分析

一、分级诊疗对医疗服务体系的基本要求

(一)完整的医疗服务体系

如果想要顺利落实分级诊疗制度,一个国家或者省市及某个区域都必须首先形成一个完整的医疗服务体系。在现阶段社会中,各个医疗卫生服务机构的功能都有不同,形成了分化。在全球范围内来看,医疗卫生服务机构一般划分为专业公共卫生机构、初级卫生保健机构、大型医院和康复治疗机构这四大类。因此每个完整的医疗服务体系必须包括这四大类机构,否则无法有效解决公民的健康问题,保障公民的身体健康。

(二)强有力的医疗服务体系

我们知道分级诊疗制度的突出特征是基层首诊,如果想要较好地实现这个目标,那么就必须有一个强有力的基层医疗服务体系,否则将患者留在基层会有很大的难度,即使强制实施,也会使分级诊疗流于形式。凡是分级诊疗做得好的国家,基本上都有一个强大的基层医疗服务体系,如英国的全科医生体系就是典范。强大的基层医疗服务体系不仅需要较好的卫生资源配置,更重要的是要拥有高质

分级诊疗制度优化研究

量的基层卫生人力资源，有高素养高能力的医疗人员也是必不可少的，同时要有良好的激励机制相配合，共同组成一个强有力的医疗服务体系。

（三）不同层级、类型机构之间形成良好的协作关系

分级诊疗制度的最终目的并不是"分"，而是通过"分"来促进卫生资源的更有效利用，提高卫生服务资源的利用效率，为患者提供连续性更强、可及性更好、质量更高、资源更充足的一体化卫生服务。因此，不同层级、不同类型的医疗卫生服务机构需要在各司其职的基础上，以人为本，在双向转诊、连续治疗、信息共享等方面形成良好的配合协作关系。

二、分级医疗服务体系的现状分析

分级诊疗制度既可以促进合理配置区域内有限的医疗资源与服务，又能够提高区域内医疗资源的利用率。因此，利用对医疗服务体系的研究可以反映出我国分级诊疗制度的实施效果。本章采用《中国统计年鉴2016—2018》《中国卫生健康统计年鉴2019》《中国卫生健康统计年鉴2020》《2020年我国卫生健康事业发展统计公报》发布的相关数据，从医疗资源分级配置、医疗资源分级利用两方面进行分析，从而得出我国分级诊疗制度的实施效果。

（一）医疗资源分级配置分析

1. 医疗机构数量情况

全国医疗机构的数量可以体现国家宏观上的医疗卫生情况。2015—2020年，全国医疗机构总数从2015年的983528个增长到2020年的1022922个，总增长率为4.01%。其中，医院的数量增加了7807个，增长率为28.30%；基层医疗卫生机构的数量增加了49266个，增长率为5.35%。在绝对数量方面，医院、基层医疗卫生机构都有所增长，但从增长率的角度来进行分析，医院数量的总增长率是基层医疗卫生机构的总增长率的5.3倍以上，差距相对于分级诊疗制度实施前期有所缩小，但仍有差距。同时这也从侧面反映出患者的需求情况：患者对医院

的医疗需求较高且增长迅速,对基层医疗卫生机构的医疗需求增长较慢。但对于前期差距更大的时候,分级诊疗制度发挥了一定的作用,减少了一定的差距。也说明目前虽然在国家财政的支持下,基层医疗卫生机构数量有所增加,但总体来看,全国医疗资源的配置仍然是向医院倾斜的。见表4-1。

表4-1 2015—2020年全国医疗机构数量(单位:个)

类型	2015年	2016年	2017年	2018年	2019年	2020年
医院	27587	29140	31056	33009	34354	35394
基层医疗卫生机构	920770	926518	933024	943639	954390	970036
其他卫生机构	35171	27736	22569	20785	18835	17492
合计	983528	983394	986649	997433	1007579	1022922

再看同比增长率情况:2016年医院数量的同比增长率为5.63%,2017年同比增长率增长为这一阶段的最大值6.58%。从2018年开始同比增长率开始呈现下降趋势,2019年的下降趋势最大,到2020年还在持续下降,已经下降到该阶段的最低值3.03%,说明医院数量每年都在增长,增长速度逐年递减,但是总体来看增长率还是大于基层医疗卫生机构的增长率。2015—2020年基层医疗卫生机构的同比增长率是逐年增加的,2015年基层医疗卫生机构数量的同比增长率为0.62%,是该阶段的最低增长率,从2015年开始,每年都在增加,最终增长到2020年的1.64%。总体看来,医院数量增长较快的同时,基层医疗卫生机构数量增长缓慢。但同时我们明显地可以看到双方正在向中间靠拢,努力缩小增长差距。见图4-1。

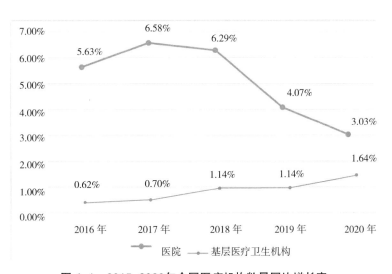

图4-1 2015-2020年全国医疗机构数量同比增长率

分级诊疗制度优化研究

2. 床位分级配置情况

床位数是衡量医疗机构规模的重要指标之一。2015—2020年，全国医疗机构的床位数从2015年的701.52万张增长到2020年的910.1万张，总增长率为29.73%。其中，医院的床位数总增长率为33.77%；基层医疗卫生机构床位数总增长率为16.64%。在床位绝对数量方面，医院、基层医疗卫生机构都呈现增长的趋势，但是医院床位的增长速度远高于基层医疗卫生机构，说明总体上全国对医院的床位投入较大，医院在床位资源的分配中占有优势。医院的数量比基层医疗卫生机构少，但床位数多且增速快；反观基层医疗卫生机构，虽数量多但床位数少且增长较慢，这种情况显然并不利于分级诊疗的实施。见表4-2。

表4-2 2015—2020年床位数量（单位：万张）

类型	2015年	2016年	2017年	2018年	2019年	2020年
医院	533.06	568.89	612.05	651.97	686.65	713.1
基层医疗卫生机构	141.38	144.19	152.85	158.36	163.11	164.9
其他卫生机构	27.08	27.97	29.13	30.08	30.94	32.1
合计	701.52	741.05	794.03	840.41	880.7	910.1

再对同比增长率进行分析：2016年医院床位数量的同比增长率为6.72%，2017年增长至这一阶段的最大值7.59%，之后开始逐年下降，到2020年下降至本阶段的最低值3.85%。2016年基层医疗卫生机构床位数量的同比增长率为1.99%，2017年迅速增长至6.01%，2018年、2019年的同比增长率分别为3.60%、3.00%，呈下降趋势但较缓慢，2020年同比增长率为1.10%，还呈下降趋势且下

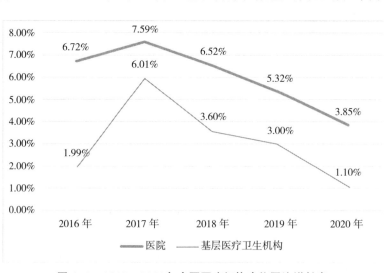

图4-2 2015—2020年全国医疗机构床位同比增长率

降程度增大。这表明基层医疗卫生机构的床位配置仍有不足，但其与医院的差距正在缩小。但2017年之后，基层医疗卫生机构的床位配置情况明显看出有所滞后，虽然有所增长，但增长缓慢。见图4-2。

3. 卫生人员分级配置情况

卫生人员是医疗卫生领域十分重要的人力资源，卫生人员数量是判断医疗机构服务能力的重要指标。2015—2020年，全国的卫生人员数量从2015年的10693881人增长到2020年的13475000人，总增长率为26.01%。其中，卫生技术人员总增长率为33.35%，乡村医生和卫生员总增长率为-23.22%，是负值，所以说数量是减少的。我们可以看到，卫生技术人员是有所增长的，乡村医生和卫生员的数量是减少的，全国卫生人员的配置仍偏向医院。但从总体来看，全国卫生人员数量是增加的，说明之前的一些乡村医生、赤脚医生提升自己的技术，成长为卫生技术人员，才使得乡村医生和卫生员的数量减少，这样来看是好事，提升了基层医疗卫生服务机构的医疗水平，有利于基层医疗卫生机构完成为患者进行首诊的任务。见表4-3。

表4-3 2015—2020年全国卫生人员数量（单位：人）

类型	2015年	2016年	2017年	2018年	2019年	2020年
卫生技术人员	8007537	8454403	8988230	9529179	10154010	10678000
乡村医生和卫生员	1031525	1000324	968611	907098	842302	792000
其他技术人员、管理人员等	1654819	1718218	1792131	1864048	1932023	2005000
合计	10693881	11172945	11748972	12300325	12928335	13475000

再看同比增长率：2016年卫生技术人员数量的同比增长率为5.58%，2017年同比增长率上升为6.31%，2018年同比增长率呈下降趋势，降至6.02%；2019年同比增长率上升为6.56%，2020年同比增长率又开始下降，且下降幅度增大，降至本阶段的最小值5.16%；2016年乡村医生和卫生员数量的同比增长率为-3.02%，2017年同比增长率为-3.17%，数量下降较为缓慢，2018年、2019年同比增长率分别为-6.35%、-7.14%。我们可以看出是持续下降的，且下降趋势很大，下降迅速。2020年同比增长率为-5.97%，下降趋势回转了一些，下降较为缓慢些，但总体数量还是减少的。我们可以总结出卫生技术人员增长趋于稳定，保持在一个增长水平上，但乡村医生和卫生员的数量持续下降，且2018年

和 2019 年下降得尤为迅速，预测此后两者间差距逐渐缩小，但到 2020 年两者间的差距仍然是存在的。见图 4-3。

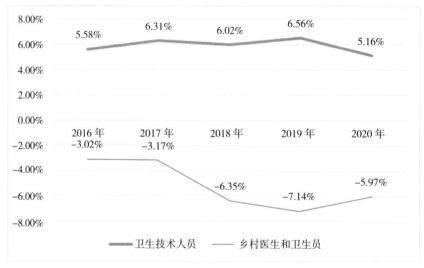

图 4-3　2015—2020 年全国卫生人员同比增长率

（二）医疗资源分级利用分析

1. 床位分级利用情况

病床使用率是衡量床位利用情况的主要指标。由于还未获得 2021 年统计年鉴，所以缺少 2020 年全国医疗机构病床使用率数据，这里只分析了 2015—2019 年的病床使用率数据。2015 年，医院的病床使用率为 85.40%，之后开始逐年降低，2019 年降至 83.55%；基层医疗卫生机构的病床使用率在 2017—2019 年时有轻微起伏，2015—2017 年的总体变化趋势较为平缓。2015 年基层医疗卫生机构的病床使用率为 59.10%，2016 年和 2017 年病床使用率在稳定增长，到 2017 年时增长至本阶段的最大值 60.30%，再之后的 2018 年和 2019 年开始下降，且下降幅度较大。2018 年时的病床使用率已经低于 2015 年时的病床使用率。由此可见，虽然医院病床的使用率在 2015—2019 年呈下降趋势，但是其与基层医疗卫生机构病床使用率的差值并没有显著缩小，2019 年两者间差值为 27.25%，差距仍较大。由此可见，在医院床位数增速明显快于基层医疗卫生机构的情况下，医院的床位仍较为紧张，而基层医疗卫生机构的床位却并未得到充分利用，尤其是 2017 年之后基层医疗卫生机构的病床使用率竟然有大幅度下降，使基层的资源无法得到充分利用。这也充分显示出分级诊疗并未达到政府所预期的效果。见表 4-4。

表 4-4　2015—2019 年全国医疗机构病床使用率

类型	2015 年	2016 年	2017 年	2018 年	2019 年
医院	85.40%	85.30%	85.00%	84.20%	83.55%
基层医疗卫生机构	59.10%	59.70%	60.30%	58.40%	56.30%
合计	144.50%	145.00%	145.30%	142.60%	139.85%

2. 诊疗服务分级利用情况

2015—2020 年，全国医疗机构总诊疗人次数从 2015 年的 76.93 亿人次增加到 2020 年的 77.4 亿人次，总增长率为 0.61%。其中，医院的诊疗人次总增长率为 7.66%，基层医疗卫生机构的诊疗人次总增长率为 -5.11%。基层医疗卫生机构诊疗人次的增长率是负值，诊疗人次是逐渐减少的，反而医院诊疗人次的增长率是正值，可见患者对基层医疗卫生机构的诊疗服务利用增长远低于医院。见表 4-5。

表 4-5　2015—2020 年诊疗人次数（单位：万人次）

类型	2015 年	2016 年	2017 年	2018 年	2019 年	2020 年
医院	308364.1	326955.9	343892.1	357737.5	384240.5	332000.0
基层医疗卫生机构	434192.7	436663.3	442891.6	440632.0	453087.1	412000.0
其他卫生机构	26785.7	26550.8	31527.3	32432.2	34659.7	30000.0
合计	769342.5	793170.0	818311.0	830801.7	871987.3	774000.0

再看同比增长率：2016 年医院诊疗人次同比增长率为 6.03%，之后连续两年下降，2017 年、2018 年下降为 5.18%、4.03%。2019 年回升至 7.41%，2020 年迅速下降到 -13.60%，表明医院诊疗人次明显下降；2016 年基层医疗卫生机构诊疗人次的同比增长率为 0.57%，2017 年上升至 1.43%，2018 年基层医疗卫生机构诊疗人次减少，同比增长率下降至 -0.51%，2019 年开始回升，诊疗人次同比增长率升至 2.83%。到 2020 年基层医疗卫生机构和医院一样迅速下降，下降至 -0.97%。由于新冠疫情的影响，居民积极响应"足不出户"的政策，因此使医院和基层医疗卫生机构的诊疗人次同比增长率都迅速降低。2015—2019 年基层医疗卫生机

构诊疗人次数的同比增长率一直低于医院,但在 2020 年基层医疗卫生机构诊疗人次数的同比增长率高于医院了。见图 4-4。

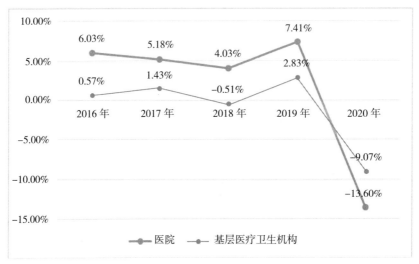

图 4-4　2015—2020 年全国医疗机构诊疗人次同比增长率

从诊疗人次占比的变化情况可以更加清晰地看出患者对各类医疗机构的利用倾向。2015 年医院诊疗人次占比为 40.08%,之后稳步上升,到 2019 年达到 44.06%,到 2020 年开始有所下降,下降至 42.89%;2015 年基层医疗卫生机构诊疗人次占比为 56.44%,之后便呈下降趋势,到 2019 年降至 51.96%,到 2020 年有所回升,回升至 53.23%。虽然整体来看,基层医疗卫生机构诊疗人次的占比都是高于医院的,但考虑到基层医疗卫生机构和医院数量的差距,此比例并不能说明患者更倾向于利用基层医疗卫生机构。另外,在医院诊疗人次占比稳步上升的同时,基层医疗卫生机构诊疗人次占比持续下降,反映出患者更倾向于医院而非基层医疗卫生机构,2020 年比例又有所拉开,也大概是受新冠疫情的影响,人们往往不会选择去大医院就诊,才使基层医疗卫生服务机构的诊疗人次占比升高。见图 4-5。

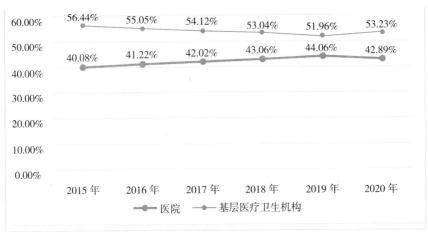

图 4-5 2015—2020 年全国医疗机构诊疗人次占比

3. 住院人数情况

2015—2020 年，全国医疗机构入院人数从 2015 年的 2.11 亿人增加到 2020 年的 2.30 亿人，总增长率为 9.31%。其中，医院的入院人数增加了 2265 万人，增长率为 14.08%；基层医疗卫生机构的入院人数减少了 329 万人，增长率为 -8.15%。总体来看，医院的入院人数有所增加；基层医疗卫生机构的入院人数是减少的，表明患者对医院的住院服务的需求有所增加，但对基层医疗卫生机构的需求是减少的。但不论是从数量还是增长率的角度分析，基层医疗卫生机构与医院仍有较大差距。见表 4-6。

表 4-6 2015—2020 年全国医疗机构入院人数分级情况（单位：万人次）

类型	2015 年	2016 年	2017 年	2018 年	2019 年	2020 年
医院	16087	17528	18915	20017	21183	18352
基层医疗卫生机构	4036	4165	4450	4376	4295	3707
其他卫生机构	930	1035	1071	1060	1118	954
合计	21053	22728	24436	25453	26596	23013

再看同比增长率：2016 年医院入院人数的同比增长率为 8.96%，2017 年、2018 年稳定下降，2018 年同比增长率降至 5.83%。在 2019 年医院入院人数的同

分级诊疗制度优化研究

比增长率没有变化，还是 5.83%，2020 年迅速降至 –13.36%；基层医疗卫生机构入院人数的同比增长率在 2016 年为 3.20%，2017 年有所上升，上升至 6.84%，2018 年的同比增长率明显下降，降至 –1.66%。2019 年入院人数的同比增长率是下降的，但下降幅度甚微，仅为 –1.85%。到 2020 年基层医疗卫生机构入院人数的同比增长率迅速下降，降至 –13.69%。医院入院人数同比增长率有所波动，但整体看来，其数值均高于基层医疗卫生机构入院人数同比增长率。见图 4-6。

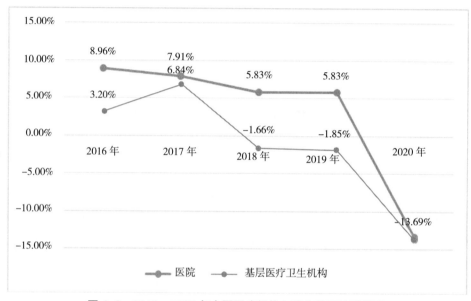

图 4-6　2015—2020 年全国医疗机构入院人数同比增长率

接下来对入院人数占比进行分析，以便于更直观地反映出患者对各类医疗机构住院服务的利用倾向。分析结果表明：2015 年医院入院人数占比 76.41%，之后稳步上升，到 2020 年占比达 79.75%；2015 年基层医疗卫生机构入院人数占比为 19.17%，之后逐年下降，2020 年降至 16.11%。医院、基层医疗卫生机构入院人数占比间的差距非常大，且差距逐年扩大。这一方面说明在住院服务方面，患者更倾向于选择医院，另一方面也反映出分级诊疗在住院服务方面并未达到其预期效果。见图 4-7。

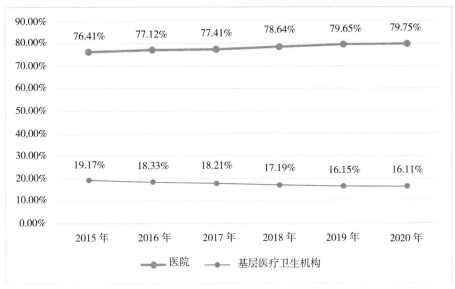

图 4-7　2015—2020 年全国医疗机构入院人数占比

4. 医师工作负荷情况

医师工作负荷情况可通过医师日均担负诊疗人次、医师日均担负住院床日两个指标反映出来。这两个指标不仅能体现医疗机构和医生的诊疗压力，而且可在一定程度上反映患者的就医选择。由于数据来源有限，只找到 2019 年为止的相关数据来进行分析。在全国医疗机构医师日均担负诊疗人次方面，2015—2019 年医院和基层医疗卫生机构的医师日均担负诊疗人次均比较稳定。2015 年医院医师日均担负诊疗人次为 7.3，之后有小幅增减，2019 年人次为 9.4；2015 年基层医疗卫生机构医师日均担负诊疗人次为 10.3，之后先减后增，2019 年的人次为 9.4。基层医疗卫生机构医师日均担负诊疗人次数一直高于医院，且两者间差距较为稳定，显示出在诊疗服务方面，基层医疗卫生机构医师负担较重。这也与基层医疗卫生机构数量多、诊疗人次多但卫生人员数少相符合，再次说明基层医疗卫生机构尚不足以承担首诊的任务。见图 4-8。

分级诊疗制度优化研究

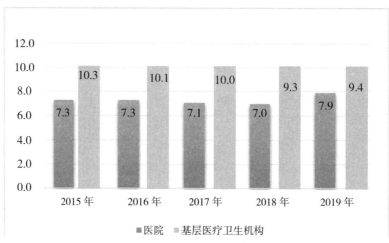

图 4-8　2015—2019 年全国医疗机构医师日均担负诊疗人次

在全国医疗机构医师日均担负住院床日方面，2015—2018 年医院医师日均担负住院床日数均为 2.6，到 2019 年有所下降，下降至 2.5；基层医疗卫生机构医师日均担负住院床日在 2015—2017 年均为 0.8，此后 2018 年为 1.6，2019 年为 1.5。医院医师日均担负住院床日远高于基层医疗卫生机构，一方面说明在住院服务方面医院医师负担重，另一方面反映出在住院服务方面患者更倾向于选择医院。换言之，即使医院人满为患、一床难求，患者仍然愿意选择去医院住院而非基层医疗卫生服务机构。见图 4-9。

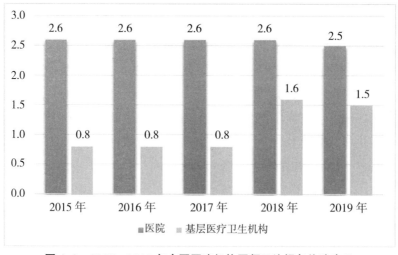

图 4-9　2015—2019 年全国医疗机构医师日均担负住院床日

三、基于患者就医行为状况的分级诊疗分析

患者就医选择情况是分级诊疗阶段性成效最为直观的表现形式之一。依据安德森医疗卫生模型确定研究变量,对直接变量进行赋值处理,对社会资本综合性变量利用熵值法进行测量,从而形成数值型面板数据,借助 Stata14.0 软件进行统计描述、相关性分析和共线性分析,为后续实证分析打好基础。

(一)理论模型与研究假设

国内外学者对患者就医行为的研究非常多,其中最受认可的便是美国学者罗纳德·安德森于 1968 年在他的博士论文中所创建的医疗服务利用行为模型。五十多年来,该模型经历了五次填补与修正,日臻完善,对系统性的分析影响个体医疗卫生服务利用行为的因素、评价医疗卫生服务的可及性等均有重要贡献。

医疗服务质量决定治疗的最终效果,从而影响患者的健康效益大小,即医疗服务质量越高,健康效益越大。因此,若基层医院供给的医疗服务质量得到一定程度的提高,会吸引区域内的患者首选就诊,而基层医院一直分配不到更多、更好的医疗资源,患者还是受质量驱逐到大医院就诊。如此会加深基层医院与大医院之间的差距鸿沟,倾向于选择大医院的患者也会逐渐增加。

假设1:提高基层医疗卫生机构的服务质量,诱导优质医疗资源下沉至基层医院,是解决患者无序就医行为的重要方法。

一般情况下,在大医院就诊的健康收益大于基层医疗卫生机构,患者关注自身健康的程度越高,而身体健康不佳时,就诊后的健康效用增加量越大,患者满意度越高,此时医疗服务水平是影响患者对机构选择的关键因素。

假设2:健康需要的差异性会产生不同的就医选择,健康需要越高,越注重医疗服务质量,就会选择至大医院就医。

假设3:家庭收入越高的患者,越难引导基层首诊。

假设4:控制基层的价格(医疗费用),有利于基层首诊的实现。

假设5:拥有较高的社会资本的患者就医前会利用"人情关系"而获取医疗信息,而不利于引导其至基层就诊。

（二）数据来源、模型构建与变量设定

1. 数据来源。

采用由北京大学中国社会科学调查中心实施的中国家庭追踪调查（China Family Panel Studies，CFPS）数据进行分析。CFPS 是一项全国性、大规模、多学科的社会跟踪调查项目。CFPS 的问卷主要包括社区、家庭、少儿、成人四种类型，CFPS 样本数据覆盖全国范围内 25 个省 / 自治区 / 直辖市，研究对象以家庭为单位，多达 16000 个，该数据库于 2008 年开始在北京展开调查，第二年在上海、广东两地开展，并于 2010 年开展全国范围的正式访问。选取 CFPS 数据库中河北省 2014 年、2016 年和 2018 年三期数据展开研究。按省份进行筛选后，2014 年获得有效样本 2051 个；2016 年采取追踪调查的方式对原样本回访，有效样本量 1998 个；2018 年采取追踪调查的方式对原样本回访，有效样本量 1962 个。考虑到样本在 2014 年、2016 年和 2018 年出现变动，其间均有新样本和旧样本进入和退出调查，出于考察相同患者在 2014—2018 年间就医行为的变化情况，根据调查个体的 ID 进行对应匹配，只保留三期调查中均参与受访的个体；除此之外，对于缺失关键变量、调查数据出现明显异常值的数据给予删除，经过一轮轮筛选后，最终每期样本数为 1837 个，形成面板数据的样本量为 4161 个，样本量满足研究需求。

2. 模型构建与变量设定及测量

（1）模型的构建。在患者对不同治疗方式选择方式不同的因素研究时，Chandra & Steiger 曾引入了患者效用函数，该效用函数具有形式简约、解释力强、应用范围广等特点。在此效用函数的基础上，加上研究的关键变量，构建患者决策模型。患者就医决策实质上就是患者在衡量医疗服务供方因素和自身各种因素之后做出的决策，在实际中供方因素往往是不可兼得的，享受高等医疗服务水平，为之支付的费用也相对增加，患者需要做的就是根据自身情况，权衡效用大小，寻求效用最大化的医疗机构。

我国医疗服务体系由于划分方式不同，医疗服务机构种类繁多，为了简化模型，可以将医疗机构划分为两层：1—基层医疗卫生机构，2—综合/专科医院（后文均简称"大医院"），两种医疗机构选择对应的患者效用模型如下：

第四章 医疗服务体系与分级诊疗

$$U_k(1) = B_1(\sigma_k, q_1) + V(Y_k - \delta_1 P_{k1}) + C(\alpha_{k1}, \varepsilon_{k1}) - T_1 + \theta_{k1} \quad (1)$$

$$U_k(2) = B_2(\sigma_k, q_2) + V(Y_k - \delta_2 P_{k2}) + C(\alpha_{k1}, \varepsilon_{k1}) - T_2 + \theta_{k2} \quad (2)$$

患者就诊后的总效用由健康效用、经济效用、社会资本、时间效用和个体效用五部分构成，患者 k 选择基层医疗卫生机构就诊所获得的总效用是 $U_k(1)$，患者 k 选择大医院就诊所获得的总效用为 $U_k(2)$。其中，健康效用 $B_1(\sigma_k, q_1)$ 受医疗服务质量 q 和患者自评健康状况 σ 的影响。根据就医经验，自身健康状况越差，医疗服务质量越高，就诊之后患者感知的健康效用越大，则对此医疗机构存在就医选择偏好。经济效用 $V(Y_k - \delta_1 P_{k1})$ 表示患者在接受医疗形成支出的经济效用情况，是由家庭收入 Y_k、医疗保险共付率 δ 和医疗总费用 P_k 共同作用的结果，医疗保险共付率和医疗总费用的乘积则是患者要承担的医疗花费，在家庭收入中支出医疗费用之后即是患者治疗后的可支配收入。社会资本根植于社会关系（α）和社会网络（ε）中，具有无形且重要、并可增值的特征。居民所持有的社会资本越高，则在获取信息中会更占有优势，就医感知的满意度也会增加。时间成本 T 是患者因等待而产生的一系列成本，成本作为个体的一种支出，时间成本会削弱感知效用，因此在效用函数中符号为负。具体指交通时间成本、排队成本、等待床位成本等。个体效用误差 θ_k 是除了健康、经济因素以外的其他对医疗机构选择造成偏好的因素，例如专家效应、广告宣传等。

但是模型的提出要基于假设每个个体均是理性经济人，可以依据所拥有的信息结合自身特征，做出最适合的选择。然而，现有医疗服务市场存在医疗市场信息的不对称，患者对自身的疾病情况不能准确地定位，对健康的偏好也存在差异，所以患者个人认为的最优选择与实际最优选择之间存在偏差。

因此，需要在健康效用项前加入个体的健康偏好变量，作为健康效用影响患者医疗机构选择的调节变量 β_k，其取值在 0~1 之间。

$$U_k(1) = \beta_k B_1(\sigma_k, q_1) + V(Y_k - \delta_1 P_{k1}) + C(\alpha_{k1}, \varepsilon_{k1}) - T_1 + \theta_{k1} \quad (3)$$

$$U_k(2) = \beta_k B_2(\sigma_k, q_2) + V(Y_k - \delta_2 P_{k2}) + C(\alpha_{k2}, \varepsilon_{k2}) - T_2 + \theta_{k2} \quad (4)$$

（2）变量选定。从患者就医行为视角入手，为推进河北省分级诊疗制度提供优化策略，使医疗资源得到最大化的利用。基于对现有文献及研究成果的阅读与综述发现：患者的就医行为不仅受到自身特征的影响，还会有社会、环境等各种

分级诊疗制度优化研究

复杂因素综合作用的结果，自身因素特征中包含年龄、教育水平、收入、健康等因素；社会因素则包含政策制度、医疗保险报销政策等。结合CFPS调查数据，具体变量选择情况如下：

① 被解释变量。从需方利用卫生服务的角度开展研究，分析个体特征、医疗行为、医疗结果指标下的变量对患者就医行为的影响。分级诊疗所要实现的目标是患者患病后首选基层医疗卫生机构，然后依据病情有序转诊就医。依据现有CFPS数据库选取问题"一般去哪儿看病"的调查数据作为被解释变量数据，其设置答案包括"综合医院、专科医院、乡镇卫生院、社区卫生服务中心、社区卫生服务站、诊所"，但没有按照等级划分，因此按照医疗机构的实力将综合医院和专科医院看作是拥有优质医疗资源的医院，而其他医疗机构看作是基层医疗卫生机构，将被解释变量"就医选择"视为二分类变量。

② 主要解释变量。依据安德森卫生服务模型选取患者就医行为影响因素，但是我们主要以患者视角探索就医行为的影响因素，而且医疗服务体系、卫生政策等制度因素属于宏观层面且较难衡量。因此重点关注个人特征、医疗行为和医疗结果维度包含的因素对就医行为的影响，分析分级诊疗制度情景特征下各因素对就医行为的影响。

个人特征维度又包含三个层面：倾向特征、使能资源和需求，其中倾向因素包含人口学特征、社会结构特征、健康信念三种变量，根据其各自的内涵意义，结合CFPS数据基础，选取性别、年龄、教育、居住地、婚姻作为人口学属性变量；选取社会资本（社会参与、社会信任、社会网络）、经济社会地位作为社会结构特征；选取认知能力、在线医疗获取信息重要性作为健康信念变量。职能资源层面包含资金和组织两类变量，结合指标内涵及CFPS可得数据，选择家庭人均收入、医疗保险类型、医疗支出作为解释变量。需求维度包含感知需求和评估需求两类指标，从患者角度进行研究，因此只考虑患者感知需求，选择是否患有慢性病和疾病严重程度作为解释变量。基于研究目的，根据医疗行为维度所包含的衡量变量研究患者就医行为，因此只考虑居民的自我保健的健康行为，选取吸烟、饮酒、每周锻炼频次三个变量。根据医疗结果维度包含不同变量指标，结合指标内涵及CFPS可得数据选取自评健康状况和医疗水平满意度两个变量。

为更清晰地探讨不同维度下的影响因素对患者行为的影响，对影响因素按照供需双方进行再次分类。对于影响就医行为的医疗机构的因素包括医疗服务水平、医疗费用和就医的时间成本三大类。而从患者自身角度考虑，其影响因素则包含家庭收入、社会资本以及健康需求。健康需要既包含自我保健（吸烟、饮酒、每周锻炼频次）的需要，也包含疾病治疗、康复的需要。社会资本是人们在社会结构中所处的位置给他们带来的资源、信息。患者支付能力主要涉及家庭人均收入、医疗保险。具体变量的选取和定义见表4-7。

表4-7 变量选取情况

分类	相关变量	衡量因素
供方	质量	基层医院、大医院质量评分；两者质量评价差
	价格	患者自付医疗费用、医疗总费用
	时间成本	居住地；基层医疗机构占比
需方	健康需要	客观：慢性病、疾病严重程度；
		主观：自评健康；认知能力；健康行为——吸烟、喝酒、锻炼频次
	社会资本	社会网络、社会信任、社会参与、社会经济地位
	支付能力	家庭收入、医疗保险

（3）变量定义与测量。计量统计分析基于Stata14.0软件完成，由于Stata软件仅能识别数值型数据，对于定性变量需要进行赋值处理。因变量为就诊医疗机构（基层医疗卫生机构=0，大医院=1）、性别（女=0，男=1），考虑到年龄对就医的影响可能是非线性的，将年龄分为16~30岁、30~45岁、45~60岁、60~75岁以及75岁以上5组进行考察；调查问卷中，关于教育程度的衡量分为小学、初中、高中、职高（技校）、中专、大专、本科、硕士和博士这些层次。由于样本中硕士及以上学历者仅占样本数的0.31%，因此我们将之合并到本科及以上学历中，视本科及以上学历者为高学历者，合并职高、技校和中专学历为一组，最终教育水平分为小学及以下、初中、高中、大专和本科及以上五类，并依次赋值1~5；婚姻（无配偶=0；有配偶=1）；居住地（乡村=0；城镇=1）；就医疗保险类型赋值，未参加任何保险=0，新型农村合作医疗=1，城镇居民医疗保险=2，城镇职工医疗保险=3，公费医疗=4，其他补充保险=5；患有慢性病=1，未患慢性病=0；疾病严重程度从低到高赋值1~3；吸烟/喝酒=1，不吸烟/不喝酒=0；自评健康状况（健康=1，不健康=0）。

微观社会资本在管理学和社会学领域包含不同的内容，现有学者对其测量指标并未达成统一的意见。因此建立起社会网络、社会参与和社会信任3个一级指标，并通过9个二级指标对其进行衡量。

分级诊疗制度优化研究

社会网络中包含3个解释变量。家庭作为社会网络关系中一种基于亲属关系和地理位置的重要组成部分，亲朋好友在生日、婚礼、葬礼和传统节日时互赠礼金，以维持密切的情感联系。年人情礼支出金额越高，表明家庭社交网络越丰富。因此，人情礼支出可以作为社交网络的代理变量之一；互联网的普及加强了亲友之间增进感情的交通成本，大大提高了沟通方面的便利性。手机、互联网等通信成本可以更好地解释家庭成员和亲戚朋友之间的联系程度，因此选取电话、互联网、邮件所花费的电子通信花销来衡量社会网络变量。人缘的好坏，可以体现人脉关系广泛程度，人缘越好，社会网络越广泛，因此选择人缘作为社会网络的代理变量。

社会参与是指家庭成员/个人在政府或组织中的参与程度，社会参与一定程度上反映了家庭/个人的社会政治地位。加入中国共产党成为一名党员可最直接地反映参与政治的积极性，所以我们选取"是否为党员"作为社会参与的主要代理变量；同时家庭中人员在政府机构或事业单位上班能够反映家庭参政的深度，也选取"雇主性质"作为代理变量；社会组织反映了家庭参与集体事务的程度，因此我们将"是否参与协会、行会等组织成员人数"也作为社会参与的代理变量之一。

信任作为一种主观态度，是相互的，具有一定的传递性，个体通过感知对方对自己的信任程度来表达自己的信任，因此可以通过"对邻居的信任""对政府的信任"以及"对医生的信任"来衡量个人的社会信任程度，社会信任有利于群体之间的沟通合作，对各种经济活动有重要的影响。

分析结果的可信度和客观性受到所选计算方法的影响，为了准确客观地进行指标体系的测算，国内外对指标体系的测量已经深入开展，在此采用熵值法构建社会资本指数。

社会资本指数的构建过程如下：

$$x_{ij}* = \frac{x_{ij} - \min(x_{ij})}{\max(x_{ij}) - \min(x_{ij})} \tag{5}$$

第一步，计算熵值：

第四章 医疗服务体系与分级诊疗

$$e_j = -k\sum_{i=1}^{n} p_{ij}\ln(p_{ij}),\text{其中}, \quad k = \frac{1}{\ln(n)}, p_{ij} = \frac{x*_{ij}}{\sum_{i=1}^{n} x*_{ij}} \quad (6)$$

第二步，计算信息熵冗余度：

$$d_j = 1 - e_j \quad (7)$$

第三步，计算指标权重：

$$w_j = \frac{d_j}{\sum_{j=1}^{m} d_j} \quad (8)$$

经计算，各指标的权重见表4-8。

表4-8 各指标权重

二级指标	权重	二级指标	权重
礼金支出	0.0287	是否加入组织	0.1781
人缘	0.2943	对政府信任程度	0.0664
邮电通信费	0.0125	对邻居信任程度	0.0277
是否党员	0.1264	对医生信任程度	0.1420
职业	0.1238		

其中社会网络、社会参与、社会信任三个二级指标的得分分别是：

$$NET_i = 0.0287 x_{i1}* + 0.2943 x_{i2}* + 0.0125 x_{i3}* \quad (9)$$

$$GOV_i = 0.1264 x_{i4}* + 0.1238 x_{i5}* + 0.1781 x_{i6}* \quad (10)$$

$$TRU_i = 0.0664 x_{i7}* + 0.0277 x_{i8}* + 0.1420 x_{i9}* \quad (11)$$

计算各个患者的社会资本综合指数：

$$SC_i = \sum_{j=1}^{m} w_j \times x_{ij}* \quad (12)$$

（三）变量的描述性统计分析

结合理论基础和研究目的在CFPS选取变量数据，为了清晰描述，因此按照二元变量、次序变量和连续变量三种类型的变量进行统计描述。其中二元变量就是非此即彼的"0、1"变量，即如果不能把该种属性归类为这一方的话，那肯定属于另一方；例如性别（男或者女）、居住地（城镇或者乡村）、慢性病（有或者无）、

分级诊疗制度优化研究

是否吸烟、是否是党员、是否加入组织等解释变量。第二种类型就是次序变量，从 1~n 有大小次序之分，但均是整数值，数值越大代表层级越高。所选变量中的质量满意度评分、教育水平、自评健康状况、疾病严重程度、每周锻炼频次等均属于次序变量。最后一种类型是连续变量，即变量的取值不一定是整数，可以连续取值。例如，家庭人均收入、医疗支出、社会资本评分、自付医疗费用、医疗保险报销比例等均属于连续变量。表 4-9 是对三类变量采取的不同方式的统计描述。

表 4-9 二元变量的统计描述

变量		2014 年		2016 年		2018 年	
		人数(人)	占比 %	人数(人)	占比 %	人数(人)	占比 %
因变量	基层医疗机构	1061	76.5	987	71.1	967	69.7
	医院	326	23.5	400	28.9	420	30.3
性别	女	723	52.1	723	52.1	723	52.1
	男	664	47.9	664	47.9	664	47.9
婚姻	无配偶	183	13.2	163	11.8	160	11.5
	有配偶	1204	86.8	1224	88.2	1227	88.5
居住地	农村	816	58.8	795	57.2	783	56.5
	城市	571	41.2	592	42.6	604	43.5
健康状况	健康	1201	86.6	1171	84.5	1134	81.7
	不健康	186	13.4	216	15.5	253	18.3
慢性病		223	16.1	225	16.2	230	16.6
吸烟		356	25.6	362	26.0	389	28.0
饮酒		257	18.5	222	16.0	252	18.1

表 4-9 按照时间趋势对二元变量进行描述统计发现，河北省居民患病后选择高层级医院的人数总体在增加，具体体现在数字上，2014 年选择医院的就诊人数占比为 23.5%，2016 年为 28.9%，2018 年为 30.3%。这一统计结果与统计年鉴结果保持一致。在医院机构数明显少于基层卫生机构数的情况下，仍承担了大部分的就诊患者，表明患者存在盲目就诊倾向。对性别变量进行统计发现，受访者中女性占 52.1%、男性占 47.9%；对是否结婚变量进行统计发现，有配偶的受访者达到了 86% 及以上，且有配偶的受访者呈现逐年增加趋势；对于目前居住地

的调查发现，从 2014 年到 2018 年，农村人口从 816 人降至 783 人，向城市迁移的趋势明显。河北省受访者健康状况显示，自评健康人数在逐年减少，可能存在随着年龄增长带来的健康衰退；慢病患者数量保持增长缓慢，占调查样本的 16% 左右；吸烟的个体按照时间趋势呈现逐年降低，饮酒的个体数量在 2016 年最低，仅占 16%，2014 年最高占比为 18.5%。

表 4-10　次序变量的统计描述　　　　　　单位：%

变量		2014 年		2016 年		2018 年	
		医院	基层	医院	基层	医院	基层
年龄	（16，30）	22.3	23	20.0	20.5	14.8	14.1
	（30，45）	27.7	26.6	26.2	22.2	26.5	25.0
	（45，60）	33.2	31.2	32.5	30.2	33.2	28
	（60，75）	16.2	17.1	19.7	25.3	23.2	29.3
	（75,100）	0.6	2.1	1.4	1.8	2.1	3.4
学历	小学及以下	46.4	34.6	46.8	37.6	46.4	37.3
	初中	33.2	33.4	34.9	27.7	36.0	29.3
	高中/职高	14.8	18.7	13.0	22.7	13.4	22.4
	大专	3.4	7.6	3.2	7.0	2.3	6.4
	本科及以上	2.2	5.4	1.8	4.9	1.5	4.5
严重程度	不严重	75.7	78.4	78.4	72.3	77.4	73.3
	一般	11.4	10.7	11.2	13.8	13.8	14.3
	严重	12.6	10.7	10.4	13.9	8.73	12.3
医疗水平	很不好	1.4	0.7	1.3	1.1	1.3	1.4
	不好	7.1	4.3	4.3	3.0	12.6	6.8
	一般	62.8	39.2	63.8	46.2	33.6	36.7
	好	19.7	40.7	17.7	34.0	40.4	42.6
	很好	8.9	15.1	12.7	15.7	11.8	12.5
锻炼频次	从不	71.3	56.8	59.2	42.8	68.1	49.6
	偶尔	12.8	19.8	18.3	26.5	15.9	23.4
	经常	15.9	23.4	22.5	30.7	16.0	27.0
医疗保险	公费医疗	28	2.0	13	0.9	17	1.2
	城镇职工	113	8.2	127	9.2	154	11.1
	城镇居民	49	3.5	35	2.5	37	2.7
	新农合	1096	79.1	1137	81.8	1096	79
	补充医疗	6	0.4	5	0.4	10	0.7
	以上都没有	95	6.8	70	5.1	73	5.3

表 4-10 反映了模型中的序次变量随时间在两类医院之间的比例变动情况。年龄在 45~60 岁的居民在三期数据中显示更倾向于大医院就医，但呈现下降的趋势；而 60 岁以上的老人则选择基层医疗卫生机构，教育水平在大专及以上的居

分级诊疗制度优化研究

民就医选择大医院呈现下降趋势。非重急患者选择大医院就诊的百分比由2014年的78.44%降至2018年的73.33%，高危疾病患者选择大医院就诊人数百分比呈现增长趋势。对医院的医疗水平评价"很不好"的趋势尚未得到改善，甚至出现了医院差评翻倍增长，评价不好的占比也逐年增加，评价很好的占比呈现下降趋势，对医生的信任程度逐年降低，消耗了患者满意度；基层医疗卫生机构好评在2016年达到最高，其间评价"不好"的情况波动不大。究其原因可能有：一是政府重点关注基层医疗卫生机构的人才配置、诊疗设备以及药品供应等方面，并给予大力扶持；二是仍存在政府财政支持不足以完全扭转基层医疗卫生机构的服务质量不高的局面，患者对基层医疗卫生机构的观念得不到改善，就医过程得不到满足。从2014—2018年锻炼频次来看，居民在逐渐树立健康意识，从不锻炼的个体人数大幅减少，锻炼频次呈增加的趋势。

表4-11　2014年连续变量的统计描述

变量名称	基层医疗机构		医院	
	均值	标准差	均值	标准差
人均家庭收入	11033.42	14721.91	12890.15	12526.94
医疗支出	3418.33	6624.89	4393.16	9969.59
社会参与	0.2237	0.0564	0.2302	0.0592
社会信任	0.0831	0.1048	0.0934	0.1085
社会网络	0.1563	0.0491	0.1522	0.0489
社会资本	0.4631	0.1394	0.4759	0.1407
经济社会地位	2.518	1.0070	2.727	1.0209

表4-12　2016年连续变量的统计描述

变量名称	基层医疗机构		医院	
	均值	标准差	均值	标准差
人均家庭收入	12265.41	11245.43	17258.37	32757.57
医疗支出	4186.97	8056.93	6874.64	16579.02
社会参与	0.1332	0.0495	0.1293	0.0490
社会信任	0.0626	0.0823	0.0874	0.1019
社会网络	0.2255	0.0501	0.2263	0.0566
社会资本	0.4214	0.1085	0.4429	0.1297
经济社会地位	2.354	0.9906	2.425	1.0426

表 4-13　2018 年连续变量的统计描述

变量名称	基层医疗机构		医院	
	均值	标准差	均值	标准差
人均家庭收入	14464.51	28686.63	19914.34	20829.80
医疗支出	4887.40	10505.01	5698.49	13406.34
社会参与	0.0847	0.1089	0.1128	0.1314
社会信任	0.1529	0.0496	0.1534	0.0468
社会网络	0.2127	0.0608	0.2199	0.0558
社会资本	0.4503	0.1391	0.4861	0.1540
经济社会地位	2.970	1.0827	3.027	1.0868

表 4-11、4-12 和 4-13 是对 2014—2018 年连续变量的统计描述，从横截面数据分析结果可以看出：选择基层医院的患者的家庭人均收入明显低于选择医院的患者，患者在基层医疗卫生机构所支付的医疗支出均值均低于大医院医疗支出；选择医院的调查对象社会资本、经济社会地位评分普遍高于基层就诊患者。中国作为传统注重"关系""人情"的国家，社会资本关系会影响就医的选择；选择大医院就诊的患者的社会资本均值为 0.48，高于基层就诊患者 0.45 的社会资本均值。关注时间趋势可以发现：2014—2018 年间，医疗支出、家庭人均收入均呈现不断增加的趋势，这表明河北省经济在不断发展，居民能够且愿意将一部分收入投放在身体健康方面。

（四）变量相关性与共线性分析

1. 变量相关性分析

相关分析是对变量间的相关关系进行探究，根据相关系数的大小和显著性对研究假设进行初步的判断。表 4-13 详细说明了变量间的相关系数大小和显著性。

从表 4-13 中可以看出模型中重要变量之间的相关系数均达到显著水平。就医医院与医疗水平之间的相关系数为 0.174，呈现显著的正相关关系，即患者就医决策受到服务质量的影响，更趋于高服务评分的医疗机构；就医医院与医疗费用相关系数为 0.049，呈现显著的正相关关系，这与经验事实一致，等级越高的医院，医疗费用越高；就医医院与居住地相关系数为 0.214，呈现显著的正相关关系，城市患者明显高于农村患者对大医院医疗资源的可及性；就医医院与社会资本的相关系数为 0.088，呈现显著的正相关关系，表明依然存在"人情关系"

就医情况，不利于医疗公平。就医医院与健康状况相关系数为 –0.030，与疾病严重程度相关系数为 0.052，即健康状况越差，疾病越严重，对医疗服务的需求越高，首选大医院的可能性越大。医疗保险类型与就医行为 0.057，呈现正向相关关系，即城镇职工医疗保险患者倾向大医院，新农合医疗保险患者会选择诊所或者乡镇卫生院。收入与就医行为之间相关系数为 0.053，呈现显著的正相关关系，收入较高的患者注重医疗质量倾向于到大医院就诊。具体结果见表 4-14。

表 4-14 主要变量的相关性分析

类别	医院	医疗水平	医疗费用	居住地	社会资本	健康状况	慢性病	疾病严重程度	医疗保险	收入
医院	1.000									
医疗水平	0.174***	1.000								
医疗费用	0.049***	0.024	1.000							
居住地	0.214***	–0.018	–0.019	1.000						
社会资本	0.088***	0.015	–0.043***	0.133***	1.000					
健康状况	–0.03*	0.212***	0.002	–0.122***	0.050*	1.000				
慢性病	0.036**	0.059***	–0.004	–0.008	0.070*	0.230***	1.000			
疾病严重程度	0.052***	–0.085***	–0.060***	0.146***	0.070***	–0.085***	–0.016	1.00		
医疗保险	0.057***	–0.036***	–0.010	0.150***	0.199***	–0.089***	–0.041***	0.258***	1.00	
收入	0.053***	0.044***	0.050***	0.086***	0.067***	0.009	0.031***	0.057***	0.062***	1.0

注：***，**，* 分别代表在 1%，5%，10% 统计意义上显著。

2. 变量共线性分析

若自变量之间存在多重共线性会导致回归系数估计的不准确性，则运用方差膨胀因子（Variance Inflation Factor，VIF）对所有自变量进行多重共线性检验，研究发现所有自变量的 VIF 值均小于 10,平均 VIF 值为 1.71,不存在多重共线性,因此可以进行回归分析,具体结果见表 4-15。

表 4-15 自变量的共线性分析

变量名称	VIF	1/VIF
性别	1.05	0.9561
婚姻	1.04	0.9634
年龄	1.78	0.5619
学历	1.65	0.6067
居住地	1.16	0.8645
健康状况	1.26	0.7947
慢性病	1.21	0.8245
疾病严重程度	1.34	0.7464
吸烟	3.05	0.3277
饮酒	1.07	0.9306
锻炼频次	1.27	0.7857
医疗水平	1.47	0.7857
医疗费用	1.01	0.9907
社会资本	6.34	0.1577
收入	1.03	0.9752
Mean VIF	1.71	

第三节 医疗服务体系下推进分级诊疗制度的分析与建议

一、推进分级诊疗制度存在的主要问题及原因分析

(一)政府层面

1. 政府对基层医疗卫生机构的投入不足

新一轮医改启动以来,政府投入了大量资金建设基层医疗卫生机构。但是,相对于政府对医院这种医疗机构的投入而言,政府对基层医疗卫生机构的投入仍然比较低。为推行分级诊疗制度,政府赋予基层医疗卫生机构基本医疗服务、疾病预防、健康管理等多重任务,但对基层医疗卫生机构的投入却不及医院。

分级诊疗制度优化研究

2. 医疗保险政策杠杆作用收效甚微，政策导向不得力

医疗保险属于第三方付费范畴，主要从医疗费用支付角度来调控医疗费用、规范就诊行为。在我国的医疗保险制度下，多数患者在接受医疗服务后可获得一定的费用补偿。然而，从对前文 CFPS 数据的分析结果可知，现行的医疗保险制度并不能有效引导患者理性就医，在一定程度上限制了分级诊疗的发展。第一，各级医疗卫生服务机构的医疗保险报销比例没有拉开距离，差别不大，难以调控患者的流向。第二，存在医疗保险报销费用有上限问题，会干扰患者选择就医，不愿意去基层医疗卫生机构。第三，医疗保险制度的起付原则的费用标准阻碍转诊。在现行医疗保险制度下，不同医疗机构在起付线上存在差异，患者在转诊时需要满足新的起付线才能进行报销，这就会使患者存在顾虑，不利于转诊的进行。第四，医疗保险定点单位的分布不合理性，影响分级诊疗制度的实施。

3. 分级诊疗制度宣传不够深入和广泛

任何一项政策的颁布和落实，都离不开广泛并且有效的宣传。要扭转患者和居民现有的就医习惯是一个长期而缓慢的过程，没有深入有效的广泛宣传，这一想法难以实现。只有人们真正理解分级诊疗制度并从内心去接受才可以顺利推行分级诊疗制度。这是推行分级诊疗制度的重要条件。然而，目前的情况是，分级诊疗的优势并没有被广泛宣传，人们对基层首诊、双向转诊等知之甚少，对基层医疗卫生机构预防、医疗、保健、康复、健康教育和计划生育制度的"六位一体"的综合服务功能也不太了解。相关调查显示，仅 16.6% 的受访者非常了解分级诊疗制度，仅 14.0% 的受访者表示所在社区进行过关于分级诊疗的宣传。由此可见，政府在推行分级诊疗的过程中忽视居民这一主体，且未对医院、基层医疗卫生机构在宣传分级诊疗方面进行必要性和强制性的督导，导致分级诊疗知晓率低，不利于分级诊疗制度的有效实施。

（二）医疗机构层面

1. 医疗机构功能定位不清

2015 年，《国务院办公厅关于推进分级诊疗制度建设的指导意见》对各层级医疗机构的功能进行定位：基层医疗卫生机构和护理院、康复医院等负责为诊疗明确且病情稳定的慢性病患者、老年病患者、晚期肿瘤患者等提供医疗服务，县级医院主要负责提供县域内多发病、常见病的诊疗服务以及急危重症患者的抢救和疑难复杂疾病的向上转诊服务。城市二级医院的主要任务是收治三级医院转诊的术后恢复期患者、急性病恢复期患者和危重症稳定期患者；城市三级医院则负责提供疑难复杂疾病和急危重症的诊疗服务。然而，现实情况却与国家规定的目标大相径庭。到目前为止，我国医院与基层医疗卫生机构的医疗服务范围还是呈现包含关系，即基层医疗卫生机构可以提供的医疗服务，医院均可以提供，而基层医疗卫生机构受到其自身条件的限制，仅能提供有限的、质量较低的诊疗服务。倒金字塔式的就诊结构表明了我国的医疗机构功能定位不清。

2. 基层医疗卫生机构设备不足，医护人才供不应求

基层医疗卫生机构全方位的提升，包括软件和硬件方面的完善升级将会大幅度推进分级诊疗制度的落实。但是就目前来看，不管是从软件方面还是硬件方面来看，我国基层医疗卫生机构的能力尚且不足，对于国家规定的目标的实现还有较大的差距。

在硬件方面，基层医疗卫生机构设备不足、就医环境差。基层医疗卫生机构业务环境简陋，设计布局有待提高。基层医疗卫生机构药物配备是以国家基本药物为主，药物品类有限，且用药范围过窄，特别是许多治疗慢性病的药物不在基本药物目录内。这会使一部分患者得不到基本的用药需求的满足，不得不回到大医院需求更好的药物治疗。

在软件方面，基层医疗卫生机构人才稀缺。患者选择医疗机构就医时，最重要的考虑因素就是找一个好医生。卫生人才是医疗服务的基本要素，基层医疗卫生机构需要大量的全科医生，然而，存在工资待遇不高、缺乏编制、不明确的职业前景等原因，导致基层医疗卫生机构对卫生人才的吸引力不足，造成目前基层医疗卫生机构的人力资源呈现老龄化，中青年的骨干医生数量不够，又因为吸引力不足导致后备力量不足，不能及时补充人才，导致基层医疗卫生机构人才匮乏，出现了基层医疗卫生机构的卫生人才存在"招不来，留不住，用不上"的现象。

3. 医疗机构间存在利益冲突

我国不同层级的医疗机构分属不同级别的政府管理。因此，医院和基层医疗

分级诊疗制度优化研究

卫生机构是两个相互独立的利益体,而他们都能够提供医疗服务,提供的服务也是相互交叉的,且各级医疗机构的共同利益不充分,导致各医院之间仍然存在病人资源的竞争。同时医疗联合体内成本分担、利益分享的机制还不健全,并不能起到解决卫生机构间利益冲突问题的效果。

除此之外,自市场化改革后,我国医疗机构都通过自负盈亏的方式来运行,所谓自负盈亏是指从药品器械和医疗服务中获取利润来维持医疗机构的运行和发展。在这种情况下,医院和基层医疗卫生机构都需要接收患者来取得收益,且取得的收益与患者人数呈正相关关系,这就使得医院缺乏分级诊疗与向下转诊的内在动力;与此相反,医院倒更有极大的动力去不断"虹吸"患者,它不按照医学知识与机构功能定位以及这些患者是否应该在医院进行诊疗,都把患者留在医院诊疗。而在基层医疗卫生机构这里,它们由于缺少更好的硬件与软件配置,有时不得不将患者转向医院去进行诊疗。这就形成了上转容易、下转困难的转诊局面。

为了解决医疗机构间的利益冲突问题,部分地区通过行政手段建立医疗联合体等,建立医疗联合体这仅是外在形式的变化,并没有根本性地调整划分医疗服务功能与医疗资源的配置,不同层级的医疗机构之间仍是竞争关系。甚至可能会导致医院的扩张效应,不断"虹吸"病人,使利益冲突更加严重化,所以采取这些措施并不能从根本上解决问题,医疗机构间的利益冲突问题还是存在的。

4. 缺乏医疗服务信息共享平台

各层级医疗机构间的信息共享和分工协作是推行分级诊疗的关键,想要真正实现分工协作和信息共享,重点在基础设备的建立。在信息化方面医院的投入力度较大,发展速度较快,而基层医疗卫生机构则相对较为落后。医疗服务信息系统需要大量物力财力的投入来建立,更需要专业的人才来维护信息系统的正常运营。但就目前来看,我国基层医疗卫生机构的网络设备还不健全,专业人才更是匮乏,因此在医院间建立起为转诊患者服务信息共享平台的道路上困难重重。一般来说,患者的健康档案是由基层医疗卫生机构保存的。但是,在患者由基层医疗卫生机构上转至医院时,因为缺乏医疗服务信息平台,患者的医疗信息很难从基层医疗卫生机构上转至医院。最后的结果是,在基层医疗卫生机构做过的检查,转诊到上级医院后,都要重新再做一遍。这样重复的医疗服务不仅增加了患者的负担，而且使得患者在转诊后不能及时接受后续的治疗，缺乏衔接性与延续性。同样，在患者由上级医院下转至基层医疗卫生机构时，由于两者之间信息共享和互联互通的协作机制还不完善，其医疗信息也并不能通过信息共享平台进行传递，这既耽误基层医疗卫生机构的医生更好地了解患者情况，也不利于实现上级医院医生指导基层医疗卫生机构的诊疗措施，提高基层医疗卫生机构的业务能力。医疗机构间信息不互通，相互分割开来的局面严重影响分级诊疗制度的推行，所以非常需要建立医疗服务信息共享平台来改善此情况去推行分级诊疗制度。

5. 转诊缺乏统一标准

2015年《国务院办公厅关于推进分级诊疗制度建设的指导意见》中提出，要以畅通恢复期、慢性期患者向下转诊渠道为重点，对双向转诊程序进行完善。但是实际操作上存在各级医疗机构缺乏转诊的标准和程序的问题，基层医疗卫生机构由于配套政策的滞后造成接诊积极性不高，不愿承担诊疗风险。由于疾病本身就具有复杂性，我国目前尚未对具体疾病与诊疗科目进行相应的分级，也就是说，没有规定哪种疾病到达某个具体指标的何种水平应该在哪个层级的医疗机构进行治疗，或者各层级的医疗机构应该具备治疗哪种疾病的能力，在医院治疗的患者恢复到何种程度可以向下转诊以及在基层医疗卫生机构治疗的患者病情发展到何种程度需要向上转诊等，双向转诊制度都缺乏统一具体的转诊标准。缺少明确的转诊程序和缺少规章制度的硬性约束，双向转诊完全依据医务人员的主观判断和医疗机构运营情况，这样就会使双向转诊涉及医疗机构和个人存在权力寻租的空间。因此明确疾病转诊标准和程序等规定，能够有效促进双向转诊和逐级转诊工作规范化、高效率化，提高转诊合理率，促进分级诊疗制度的实施。

（三）患者层面

1. 患者就医观念尚未根本转变

我国传统文化充斥着对名人的神化和崇拜，人们普遍存在崇尚名医的思想观念，这种传统观念发展到现代则表现为人们就医看病盲目追求大医院、名专家。群众的这种就诊观念就导致了大医院的拥挤和基层的冷清分化更加严重。并且患者对疾病的复杂性和医学知识的专业性掌握不完全，所以患者对医疗服务基本上没有辨别能力，几乎不具备根据自身病情来选择合适的医疗机构的能力。在患者的思想里面，相对于基层医疗卫生机构，高等级的医院可以为患者提供质量更高、更全面的医疗服务，可以使误诊率更低。在前面对CFPS描述性统计分析中得到选择大医院就诊的患者的社会资本均值为0.48，高于基层医院就诊患者0.45的社会资本均值。因此，为了规避误诊错诊等可能出现的医疗风险，患者在医疗服务消费中存在着较强的"就高不就低"特性，更倾向于前往级别高的医疗机构就诊就医。生命是至关重要的，患者一般都不是以经济角度出发去选择就诊的医疗服务机构的，反而更愿意花费更多去追求更高的医疗服务质量。

2. 医疗资源结构影响患者就医选择

从前文对全国医疗资源分级配置现状的分析得出的数据中，我们可以清晰地看出，虽然在国家的支持下，近年来我国基层医疗卫生机构在数量、卫生人员数量、床位数等方面均有增长，但基层医疗卫生机构所拥有的医疗资源在整个医疗服务体系中仍偏低，绝大部分医疗资源仍集中在医院，无论从数量还是质量上来看，我国医疗资源结构的"倒三角"模式并未得到改变。在这种医疗资源结构下，医院在硬件设备、科研、人力资源等方面都具有优势，对优秀医生自然有着强大的吸引力。对于患者来说，由于市场的信息极度不对称，会使其对基层医疗卫生机构的偏见更加大，从而让医院的医生的光环进一步放大，使患者更倾向于医院的优质卫生资源，这就又使医疗资源结构的"倒三角"配置更加得不到改善。

二、推进分级诊疗制度的政策建议

（一）柔性引导居民转变就医行为，推进基层首诊

1. 将慢性病管理作为突破口推进基层首诊

由本章第二节第三部分的描述性统计分析中可知，是否患有慢性病是影响患者就诊选择的重要因素。在2014年、2016年和2018年，慢性病患者的占比是稳定增长的。在大医院里慢性病患者占比较大的情况下，对慢性病患者进行分类是非常有必要的，需分出部分慢性病患者到基层医疗卫生机构去就诊。基层医疗卫生机构应以慢性病管理作为突破口，积极做好辖区内慢性病患者的管理工作，全

过程跟踪治疗、关怀慢性病患者，提供规范、系统、全面的诊疗服务，让他们意识到分级诊疗在有效控费的同时并不会对他们的个人健康造成损害，不会出现显著降低疾病治疗效果的情况，进而使他们逐渐形成基层首诊习惯，再推及其他居民。

2. 多渠道普及医学基础知识

在前文中的变量描述性统计分析中，从2014-2018年锻炼频次来看，居民在逐渐树立健康意识，从不锻炼的个体人数大幅减少，锻炼频次呈增加的趋势，这是一个非常良好的趋势。患者的就医行为主要取决于他对自己健康状况的看法。大多数患者在就诊过程中往往处于被动接受状态，因为他们缺乏医学的一些基础知识，所以在患病时常常不能准确地意识到自己所患疾病的严重程度，容易对疾病的程度产生误判，所以就诊时就会将大医院作为第一选择。良好的健康知识水平能帮助患者理性接受疾病，并可以科学地判断疾病的严重程度，为患者增加技能，从主观角度上转变就医行为。具体可以采取的措施有在社区、学校等地开展医学基础知识与健康管理讲座以及专家进社区等活动。一方面，政府要引导居民关注健康管理和疾病预防，进而减少或避免不必要的诊疗；另一方面，要对常见病、慢性病预防保健等医学知识进行普及，提高居民的医学素养。

3. 加大分级诊疗宣传力度

由前文调查内容可知，居民对分级诊疗制度的知晓率很低，且患者对分级诊疗的知晓率低原因在于宣传力度不够大。为改变这一现象可以通过平面媒体、电视媒体、网络媒体、微信、广播等多种新旧媒体的渠道向社会大众传播政府关于分级诊疗制度的内容、意义、保障机制等；还可以利用视频、漫画等通俗易懂的宣传形式进入大众视野。同时，在宣传过程中应具有针对性。因为慢性病患者作为突破口的特殊性，在宣传过程中尤其着重考虑年龄、就医时间、是否患有慢性病等因素对患者就医选择的影响，加强对年龄大、就医时间长、患有慢性病等这些重点群体的宣传。

分级诊疗制度优化研究

（二）提高基层医疗卫生机构能力水平推进基层首诊

1. 加强人才培养

阻碍基层医疗卫生机构发展，以及影响患者选择基层卫生服务机构的主要原因之一是基层医务人员业务水平低，医疗人才不足。提高基层医务人员的业务水平以及引进卫生人才的任务迫在眉睫。一方面，全科医生的培养至关重要，全科医生是承接首诊任务的主力军与骨干力量，政府应加大对全科医生的支持力度，可以适当地给予一定的优惠政策，健全全科医生培养制度，通过医学院校、转岗培训培养等多个渠道，着重培养适应基层诊疗需求、"下得去、留得住、用得好"的合格全科医生，并加强包括药剂师、社区护士、康复护理人员、公共卫生人员等在内的全科医生团队建设；另一方面，应该鼓励人才流动，激励有丰富临床经验的医务人员向基层医疗卫生机构流动。此外还可以在大医院建立基层全科医生培训基地、医学院校，让基层全科医生有能够来到大医院进行培训学习的机会，由此逐渐扩大、完善基层医疗队伍，让基层医务人员真正成为居民健康的"守门人"。

2. 改革基层医疗卫生机构的管理机制

目前基层医疗卫生机构存在着非常不合理的一种现象，就是"收支两条线"的管理机制，为推进分级诊疗制度，我们必须对其进行改革。政府应当给予基层医疗卫生机构分配自主权和用人自主权，这样可以更大程度上调动基层医疗人员的积极性。在政策方面，应该给予一定的优惠政策，比如可以适当提高薪酬，提高基层医疗人员的收入水平，优化并建立更完善的薪酬结构，积极启用绩效机制，使薪酬与医疗服务质量直接挂钩。

3. 增加财政投入

一直以来，我国医疗资源的配置呈现"倒三角形"的配置，再加上财政投入又更多地偏向于对医院的投资，而不重视对基层医疗卫生机构的投资，这就更严重阻碍了基层医疗卫生机构的发展，不利于推行分级诊疗制度的基层首诊。要想推行分级诊疗制度，就必须转变医疗的财政投入比例结构，加大财政对基层医疗卫生机构的投入力度，使医疗资源下沉到基层，减少与医院之间的差距。增加财政对基层医疗卫生机构投入的绝对数量,可以使基层医疗卫生机构将更多资金用于配置、更新医疗设施设备,以改善基层就医环境,提高基层医疗服务水平,满足居民基本医疗需求。

(三)理顺各级医疗机构间关系推进双向转诊

1. 明晰各级医疗机构功能定位

基层医疗卫生机构应找准自己的功能定位,各司其职。首先,基层医疗卫生机构应充分利用自己的地理优势,全力发展全科医生,并结合人口老龄化的现实因素与社区居民疾病普查的变化趋势来分析居民医疗需求,向居民提供有效果、有特色、接地气的医疗服务,以低廉的价格、良好的服务态度来提供常见病、慢性病的服务等,还可以用多元化特色医疗服务吸引居民。其次,县级医院等二级医院的优势在于专业水平较高,且与基层关系密切,双向转诊较为方便,因此,二级医院应将工作重心放在一般性疑难复杂疾病的诊治和对基层医疗卫生机构的业务指导上。最后,三级医院相比基层医疗卫生机构和二级医院来说拥有丰富的医疗资源、高端的技术水平、良好的科研条件,应全心投入到发展高精尖的专科医学上,承担起疑难复杂疾病、危重疾病的诊治与科研教育的任务工作。

2. 加强各级医疗机构间沟通,变竞争为分工协作

我们知道各级医疗机构间能够友好交流,共同协作,可以大大推进我国的分级诊疗进程,使患者心中有保障。前文也提到过我国目前的体制环境下,基层医疗卫生机构和医院是两个利益相互独立的个体,两者之间必然存在着利益的竞争。想让医院放弃大把的患者资源,去扶持基层医疗卫生机构,将一些慢性病患者、疾病程度较低的患者下转给基层医疗卫生机构是非常困难的。所以为了均衡各级医疗机构间的利益分配,减少利益冲突,使其由竞争转向分工协作,我们可以借鉴国外的先进经验,去探索创新出新的两者之间的服务模式,比如医疗集团模式。我们可以效仿企业的集团模式,在政府的引领下,各级医疗机构自愿组成一个医疗集团,并在这种模式中引入股份制、利用社会资金办医等新的管理运营机制,让医院与基层医疗卫生机构具有目标一致性、服务连续性,形成一个利益共同体,为集体的利益共同奋斗。

分级诊疗制度优化研究

（四）健全保障机制推进分级诊疗制度的政策实施

1. 制定行之有效的完善的转诊标准

明确疾病的转诊标准和程序，能够有效促进双向转诊和向下或向上转诊工作的规范化、精细化，提高转诊效率，更好地落实双向转诊，推进分级诊疗制度的实施。政府应尽快制定完善的转诊标准。首先，各级政府、卫生行政部门、医疗机构应从医学角度出发，并结合地区的实际情况对疾病转诊标准达成一致，出台统一的转诊标准指导方案。制定收治病种范围，明确转诊患者的各种指标与特征。这一步可以参考美国《疾病诊断治疗分类标准》与北京市《全科医师临床诊疗常规》等。同时，应以患者为中心简化一些不必要的转诊程序，为其转诊提供便利。其次，医疗机构应设立一个专门部门管理双向转诊工作，配备特定人员为患者提供转诊沟通、引导、协调等服务，使转诊更加规范，以提高转诊的可操作性。最后，要制定严格的转诊监管制度。在向上转诊时，基层医疗卫生机构的医生应及时把患者医疗信息通过信息共享平台上传到上级医院，上级医院医生应在规定时间内为患者提供诊疗服务；当患者各项指征符合下转标准时，上级医院医生应按规定及时下转患者，由基层医疗卫生机构为患者提供康复诊疗服务。此外，可以把是否按要求规范转诊这一项指标纳入医院和基层医疗卫生机构的绩效考核体系，通过薪酬福利等方式激励推进转诊走向规范化。

2. 落实医师多点执业制度，使优质的医疗人力资源下放促进基层首诊

关于医师多点执业制度，它算不上是一个新话题，早在2009年国家便出台了相关文件允许医生在两个及以上医疗机构执业。一方面，医师多点执业有利于提高优质医师资源的利用效率；另一方面，优质医师前往基层医疗卫生机构工作，既可以依靠这种名医效应吸引更多患者前往基层医疗卫生机构就诊，又可以指导基层的医师，使基层医疗卫生机构的业务水平、技术能力得到提升。但就目前来看，医师多点执业制度的推行情况并不乐观。因为在现行的编制管理体制下，医师的薪酬福利、保险、科研等基础资源均由医院提供，换句话来说，医院为医师投入了大量的人力、物力、财力，所以医院会想办法限制、阻挠医师进行多点执业。另外，许多医师担心如果进行了多点执业可能会使自己的第一执业地点被边缘化，因此并不想进行多点执业或者进行之后积极性不高。

为推进落实医师多点执业制度，我国可以参照律师的自由执业路径，破除医生和医院的隶属关系，让医生成为社会财富。另外，政府也可鼓励优质医师开办私人诊所，出台相关的激励资助政策，推进医师多点执业制度，使基层医疗卫生机构在充分的竞争中得到发展。

3. 构建医疗服务信息共享平台，使信息透明，促进双向转诊的进行

卫生信息化是推进分级诊疗制度的关键技术支撑。构建一个开放的、先进的、安全的医疗服务信息共享平台可以有效推进双向转诊，对于落实分级诊疗制度具有重要意义。

各级医疗机构应加快建设医疗服务共享平台，让患者在节省候诊时间与医疗费用的同时，在转诊过程中可以得到连续的诊疗服务；让医生在诊疗时能迅速获得患者的医疗信息，做出更加精准、效率更高的诊断；让各级医疗机构间的转诊变得更加通畅，让医疗资源的综合利用率更高，从而实现经济效益、管理效益最大化。

第五章 医疗保险与分级诊疗

医疗保险是引导分级诊疗的调节器,为了适应我国分级诊疗的进程,实行与之相匹配的医疗保险制度是中国新时代新医改的必经之路。本章对医疗保险与分级诊疗之间的关系进行了梳理,并分析医疗保险作为经济杠杆撬动分级诊疗建设的原因,列举在建设过程中取得的许多成效,总结医疗保险在近十几年的分级诊疗建设中的不足与缺陷,找出问题的来源,从供需方及其他方面分析医疗保险对分级诊疗的影响,设立改革总目标与总体思路,围绕医疗保险改革中必须坚持的原则,提出符合我国国情的改革措施,为进一步优化分级诊疗提供理论与实践意义。

第一节 医疗保险与分级诊疗的关系分析

一、医疗保险优化分级诊疗的原理

自新医改以来,关于优化分级诊疗出台的文件众多,2015年《国务院办公厅关于推进分级诊疗制度建设的指导意见》(国办发〔2015〕70号)中明确指出要按照分级诊疗工作要求,及时调整完善医疗保险政策。2016年《关于推进分级诊疗试点工作的通知》(国卫医发〔2016〕45号)中对分级诊疗试点提出要求,包括完善医疗保险支付政策,推进医疗保险支付方式改革,完善绩效工资分配机制。2018年《关于进一步做好分级诊疗制度建设有关重点工作的通知》(国卫医发〔2018〕28号)中指出推进分级诊疗就要完善保障政策,其中就包括各级卫生健康行政部门要积极协调医疗保险部门推进医疗保险支付方式改革。我国第一个针对全民医疗保险的专项五年规划——"十四五"全民医疗保障规划提出，医疗保险需要对分级诊疗、医疗联合体（简称"医联体"）建设进行一定的政策扶持和倾斜。可见，医疗保险在优化分级诊疗过程中起着重要作用。

完善的医疗保障制度是促进分级诊疗制度建设的必备条件。从某种程度上来说，分级诊疗是医疗保险制度实施运用到一定程度后的自然产物，缺少医疗保险的分级诊疗是不可能实现的。推进分级诊疗的目的就是要解决医疗卫生领域最大的矛盾，即个人对生命健康的需求和有限的医疗资源不对等。要解决这一问题，就要同时对供方、需方进行约束。医疗保险作为代替患者向医疗机构及医生支付部分或全部医疗服务费用的第三方，通过建立"守门人"制度提高参保人获得不同类别医疗服务的匹配度，从而有效规范患者就医行为，合理配置医疗资源，促进医疗服务行业良性发展。医疗保险制度借助风险分担机制，可以规避风险、减轻医疗负担，其中是否参加医疗保险、医疗保险类型、报销比例和支付机制对分级诊疗模式下患者就医行为都有一定影响。因此，分级诊疗的实现过程需要完善的医疗保险制度作为有效推力。

具体来说，可以从两方面研究。①从各级医疗机构来说，他们既是医疗卫生服务的提供方，在分级诊疗中起着分流患者的作用，也是医疗保险制约的对象。医疗保险主要通过资金的筹集和分配引导医疗机构建设分级诊疗，包括化解各级机构的利益矛盾，共同提供更优质、更有效率的医疗服务，从而达到社会宏观健康的终极目的。②从患者层面来说，他们是医疗体系的主要建设者，也是医疗保险的保障对象。患者在进行医疗支付时，医疗保险主要通过经济手段控制患者就诊行为，通过设置差异化报销和不同的起付线等补偿方式，给予患者一定的利益刺激，从而让患者自觉有序就诊，减少跨层级就医行为。所以在优化分级诊疗实际过程中，要厘清供需方不同的利益需求，形成有效的利益机制，重构利益格局和激励机制。

二、医疗保险在分级诊疗中的作用

（一）实现医疗资源的有效利用

自从新医改启动以来，我国卫生事业取得了较大发展，但医疗资源不平衡问题仍然突出。一方面,来大城市、大医院就医者居多,二、三级医院人满为患、一床难求,这与基层医疗卫生机构门庭冷落的现象形成鲜明对比,医疗行业形成强者恒强的现象;另一方面,由于待遇水平的差别,上一级医院对下一级医院高水平医务人员的虹吸效应越发明显,最终传导到三级医院使其成为虹吸的最大受益者。这就导致基层不仅没技术,更没高水平医务人员,如此不合理的资源配置必将成为分级诊疗建设的阻碍。医疗保险作为第三方付费者,可以通过发挥自身职能作用,运用政策工具和市场作用,引导优质医疗资源向基层流动,真正做到服务人民群众。

(二)破解"看病难、看病贵"问题

尽管政府响应新医改,加大对医疗服务体系的投入,医疗资源还是有限的。而随着社会经济发展,人们对健康问题越发重视,医疗服务需求持续增长。群众一生病就往大医院就诊的现象突出,导致大医院人满为患,加上大医院成本高,专家多,导致医疗服务收费高于基层医疗卫生机构,两个原因叠加,"看病难、看病贵"问题始终得不到有效解决。从患者角度来说,其是医疗服务的需求方,其行为同时受到医疗保险政策的制约。可以通过科学的医疗保险支付政策发挥杠杆作用,以经济手段约束患者不合理的越级就医和异地就医行为,促使患者分流,降低群众就医成本,有效解决"看病难、看病贵"的问题。

具体来说,医疗保险改革对推进分级诊疗提出的双向转诊具有重要意义。双向转诊指的是对于基层医疗卫生机构,面临对患者初步诊断治疗及处理,当难以对病情做进一步的治疗时,则转向上级医院进行诊疗;对于其他综合型医院,若是发现患者所患为常见病、多发病及慢性病等病症,则转而向下级医疗机构或基层医疗卫生机构进行转诊的统称。一方面,可以合理分流门诊病人,方便居民就诊,居民到大医院看病,不可能对相关医院的特点了解很清楚,而作为基层医疗卫生机构医生则掌握该信息,可根据病人的实际需要进行转诊;另一方面,基层医疗卫生机构能够保证常见病、多发病在基层得到有效和价格低廉的治疗。即使是大病,转到大医院可以免除排队、看病、挂号的烦扰。医疗保险支付方式改革对供需双方的就医行为具有引导和约束作用,因而医疗系统内的双向转诊也会受到影响。何蓓蓓(2021年)对分级诊疗背景下医保支付方式改革对县域医共体的影

响研究发现，医保支付方式改革后，成员单位上转至上级医院的病人例数增长了 26.46%，上级医院下转至成员单位的病人例数增长了 4.62%，差异均具有统计学意义（$P<0.05$）。

（三）实现"强基层"的医改目标

在新医改如此重视基层医疗卫生机构发展的情况下，我国医疗资源供给仍然呈现"倒三角形"错位结构，80%医疗资源集中在城市，其中80%又集中在大中型公立医院。但从需求来看，很大一部分医疗服务需求又集中在农村和基层，是"正三角"需求结构。各级医疗机构间不是分工协作的关系，而是利益竞争的关系，基层竞争力不足导致被挤压，从而难以实现新医改所提出的"强基层"目标。医疗保险尤其是基本医疗保险，坚守"保基本"的定位，聚焦基本医疗需求，致力于用较低的成本购买较好的服务，通过战略性购买机制引导医疗资源合理配置，通过支付制度改革促进基层医疗服务体系高质量建设。

三、医疗保险是撬动分级诊疗的经济杠杆

分级诊疗是为了让不同层级机构明确自己的职责定位，进行合理有序的分工协作而不是对立，从而让患者得到最有效和最佳的医疗服务。医疗保险作为第三方购买者，是站在患者角度，通过报销患者部分或全部的治疗费用，从而减轻医疗负担的政府福利制度。医疗保险撬动分级诊疗，需要通过自身的经济杠杆作用调节医疗机构的诊疗行为和患者就诊行为。随着小康时代的到来，人们对健康的要求越来越高，相应地，患者对医疗服务的要求也更高，大多数人难免存在认大医院、认名医的倾向。目前国内基层医疗卫生机构在医疗服务质量上难以吸引患者就诊，这就需要医疗保险倾斜性地支持基层，达到医患之间的高匹配度。医疗保险主要通过以下两方面助推分级诊疗。

（一）控制报销费用

控制报销费用是医疗保障制度引导患者就医行为的有效经济手段之一。理论上，将医疗保险报销制度向有利于基层医疗卫生机构发展的方向倾斜，以期由此

带动患者向基层就医的热情。报销医疗费用是对患者的一种经济补偿行为,通过控制报销费用,可以在一定程度上约束患者就诊转诊的选择权。因而对引导患者的就医行为具有较强的导向作用。主要包括差异化报销、起付线标准的改变以及转诊的严格规定。①差异化报销,是指不同医疗机构采取不同的报销比例,一般表现为基层医疗卫生机构的报销比例高于二、三级医疗机构。差异化报销是最直接简单的经济利益调节手段,引导患者形成合理就医行为,且能够在一定程度打破上级医疗机构在非疑难杂症治疗上的垄断地位。②起付线标准的改变,具体表现为医疗保险对不同等级医疗机构起付标准实行阶梯式提高,引导患者有序就医,在一定程度上缓解上级医院"住院难"的问题。③转诊的严格规定,对未经基层首诊患者降低其报销比例或不予报销等政策,引导居民形成"小病在基层,大病到医院,康复回社区"的就医格局。以上方法均是通过医疗保险的经济杠杆作用,对需方的不正确就诊行为进行约束,实现医疗资源与服务的有效利用,达到优化分级诊疗的目的。

(二)改革支付方式

医疗保险支付方式在医疗保险制度影响医疗服务提供方面起着重要作用。人们对医疗服务产品的概念往往是"健康"或"康复",即不同医疗机构和医务人员都以健康为目的开展并提供医疗活动和资源,但各个医疗机构提供的具体产品都是门诊、检查、住院等服务,这就造成产品的单一化,这类提供相同或类似产品的提供者极易造成竞争关系,而不是分工协作。作为拥有优质医疗设备和人才的上级医疗机构来说,易造成供方诱导需求,导致医疗资源浪费。且其造成卫生行业垄断的可能性大大增加,这与推进分级诊疗的目的背道而驰。

通过不同的医疗保险支付方式结算医疗机构和医生的报酬,并且将多种支付方式科学合理的组合作为考核医疗服务绩效的标准。例如2017年,国家医疗保险政策正式提出的点数法,其主要应用于住院费用结算,即在为医疗机构住院费用提供的资金总额的控制下,根据疾病的技术含量和复杂程度赋予不同病种(组)不同的权重,年末根据该区域医疗机构实际发生病种及数量计算总分值,再根据各医疗机构所提供服务分值总额来确定分值单价,继而确定各机构结算额。该法在我国发展至今,取得了颇多成效,如能够促进医疗保险基金合理运行、促进医疗质量得到提升、促进医疗资源下沉，实现"强基层"的目的。通过不断改革支付方式来真正实现不同层级机构之间不同职能的有效结合，激励医疗机构间分工协作，促进整合发展。另外，新医改背景下，各地建立紧密型医联体，整合不同服务体系才能实现卫生领域良性合作，而这同样需要深化医疗保险支付方式改革，如实现区域内医联体的打包预付等。

第二节 医疗保险在推进分级诊疗过程中存在的主要问题

一、对需方的价格刺激不够

（一）医疗保险报销差异化作用有限

河北省医疗保险政策规定，省本级基本医疗保险住院起付标准以上，医疗保险统筹基金住院分段报销比例调整为：在职职工在一、二、三级定点医疗机构住院，统筹基金支付额3万元（含）段，政策范围内报销比例为91%、88%、83%；统筹基金支付额3万~7万元（含）段，政策范围内报销比例为93%、90%、85%；统筹基金支付额7万~20万元（含）段，政策范围内报销比例为95%、92%、87%。从数据中可以看出，各级医疗机构在住院报销比例上平均相差3%~5%，差距很小。省城镇职工医疗保险规定，三、二、一级医院报销比例分别为50%、55%、60%，也只有10%的差别。再加上如今政府年年增长的卫生补贴，医疗领域的福利刚性只增不能减，差距很难再拉开。随着人均收入的不断增高，患者从自身健康的角度考虑，对规定的报销比例差距敏感性不高。另外有研究发现，受到个体经济状况、倾向特征和不同等级医疗机构服务质量异质性的影响，单一差异政策作为经济杠杆引导患者合理就医的作用有限。同时，由于医疗服务需求价格缺乏弹性，即居民就医时对医疗服务价格变化不敏感，仅通过差异化的报销比例难以调节病人就诊流向，也难以达到分级诊疗政策目的。

（二）患者在基层就诊意愿也受门诊和住院报销比例差别影响

有研究表明，患者需要到门诊就医时，若对不同医疗机构实行差异报销比例,63.82%的居民会选择去基层就诊;患者需要住院治疗时,若推行差异政策,59.09%居民会倾向于在基层住院。研究结论是无论何种类型医疗保险,门诊差异报销相较住院而言更容易影响参保人的就医选择。而由于目前部分地区的门诊统筹设定最高支付限额比较低,加上大量流动人口异地门诊就医报销手续麻烦甚至不能报销,进一步降低患者在基层就诊的意愿。

二、支付方式未有效激励供方

首先,医疗保险对大医院开展普通门诊服务几乎无制约手段,目前大部分地区仍然实行按项目付费,这种支付方式让开展门诊服务成为大医院获取"利润"的新渠道。其属于非价值驱动型,大医院开展普通门诊服务有很高的利润,在当前市场化机制尚未形成、医生劳务价值得不到真正体现的情况下,可能诱导医疗机构和医生出现"搭售"行为。基本上,在很多发达国家面向初级卫生保健(内含普通门诊)所采用的按人头付费,在中国迟迟无法落地,其根源在于门诊统筹尚未在中国的基本医疗保障体系中落实,这间接地阻碍了"健康守门人"和分级诊疗在中国医疗供给侧的发展。

其次,针对住院服务,在国际上得到普遍采用且形成经验的按疾病诊断组付费(DRG-based payment),在中国历经5~6年的医疗保险付费改革进程中依然处于局部试点的阶段。另外,作为推进分级诊疗的点数法也有其缺陷,是因为病种点数法在我国发展较晚以及等级系数尚难以科学合理地确定,对于一些常见病、多发病等理应在较低级别医院治疗的疾病,部分地区对三级医疗机构的等级系数设置过高,甚至超出合理解释价格的差异范围。同时也存在级别较低的医院被赋予较低的等级系数,甚至在某些疾病上医疗保险基金支付额低于疾病合理的住院治疗费用,造成三级医院虹吸现象严重、基层医疗卫生机构诊疗活动难以开展的现象,不利于分级诊疗总目标实现。

最后,医疗保险只是管理目录内费用,医院有足够的空间提供目录外服务,且有动力收治轻症病人,对医生诱导需求这种错误行为提供了空隙,降低了医疗资源的有效配置。

三、医疗保险机构谈判能力不足

长期以来，我国医疗保险与医疗机构处于不对等地位，且经办机构较为分散，这种分散的管理模式造成了医疗保险与医疗机构间的互动和谈判能力不足，也阻碍了医疗保险对医疗机构的行为控制力。此外，医疗保险与医疗服务供给体系间的利益诉求并不一致。在卫生领域中，医疗服务供给体系与医疗保障体系之间存在的负向结构性摩擦始终未得到有效解决。两者间的负向摩擦源于目标不一致、发展不兼容。医疗机构的目标是供给的数量和利润的最大化，忽视服务成本和实际价值。医疗保险主要负责资金的筹集、管理及使用，确保基金使用安全，而没有将患者合理选择就医行为作为主要目标，二者目的与侧重点不同，所以不会对分级诊疗制度产生直接作用，反而在一定程度上造成医疗服务供给混乱、利用效率低。在现行医疗保险支付制度以单一医疗机构为医疗保险定点支付的制度下，医疗保险对大医院的扩张、医疗人才吸引能力和患者就医选择都难以实现有效影响。如果医疗保险在这场博弈里仅仅充当第三方支付的角色，而疏于探索更有效的协商谈判机制的方式，将难以引导医疗资源朝向均衡配置的格局改变。

四、基层首诊约束措施不到位

根据《全国第六次卫生服务统计调查报告》，截至2018年，我国基层首诊整体比率为50%~60%，远低于世界卫生组织建议的80%。在我国现行医疗保险政策中，多数地方的基层首诊不是强制性的，只是通过报销杠杆实现。基层诊疗报销比例比大医院高，以此鼓励引导患者去基层首诊，实现分级诊疗。目前有少数地区在强制基层首诊方面进行了探索，对于擅自越级转诊的行为不予报销。以广东东莞为例，医疗保险和卫生部门联手努力，要求所有非急诊、非危急重症的患者都前往基层首诊，否则不予报销。在2016年东莞的基层首诊率已达到60%。但由于居民根深蒂固的旧观念，老百姓仍然延续着过去的习惯，即无论得了什么病，都找大医院，认为大医院大病小病都能治，对基层医疗卫生机构的专业能力没有信心。这种强制性的政策，将会增加参保患者的就医负担。单一地拉开报销比例差距的政策简单易行，却很容易被滥用，若出现不可控的情况，在一定程度上侵犯了患者的自由选择权，可能会造成医患关系的恶化，所以其合理性有待商榷。

五、保障重点有偏差

"强基层"作为分级诊疗中的重点工作内容之一，也是医疗保险的保障重点，但自新医改以来面临的问题颇多。

（一）基层医疗保险机构监管不足

2019年，北京市召开医疗保障工作会议，会议指出，首都欺诈骗保形势严峻。一些医疗机构引导患者过度就医，有社区一级的医疗机构，年医疗费用最高的竟达到近亿元。北京市基层医疗卫生机构的费用增长迅猛只是一个缩影。近年来，全国很多地方的基层医疗卫生机构都存在这类现象，其中既有患者回流基层看病等正当原因，但也存在过度医疗等非正当原因。过去主要出现于大医院的过度诊疗现象，如今则呈现下移到基层的趋势。过度诊疗下移，与当前基层医疗卫生机构可以享受很多优惠政策不无关系。提升基层医疗水平，有助于化解"大医院扎堆看病、小医院门可罗雀"现象，让更多患者愿意在家门口看病。要想做到这一点，医疗保险作为政府干预的媒介，给了基层医疗卫生机构很多优惠政策。为了鼓励患者到基层看病，一级医疗机构的报销比例往往最高，有的地方可以高达90%以上，患者的自费比例很少。一方面，提高基层看病的报销比例，属于国家的惠民政策，对推进分级诊疗有显著效果；另一方面，基层医生开大处方甚至欺诈骗保，也很容易得到患者的配合，双方容易形成利益共同体。这就导致少数基层医疗卫生机构把一本好经念歪，不在提高服务水平和诊疗能力方面下功夫，却通过过度诊疗甚至骗保等方式增加收入，医疗资源与服务能力不一定下了基层，但过度诊疗等不良风气却先下移到了基层。基层医疗卫生机构业务由于医疗服务能力不足，遇到打击骗保行动，基层医疗卫生机构业务将会更加萎缩。监管人员不足、监管方式单一、监管执法参差不齐等原因，导致基层医疗保险监管仍比较落后，无法满足日益增长的医疗保险管理需求。医疗保险对基层的优惠政策与基层医疗保险基金的监管如果不能相适应发展，会在一定程度上降低患者去基层就诊的意愿。

(二)参保群众门诊报销待遇水平低

医疗保险将更多的基金花到了住院上,而基层的门诊统筹还未建设好,门诊政策差异较大,职工医疗保险与居民医疗保险由于历史原因本身就有差异,制度内的差异和地区间的差异都对我国建立门诊统筹形成严峻考验,很大程度上限制了居民去基层就诊的意愿。

(三)基层医疗卫生机构服务能力不强

目前的医疗保险尚有诸多地方不适应基层医疗,比如缺乏家庭病床服务。近两年来,医疗保险资金对基层医疗卫生机构的补助有所弱化是基层医疗发展的新难题。在医学技术不相上下的情况下,基层医疗卫生机构如果没有医疗保险的支持,基层的病人还是会选择大医院,这将导致基层医疗卫生机构医学技术的发展受到病源少的限制,病源少就意味着收入变少,医疗保险给的补助就更少,医疗人才出于自身利益的考虑更不会选择基层就业。而在基层工作的医生得不到锻炼,无法提升诊疗水平,因而就留不住好医生,更吸引不了患者。因此,基层医疗卫生机构就陷入医疗保险支付的"魔咒",即"诊疗能力差→缺乏患者→医生难以成长→留不住好医生→诊疗能力差",最终导致患者没有动力选择基层就诊,基层难以生存。

(四)基层医疗卫生机构的药物配备不全

一方面,当前基本药物目录品种较少,与实际临床需求存在出入;另一方面,基层医疗卫生机构的用药还会受到基药使用比例限制,用药选择范围小,导致基层医生经常面临"无药可用"的局面。2021年3月1日,2020版医疗保险药品目录正式实行。根据国家医疗保险局的规定,各地要严格执行《2020年药品目录》,不得自行制定目录或用变通的方法增加目录内药品,也不得自行调整目录内药品的限定支付范围。这篇目录里,40个中药注射剂限二级以上医疗机构使用,30个西药限二线用药,众多药物被限制不能在基层使用,患者即便想在基层就诊也买不到相应的药物,尤其对于慢病患者来说,"拿药"是其定期挂号就诊的主要原因。如果基层配备的药物不能满足患者需求,他们就只能到大医院门诊开药。由此不仅进一步加剧了患者向上级医院分流的现象,而且长此以往,也会让患者逐渐对基层医疗卫生机构失去信任。例如，2017年，北京市全面推开"医药分开综合改革"，调整了不同级别医疗机构的医事服务费和医疗保险报销比例，并对部分慢性病常用药品实行大医院与基层医疗卫生机构的采购、报销目录统一管理，改革后仅半年，北京一级医院及基层医疗卫生机构门诊量增加14.7%，部分地区增幅高达30%，由此可以看出药物下沉基层的重要性；另一方面，执行基本药物用药限制目的是促使患者流动，但由于基本药物制度在基层医疗卫生机构率先推行，在各级医院机构没有同步推进，导致基层药物缺乏，促使了患者流向上级医院，推动了上级医院的虹吸效应。

第三节　医疗保险制度改革思路

一、总体思路

医疗保险主要是通过经济杠杆作用约束供需方，合理激励不同的需求，达到医患匹配、医疗资源有效利用，促进分级诊疗推进的目的。具体来说，医疗保险要发挥激励约束作用，要从以下几个方面进行改革：

（一）合理运用报销政策对需方进行有效激励

由于居民收入水平的高低、疾病类型和疾病严重程度、门诊与住院报销比例差别都会直接影响居民忽视报销比例所带来的经济激励，所以应在合理的范围内进一步扩大不同级别医疗机构报销比例差距，并结合其他价格激励政策加强对患者的就诊约束。

（二）积极探索支付方式改革

探索对不同医疗机构的支付方式的改革，不断改进现有支付方式的缺陷，使患者和医疗资源合理下沉至基层，让基层有动力推进分级诊疗，让上级医院不再成为推进分级诊疗的障碍因素。

（三）提升医疗保险经办服务水平

提高医疗保险办事效率，进一步增强医疗保险报销信息化系统功能，促进信息的标准化、互联网化，提升数据处理能力，为居民带来更多便利，让人们更加理解医疗保险政策，增强合作度。

（四）"强基层"是改革的重中之重

医疗保险不是万能的，提高基层医疗卫生机构能力水平才能真正地引导患者合理就医，在当下看来，医疗保险即便作为"倒逼"服务体系分级、形成分级诊疗的手段，也不能取代医疗服务体系改革这一迫切任务。所以，医疗保险要尽可能地给基层充分的保障基金，并通过制定一系列倾斜政策，让基层以"滚雪球"的方式良性发展，从而促进服务体系重构，推进分级诊疗。

二、改革原则

（一）激励相容原则

在医疗体系内，政府部门、医疗机构、医务人员、患者都是利益相关方，都追求各自利益最大化。对患者而言，用可负担得起的医疗费用获得优质的医疗服务是其最根本的需求。对医务人员而言，追求的是薪资待遇和个人发展机会。医疗机构追求的是在有限的成本内获得最大的收益，同时提高服务质量和效率，为社会做贡献。政府部门追求的是优化医疗体系就诊结构，控制医疗费用过多过快增长，同时规范就诊秩序，降低患者费用负担，落实分级诊疗制度建设，达到社会宏观健康的总目标。在落实医疗保险各项政策时，要厘清每个利益相关方的真实需求，制定合理的激励机制和政策，促进共同进步。

（二）坚持"强基层"原则

基层医疗卫生机构是分级诊疗的重点。一方面，要限制大医院对普通门诊和非疑难杂症的服务；另一方面，要逐步夯实基层医疗服务体系，增强对基层医疗卫生机构设备和人才的倾斜性保障。同样，在患者方面，要多宣传医疗保险对基层医疗卫生机构的倾斜政策，让患者真心地接受医疗保险对基层医疗卫生机构采取的政策支持，打破患者对基层医疗卫生机构的一系列偏见，促进有序就诊。

（三）因地制宜原则

目前，我国各地推进分级诊疗进度不一，效果不同，每个省份的政策也不一样。各地要从实际情况出发，充分考虑当地医疗保险基金支付能力、政府补助数额、医疗服务特点等因素，结合当地社会、经济发展情况，积极探索创新，进行医疗保险改革。

（四）勇于创新原则

医疗保险改革要符合分级诊疗的标准，就必须创新，支付方式、基金监管都需要与时俱进地进行创新，包括探索新型医疗保险支付方式或在区域内实行打包支付、多种支付方式共同结合；借助互联网手段进行科技管理，有效遏制骗保行为等多方面的创新，只有不断探索医疗保险管理新方式才能配合医疗体系的建设，共同推进分级诊疗。

第四节 医疗保险制度改革助力分级诊疗

一、医疗保险制度改革切入点

医疗保险改革涉及的方面过多，其中，助推分级诊疗的改革要点是从供需方提出的，只有找准切入点，才能在实际过程中落地实施。

（一）加强需方管理，采取多种方式对参保人就诊流向进行调整

1. 扩大各级医疗卫生机构报销比例差距

我国新医改的计划是：基层医疗卫生机构在政策范围内的住院报销比例都达到了90%及以上，城乡居民基本医疗保险一级、二级医疗机构在政策范围内的报销比例相差不低于10%，二级、三级医疗机构在政策范围内的报销比例相差不

低于15%。基层与三级医院的报销比例差别达到了25%以上，因此该政策实行后可能会引起人们的不满。所以也不能一味地提高基层医疗卫生机构报销比例而压低上级医院报销比例。可以尝试推行按病种设置报销比例差距，对于基层医疗卫生机构可以承担的病种，降低大医院的报销比例；对于疑难病症等必须由大型医院诊疗的病种，可以根据是否经过转诊来确定报销差距。对于危重急症可以适当降低与基层的报销差距。探索设置不同层级的医疗卫生服务机构诊疗服务范围和病种目录，同时结合有无转诊手续来确定医疗保险报销比例。建议针对常见病和慢性病，采取基层首诊制度，合规转诊费用正常报销，未经基层转诊的病人不报销或者报销比例下降20个百分点以上。另外，在基层医疗卫生机构完全能够获取的医疗服务，若是参保患者到大医院购买相应服务类型，应当采取逐步降低报销比例的措施，直到实施全面自付。综上，报销比例应根据实际情况进行差别化，全方位地扩大，依据患者不同情况制定不同政策来确保其作用的发挥。

2. 深入优化起付标准设置

在我国各地医疗保险政策中，起付线标准阶梯层级差额还太小，还有进一步扩大的空间。但是，单纯地扩大起付线差额恐难以收到预期效果。因此，探索不同层级医疗机构间不同的起付标准策略、优化起付线标准需要制定更加精细的实施措施。

（1）探索累积起付标准策略。将门诊和住院报销起付线进行相应调整，如果就诊患者在当年度内未使用到起付标准，则可以减免下一年度的就诊门槛费用。例如，在一个自然年度内，如果门诊或住院费用未达到起付线，则在次年适当降低其起付线。如果连续两年未达到起付钱，则设置更低的起付线或者是取消起付线，降低额及时间要求可以根据当地实际情况调研及征询意见确定。

（2）探索取消基层医疗卫生机构部分病种的起付线。根据基层医疗卫生机构医疗服务定位，确定其在医疗体系中的职责来探索适当取消起付线。例如，对基层医疗卫生机构承担的常见病、慢性病及康复治疗等相关的病种，实施不设起付线的报销政策。

（3）探索开展门诊医疗保险额度跨年度积累操作。在基层医疗卫生机构中，如果参保患者当年度最高门诊报销额度未达到规定限额，差额部分可以累积到次年度门诊报销额度中。这种操作的可行性和逐年累积的方式，值得地方医疗保险部门积极探索，可以有效分流大医院的门诊压力。

3. 规范双向转诊

国家和法律对居民拥有的生命权和健康权这两种最基本的权利负有根本责任，因此，在我国现行社区医疗卫生服务水平还不高的阶段，不管是双向转诊制度还是社区首诊制，都应以引导性政策为主。在初期实施过程中，医疗保险政策应该以激励为主，约束为辅。具体主要是针对患者进行激励设计，针对医院则主要进行约束设计，合理运用激励手段引导患者改变就医习惯。通过对医院的约束促使医院管理医生的行为，充分发挥医疗保险对分级诊疗的经济杠杆作用。

（1）要针对患者制定医疗保险激励政策。要使医疗保险政策在双向转诊中发挥"选择性激励"的作用，就要对双向转诊进行制度设计，尤其要针对引导患者"下转"进行制度设计。例如，对康复期"下转"到社区治疗和继续在医院就诊的医疗保险支付设置不同的报销比例；采取"下转"后免除起付线或降低起付线等措施，并且进一步拉开"下转"后门诊基金和住院基金的费用报销比例，同时将转回社区进行康复治疗认定为在上级医院住院治疗的持续阶段，患者的医疗保险报销费用无须占用门诊基金，仍旧可以在住院基金中支出。由于医疗保险对门诊报销有封顶线，所以，相比起提高住院基金，提高门诊报销额度对于慢性病患者和年轻人而言更有意义，激励那些处于康复期、病情稳定的患者主动选择"下转"回社区医疗卫生服务机构。

同时，细化自付比例设置策略。制定与越级诊疗相配套的具体实施细则，细化自付比例政策操作流程和适用范围，对非必须越级就诊的情况，增加个人自付比例。针对特殊情况下的越级诊疗，要加以区分。即探索按病种范围划定自付比例的范围，将可能给患者带来医疗负担的情形尽量排除在外，例如危重急症的救治，就不应适用原有报销自付比例规定。而对于急慢病症，也要明确界定。深入调研分析，出台急危重症划分原则、病种目录、治疗指南等专业性文件，指导医疗服务体系中不同层级的医疗机构和医生进行与自身职责分工相一致的能力建设，并履行各自的职能。将不同病种纳入医疗保险目录，从医疗保险角度对各类病症的诊疗报销情况加以规范管理。

（2）要针对医院制定医疗保险约束政策。医疗保险制度可以采取控制医疗费用的方式，对医院进行约束，从而提高高等级医院下转患者的积极性，避免医院截留下转患者。可以通过调整医疗保险支付政策对医院行为进行约束。譬如改革医疗保险付费机制，切断医生收入与病人费用之间的利益关系，让合理医疗得到回归，研究制定能够反映医疗项目、医疗技术、医疗质量等各种医疗服务价值的医疗保险付费机制；譬如对下转工作进行考核，把下转患者的体验纳入考核范围，并将考核结果与预留金兑现挂钩；对于超过一定天数的住院费用医疗保险基金不予支付，但是对转回基层的患者不设限制等等。我国一些省市为实现合理的转诊开展积极的探索，其中有些方法较有成效，例如湖南省长沙市发布的《关于认真贯彻执行双向转诊实施方案的通知》对医院的考核就做出了一些规定，例如对"下转率"进行考核，明确要求二、三级医院下转患者占上转患者比例需要达到15%，否则就扣分；对医院的转诊服务质量进行考核，明确了多个考核标准，对医院双向转诊管理制度执行情况、患者投诉情况、转诊服务情况等方面进行考核，同时也对严格执行双向转诊制度的医院给予考核加分，而且规定了预留金兑现与医院的年终考核得分直接挂钩。

（二）完善医疗保险的支付制度

医疗保险支付制度改革涉及多个利益相关者，如政府决策部门、医疗保险经办部门、各医疗机构以及患者，而各利益主体又有各自不同的利益诉求。目前普遍实行的医疗保险差异化支付政策对分级诊疗的推进作用并不显著，要想推动分级诊疗工作更好地开展，需要加快医疗保险支付制度的改革。

1. 医疗保险支付改革要以基层为中心，真正发挥经济杠杆"强基层"的作用

（1）确保基层机构筹资的稳定性。以基层服务体系人员获得有竞争力的薪酬为核心，结合服务范围、服务人数等，以倒推的方式确定基层医疗卫生服务的筹资水平。确定基层筹资水平后，应综合利用医疗保险资金、财政资金、患者支付资金实现稳定的筹资，并在医疗服务体系筹资中优先划定份额。

（2）完善对基层机构绩效的考核方式。发挥绩效考核的导向作用，引导医疗资源下沉基层，推进分级诊疗制度建设。一是建议坚持中西医并重，结合经济社会发展、基层卫生发展现状等，科学合理设置指标的权重和标准，提升绩效考核的精准性。可充分借鉴国际经验，探索建立以结果和满意度为导向的评价机制。

分级诊疗制度优化研究

二是以信息化支撑,确保结果真实客观。充分发挥信息化技术在绩效考核中的支撑作用,从卫生健康统计年报、卫生财务年报、中医医疗管理统计年报、全民健康保障信息化工程等数据库中提取关键数据,保证数据信息自动生成,非法定情形且未经依法授权不可更改。鼓励各地利用信息化手段进行考核,确保考核结果真实客观。

(3)为鼓励双向转诊,建议将基层所提供的康复护理费用逐步纳入医疗保险报销费用。统筹完善多层次医疗保障制度体系。探索建立长期护理保险制度,提高城乡困难老年人基本医疗保险和大病保险保障水平,增强医疗救助托底保障功能,规范重特大疾病救助方案。落实资助参保政策,确保特困老年人人费对应,足额资助,应保尽保。

(4)以稳定筹资、提供有竞争力的薪酬为原则,对基层服务价格进行核算。控制和缩小三级医疗机构提供同等服务的价格差,直至二、三级医院与基层医疗卫生机构同等服务同一价格,由此引导大医院专家下基层坐诊。当前,基层医疗卫生机构最大的痛点是缺乏优质的医疗资源,基层拥有的主任、副主任医生人数非常少。为提高基层医疗服务能力,引导二、三级医院的主任、副主任医生下基层服务,合理体现不同级别医生的劳务价值,让百姓在家门口就能享受到和二、三级医院一样的医疗服务,建议增加主任、副主任医生的一般诊疗费,出诊费用和区县级医院同价,患者比去二、三级医院看病更加方便,不仅可以节约时间成本和交通成本,也可以有效分流大医院的就诊压力。同时,在患者层面,提高的医疗服务价格,医疗保险会按比例进行结付,即结算规则和去二、三级医院看病一样,主任、副主任医生的一般诊疗费的20%由个人自费,80%纳入个人费用累计按医疗保险规定结付,与二、三级医院主任、副主任医生的门诊诊察费的规则相同。

2. 探索多种形式的医疗保险支付方式

(1)改革医疗保险定额确定。在参保人就诊时,如果其满足分级诊疗相关规定,那么参保人一次治疗便可以在不同层级医疗卫生机构内,或者在不同层级医疗卫生机构的共同参与下完成,医疗保险定额可以进行拆分,统一结算。

(2)探索在总量控制下实行单病种支付方式。通过单病种支付方式控制住院诊疗数量和费用,达到控制费用总量的目的。建议住院服务探索按疾病诊断相关分组（DRGs）、病种分值付费（Diagnosis-Intervention Packet，DIP），促进各类医疗机构回归诊疗功能定位。如福建省三明市全面实行DRGs收付费改革，在病种收费方面，对技术成熟、路径明确、成本稳定的常见病多发病，按照"同病同治、同质同价"原则，缩小二、三级医院之间的收费差距或实行统一收费标准，既引导三级医院更专注于收治疑难重症患者，又激励二级医院有动力收治患者。在病种付费方面，适当拉开二、三级医院的个人分担比例差距，引导患者选择适宜的医疗机构就诊。上海市探索大数据病种分值付费，通过对病种组合权重系数的调节机制，引导公立医院落实功能定位，促使三级医院提高危急重症、疑难病症诊疗等临床技术水平，二级医院提升区域内常见病、多发病诊疗水平。广东省将点数法和区域总额预算结合，与疾病诊治难易程度挂钩，全面开展按病种分值付费改革，目前付费病种数量达8512种，适用基层诊治的病种为831种。

（3）建议各地在不断完善医疗保险总额预付制的前提下，将就诊率、大病率等指标纳入医疗保险对医疗机构的考核指标体系中，加强对医疗机构服务人群情况以及医疗机构按级别承担不同疾病救治比率情况的考核。

3. 不断扩大医疗保险支付范围

（1）不断吸收新型医疗服务业态进入医疗保险范围。新型医疗服务业态，包括医生集团、连锁诊所、（移动）互联网医疗等这些新兴的医疗服务模式，可以更有效地借助信息化技术和各方医学技术，从而降低参保患者的就诊成本，同时提高医疗服务质量，使健康管理服务前移。由于医生在提供医疗服务时其服务内容丰富多样，医疗保险制度也要针对医生提供的全科、专科、门诊、住院等类型的医疗服务制定相适应的支付制度，对不同的医疗行为采用不同的支付模式，从而推进合理的激励机制的建立。同时，可依托医疗保险管理平台将疾病预防、慢性病干预、健康管理纳入统筹支付。

（2）扩大大病医疗保险范围。不断扩充纳入大病保险的疾病种类，探索按照医疗服务费用的多少来制定分层次的报销比例，并以费用越多支付比例越高为基本原则。目前，与大病保险相关的资金筹集、基金管理和保障水平正在不断提高，逐步提高大病保险的报销比例，能够最大限度地降低参保患者的医疗费用负担。

(三)加强对医疗服务机构的管理

1. 共享参保患者医疗信息

在各级医疗机构间建立双向转诊的协议关系,创建双向转诊信息化服务平台,实行医疗信息联网共享,将参保患者的医疗保险卡作为医疗信息载体。通过信息联网,医生在诊疗室可以了解患者的病史和需求,可以有效节约患者就诊成本。

2. 统一制定医疗保险目录库

签订了双向转诊协议的医疗机构应统一制定医疗保险报销目录,并向社会公布,做到"五个统一",即统一医疗保险统筹层次、统一筹资来源、统一诊疗和药品目录、统一信息服务平台、统一基金管理,使得签约各方在医疗保险管理和分级诊疗实现上达到全面的融合。

3. 完善对基本医疗保险的监督

基本医疗保险制度取得的成就,其中最成功的一环便是赋予了被保险人自主选择的权利,他们能够自由选择医生,这一新的模式受到了被保险人的一致好评。建立基本医疗保险制度,给予被保险人充足的就医权利,从而激发医疗市场的活力,在医疗市场构建公平竞争的环境,让各大医疗机构自觉改善服务环境,提高医疗服务水平和质量。完善基本医疗保险制度离不开政府的力量,这些条文的订立和颁布都需要国家机构和地方政府协同完成。相关政府部门不仅要提高基本医疗保险补贴水平,还要不断改善自身的筹资能力,从而为医疗保险报销提供充足的保障。同时,地方政府应当积极配合上级政府的工作,齐心协力推动差异化医疗保险的发展,不断健全基层医疗保险政策,为人民群众提供更科学、更完善的配套医疗保险服务。

4. 建立医疗保险医师制度

鼓励医生到基层多点执业,使医疗保险定点资源能够向基层流动。

（四）以医联体为载体推行医疗保险改革

1. 医疗保险支付改革促进医联体利益格局改变

明确医联体是一种新型的医疗服务模式和产权重组形式，医疗保险基金支付不因这种医疗服务模式和产权形式变化而颠覆已有支付规则。因此，医疗保险对医联体打包的是基金预算总额，门诊和住院付费要精细化。具体支付规则建议如下：在统筹区内，建立医联体总额预算的合理增长机制，保证医联体合理发展；对医联体内部的基层医疗卫生机构，借助医联体发展，医疗保险支付支持倾向基层，按照区域内人口总额实行医疗保险资金总额预算管理，外转患者费用从总额预算中扣除，实行医联体内部自行调节控制，倒逼基层医疗服务能力提升，对医联体内部的业务型医院，实施所有医院一个"预算总额包"，住院按DRGs结算。真正落实"结余留用"激励机制，对由政策改革、流行性疾病发生和技术创新等产生的合理超支部分，予以补偿。

2. 医联体与医疗保险差异化支付联合

有研究表明，医联体建设可以提高患者对基层医疗卫生机构医生能力的预期，促进患者到基层就诊。医联体和医疗保险差异化支付联合使用，可以降低价格差别程度，减少价格差异对低收入群体造成的负面影响，并且比只采用医联体政策时有更多患者到基层医疗卫生机构就诊。因此，需方价格差异化和供方医联体联合运用比实行单一政策更有优势，联合并精确设计两项政策有助于推动分级诊疗实现社会最优的首诊分配。

3. 明确医疗保险部门的职责定位，强化对医联体医疗服务的全过程监管

在医联体打包付费过程中，要引导医疗机构合理施治、规范诊疗行为、保障医疗服务质量、提高医疗服务效率。医联体内部的医疗保险科室代替不了政府医疗保险部门的服务购买和监督管理角色，医疗保险不能一包了之当"第二财政"，需要体现第三方支付的战略购买角色。

分级诊疗制度优化研究

（五）扩大医疗保险定点单位范围

要将公立、私立基层医疗卫生机构都纳入医疗保险定点中，使不同性质的基层医疗卫生机构可以共同竞争，同时通过不同的医疗保险支付制度进行激励，进而提高基层医疗卫生机构的服务质量与效率，有效解决因基层向上推诿病人和医疗保险基金过多出现的骗保行为。

（六）完善家庭医生签约服务

家庭医生在国家初级卫生保健服务中具有非常重要的作用，充当"守门人"的角色。国际经验表明，分级诊疗建设较好的国家都非常重视对家庭医生的激励，多采用"按人头付费"+"按绩效付费"等混合支付方式来激励其提供服务的积极性，并监督和约束家庭医生的服务行为。

一是参照美国经验，建立医疗保险和家庭医生的谈判机制，提高家庭医生的待遇水平，缩小与高等级医院医生之间的收入差距，这样才会有更多人考虑成为家庭医生。建议全面实施家庭医生签约服务，基层医疗卫生服务逐步从偶遇式走向签约式，提高服务的连续性、医患信任度和服务质量。

二是支持分级诊疗模式和家庭医生签约服务制度建设，依托基层医疗卫生机构推行门诊统筹按人头付费，促进基层医疗卫生机构提供优质医疗服务。各统筹地区要明确按人头付费的基本医疗服务包范围，可探索将签约居民的门诊基金按人头支付给基层医疗卫生机构或家庭医生团队，患者向医院转诊的，由基层医疗卫生机构或家庭医生团队支付一定的转诊费用。同时，要保障医疗保险目录内药品、基本医疗服务费用和一般诊疗费的支付，逐步从糖尿病、高血压、慢性肾功能衰竭等治疗方案标准、评估指标明确的慢性病入手，开展特殊慢性病按人头付费，鼓励医疗机构做好健康管理。对于精神病、安宁疗护、医疗康复等需要长期住院治疗且日均费用较稳定的疾病，可采取按床日付费的方式，同时加强对平均住院天数、日均费用以及治疗效果的考核评估。有条件的地区，考虑建立医疗保险费用结余留用的相关奖惩机制和以签约服务为基础的医疗保险费用管理评估机制，加强家庭医生管理签约居民医疗保险费用的责任。例如，费用结算根据转诊单和实际情况，打通家庭医生和相关医院的信息系统，建立家庭医生签约服务工作信息平台，实现各医疗机构间的信息共享，保障家庭医生及时提供患者信息并监管的费用，从而充分发挥家庭医生的"守门人"作用。

（七）加大分级诊疗及医疗保险制度宣传力度

想要引导参保患者和城乡居民养成基层首诊和双向转诊的良好就医习惯，就要改变其无论大病小病都到大医院就医的习惯。目前的情况是无论政府部门还是社会媒体，在宣传分级诊疗以及医疗保险制度方面，都存在不深入不广泛的问题，各项政策发布后产生的社会反响微弱。虽然医疗保险制度关系每个人的切身利益，但是一直没能转变就医群众的观念。因此，政府部门应该加大对出台政策的宣传力度，充分利用传统媒体、新媒体等多种媒体及服务大厅等场所开展宣传工作，制造舆论热点，既要保证宣传的广泛性，又要有效地推广分级诊疗工作，宣传时可以选取群众关切的热点来开展，提高群众阅读的兴趣，使就医群众充分了解分级诊疗的好处。

医疗机构要主动参与到政策的宣传工作中。医疗机构是就医群众治疗的主要场所，其接触面涉及就诊者及探访者，拥有得天独厚的政策宣传优势。各级医疗机构要立足自身分级诊疗中的功能定位，精准把握政策宣传角度，将政策所能带给群众的真正实惠宣传给群众，改变原有的对三级综合医疗机构的盲目崇拜。通过多形式多渠道的政策宣传工作，政府部门与医疗机构、媒体的全面参与，开展广泛、持续的政策宣传灌输，逐步提高群众对分级诊疗的认可度，才能逐渐实现改变群众的就医习惯，建立起更加科学的就医秩序。

二、推进改革中需要注重的若干问题

（一）医疗保险改革要循序渐进

医疗保险制度改革需要一个长期的过程，结合我国当前经济现状，医疗保险发展仍然存在不平衡不充分的问题，同时对供需方的约束也是由历史原因造成的。引导需方到基层就诊的力度不够，需方自由转诊是一个长期形成的局面，且在患者自付比例还是很高的前提下，医疗保险推进分级诊疗的改革要循序渐进，需要逐步引导，不可操之过急。并且有必要设置过渡期，在过渡期给患者一定的选择权，随后逐步通过严格的经济手段和政策手段限制，最终达到分级诊疗的目的。对供方的约束也需要设立更多的政策，如对上级医院给予一定的医疗保险补偿政策，以平衡患者下沉至基层的损失。同时也要注意制定对基层的约束政策，防止骗保现象泛滥。

（二）有效利用商业医疗保险

如何从商业医疗保险的角度助推分级诊疗发展，同时避免营销费用占比高的风险，一直是困扰我国推进商业保险发展的难题。美国是商业保险发展较好的范例，居民可以自主投保，享受投保公司提供的定点医疗单位的服务。同时，政府会对特殊群体提供一定程度的社会医疗保险服务。病人可以自主选择医生，实行签约服务，医生的收入直接和服务病人的数量挂钩。美国的分级诊疗体系是由保险公司主导的，医疗集团之间相互竞争，所以医疗服务质量得到保证。但是，我国现有的部分商业保险与分级诊疗背道而驰，居民购买商业保险后必须前往指定的医院就诊才能获得较大比例的医疗费用报销，而保险公司指定的医院往往是资质较高的大型医院，导致大型医院医疗资源需求紧张，加剧了医疗资源错配现象。对此，需要对商业保险自身能力的提升进行一定干预。

一是商业健康保险的发展，需要相关部委的统筹、协调与合作，要明确大病保险、医疗救助、商业补充保险的定位与功能，要全力扩大服务对象范围，不断提高保障水平。二是在大病保险实施方案中，商业保险机构要积极与医疗保险相关部门进行有效的对接，发挥好风险管理、精算技术、承保、理赔和控费方面的专业技能，进一步提高服务能力和水平。三是在筹资机制方面，要进一步扩展筹资渠道，提升基金可调节范围，增强抵御风险的能力，持续完善筹资机制。四是要完善数据标准建设，搭建信息交流平台，建立健全政府、医疗机构、商业保险公司之间合理的信息共享机制。

（三）社区康复体系及长期护理保险的完善

缺乏康复护理体系、大医院向下难转是当前整个服务体系的一个突出短板，本应转入社区康复体系的病人滞留或反复占用大医院的资源，不但使病人负担大、资源浪费，而且大医院提供的康复护理服务和社区的水平差不多，宏观绩效差。

我国医疗保险筹资水平低，如果有一个良好的康复体系，可以在很大程度上降低医疗成本，提升健康产出。长期护理险的发展挑战主要在于筹资、认定和给予，其中以筹资最为重要。长护险将以三方筹资为主，即政府、企业和个人三方共同缴纳长期护理险基金。由于居民医疗保险的筹资能力较弱，长护险更适合从职工医疗保险开始。长护险的缴纳比例是企业和职工相同，这与医疗保险以企业为主，职工缴纳比例较低完全不同。

以基本医疗保险为主的核心层是多层次保障体系的主体，职工医疗保险的扩面和居民医疗保险调整筹资结构是未来筹资的主线，这将推动医疗保险基金规模再上一个台阶。而即将到来的长护险在全国推开则将推动护理保障的落地，但如何扩大保费规模并将其推广到居民医疗保险上是需要设计和考虑的。因此，多层次保障体系的建设和发展一方面需要在结构上调整以推动保障能力的提升，另一方面还是离不开经济发展和人均国民收入的提升，只有收入水平上升了，缴费意愿和能力才能持续升高并推动保费规模扩大，才能更好地发挥对医疗保险的补充作用。

（四）异地就医管理

异地就医制度的本质是消除不同地区不同人群医疗服务利用的不平等。而分级诊疗制度的目的是纠正医疗资源配置的"倒三角"结构，合理配置医疗资源。二者在某种程度上可以相互促进。但有研究表明，医疗保险异地联网结算政策的实施对分级诊疗制度产生的影响是政策摩擦而非政策促进，要减少两种政策间的摩擦，根本出路是注重政策间的协同。

1. 调整异地就医医疗保险报销比例和报销范围

一方面，提高医疗服务供给的便利性和可及性，缩小不同地区、不同险种参保者所享受医疗服务的差距，进而提升异地就医政策的便民利民性；另一方面，可尝试进一步降低异地三级医院的报销比例，相对增加异地二级、一级医院的报销比例，减少异地就医政策对就医地分级诊疗制度的摩擦效应。

2. 从医疗保障制度的顶层设计上加强各项医疗卫生政策的协同发展

首先，从长远来看，应当坚持"分层次推进"的原则，实现医疗保险制度的

分级诊疗制度优化研究

省级统筹和全国统筹,从而彻底消除异地就医的制度藩篱。其次,推进"互联网+医疗健康"发展,减少医疗服务的地区差异。最后,加快健康信息平台建设,完善分级诊疗信息系统和异地联网平台建设,使双向转诊更规范和快捷,促进各群体的健康公平。

第六章　医疗联合体与分级诊疗

医疗联合体建设是推进分级诊疗制度落实的重要抓手之一，在分级诊疗制度的实施过程中起着重要的推动作用。"新医改"启动后多项政府文件提出要通过组建医疗联合体来整合和配置区域医疗资源，进一步提升基层医疗卫生服务能力，以逐步实现基层首诊、双向转诊的分级诊疗模式。本章通过阐述医疗联合体对分级诊疗的作用，梳理我国医疗联合体建设的相关政策，分析我国医疗联合体建设的模式及典型案例，并为医疗联合体建设提出优化建议，以促进我国分级诊疗制度的顺利推行。

第一节　医疗联合体作用分析

一、医疗联合体的构建

（一）医疗联合体的概念

医疗联合体（简称"医联体"）也被称为区域医疗联合体、医疗共同体、医疗集团。医联体是由一家三级医院牵头，在一定地理区域范围内，联合多家二级医院和社区医疗卫生中心，通过签约对医疗资源进行有机整合，以兼并、托管和组建集团等模式整合成联合体。

（二）医疗联合体的分类及模式

从医联体成员单位的联合行为方面来看，我国的医联体分为横向医联体和纵向医联体；从区域跨度方面来看，分为区域内医联体和跨区域医联体；从合作程度方面来看，分为紧密型医联体和松散型医联体。随着医联体建设的不断推进，我国逐渐形成了四种较为成熟的医联体模式，即城市医疗集团、县域医疗共同体（或者称县域医疗卫生共同体，以下简称县域医共体）、跨区域专科联盟和远程医疗协作网。

（三）推进医疗联合体建设的意义

国务院办公厅于2017年发布的《关于推进医疗联合体建设和发展的指导意见》（国办发〔2017〕32号）中指出，要根据本地区分级诊疗制度建设实际情况，形成多种形式的医联体组织模式，积极推动优质医疗资源向基层下沉，切实解决老百姓"看病难、看病贵"的问题。推进医联体建设具有重要的现实意义。首先，医联体建设可以使基层医疗卫生机构更好地发挥"健康守门人"的作用，方便群众就近就医，使医疗与预防保健相结合，推动慢性病管理的改革和优化；其次，医联体建设可以充分发挥区域内三级公立医院的带头作用，引导各类医疗机构各司其职、分工协作，实现优质医疗资源下沉到基层，改善医疗资源配置不均衡的现状。医联体对推动分级诊疗制度落实和实现全民健康具有重要意义。

二、医疗联合体对分级诊疗的推进作用

分级诊疗制度的内涵可以概括为16个字，即基层首诊、双向转诊、急慢分治、上下联动。医联体作为分级诊疗制度的重要抓手，对分级诊疗制度的落实起着重要的推动作用。

（一）医疗联合体对基层首诊的推动作用

在基层首诊方面，医联体建设通过对医疗资源进行整合，大大提升了基层医疗卫生机构的服务能力，增强了医疗服务的可及性和便利性。优质医疗资源的下

沉改善了基层医疗卫生机构的硬件设施和人员配备情况，提高了老百姓对基层医疗卫生机构的信任度，有利于居民基层首诊意识的形成。

（二）医疗联合体对双向转诊的推动作用

在双向转诊方面，医联体建设促进各级医院之间的分工合作，使各级各类医疗机构诊疗服务功能定位更加明确。城市三级医院主要提供急危重症和疑难复杂疾病的诊疗服务，而二级医院和基层医疗卫生机构主要提供区域内常见病、多发病的诊疗以及向上转诊服务。医联体建设有利于加强区域内各级医疗机构的沟通合作，实现医疗机构之间卫生资源的互联互通，方便患者依据病情实现上下转诊。

（三）医疗联合体对急慢分治的推动作用

在急慢分治方面，医联体中的牵头医院应当逐步减少常见病、多发病和病情稳定的慢性病患者比例，主动将急性病恢复期患者、术后恢复期患者及危重症稳定期患者及时转诊至下级医疗机构继续接受治疗。推进实现"小病在社区、大病去医院、康复回社区"的就医格局，缓解三级医院的就诊压力，提高慢性病的管理效率。

（四）医疗联合体对上下联动的推动作用

在上下联动方面，医联体建设可以在医疗机构之间建立分工协作机制，促进优质医疗资源纵向流动。通过建立有效的分类指导和分工协作机制，明确各级医疗机构的功能定位和建设目标，提升医联体建设过程中的整体性和协同性，推动优质医疗资源真正下沉，进而实现各级医疗机构之间的有效合作，缓解老百姓"看病难、看病贵"的问题。

第二节　我国医疗联合体建设政策梳理与分析

一、医疗联合体相关政策梳理

（一）资料来源与方法

1. 资料来源

访问国务院、中华人民共和国国家卫生健康委员会（以下简称"国家卫健委"）等相关部委和下属机构官方网站以及知网政策类目页面，以"医联体"或"医疗联合体"为关键词，通过在官方网站以及数据库进行信息检索，获取与医联体建设相关的政策文件。检索时间限定为2015—2021年。

2. 研究方法

基于政策文本量化分析方法，对纳入分析的医联体建设政策文件进行编码和摘录。梳理政策文件后发现，相关政策文件最低一级为三级标题，因此本研究以"政策编号—具体条款—章节"进行编码；由于政策条目较多，编码较为繁杂，仅举例说明。例如，"12-3-2"就表示第12份文件中的"三、完善医联体内部分工协作机制"中的"（二）落实医疗机构功能定位……"结合内容分析法和定量分析法，运用Excel软件对纳入的相关政策所采用的政策工具进行描述性统计分析。

（二）纳入和排除标准

纳入标准：①发文机关处于中央政府层面；②政策内容包含与医联体建设相关的信息；③政策类型主要选取意见、通知、纲要、规划、法律法规。排除标准：①政策内容同医联体建设相关性不强；②文件中只体现出关键词却无实质政策内容，最终纳入合格的政策文件为29份。

第六章 医疗联合体与分级诊疗

（三）我国医疗联合体建设政策文件发布情况

1. 时间分布

从图6-1中可以看出2015—2021年我国医联体政策文件颁布数量的总体变化趋势。在2015年之前，我国医联体建设处于概念酝酿阶段和建设推广阶段，2009年国务院发布的文件《中共中央国务院关于深化医药卫生体制改革的意见》（中发〔2009〕6号）中，首次提到分级诊疗的概念，这也标志着全新医联体概念的诞生。从2015年开始，中共中央大量出台与医联体建设相关的政策文件，与医联体有关的政策开始逐渐增多，2015年颁布了4份，2016年颁布了6份，2017年颁布了4份，2018年颁布了7份，2019年颁布了3份，2020年颁布了2份，2021年颁布了3份。2015—2021年这7年间，国家一共颁布了29份与医联体相关的政策，2018年颁布文件的数量最多，平均每年颁布4.1份。

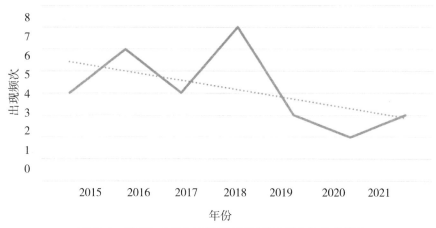

图6-1　2015—2021年我国国医联体政策文件分布情况

2. 层级分布

图6-2显示了2015—2021年我国医联体政策的层级分布情况。在所有的29份医联体政策中，通知有16份，占政策总数的55.17%；意见有10份，占政策总数的34.48%；法律法规有2份，占政策总数的6.90%；纲要有1份，占政策总数的3.45%。由此可以看出，我国医联体政策的发布形式主要是以"通知"和"意

见"为主,这两种形式的政策占所有政策数量的89.66%。与此同时,"纲要"和"法律法规"形式的政策相对而言很少,仅有的两份"法律法规"形式的政策还是以试行管理办法和规范的形式发布。甚至,以"条例""标准""规定"等形式发布的有关医联体的政策,在我国尚处于空白状态。

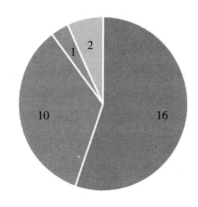

图6-2 2015—2021年我国医联体政策层级分布情况

3. 文件类型分布

按照文件内容将政策分为核心政策文件、支撑文件和其他文件3类。核心政策文件指其标题涵盖"医联体",在内容上表现为属于医联体的顶层设计或全文皆围绕医联体建设进行工作部署。支撑文件指出现为医联体建设提供支撑与辅助的政策内容,但政策本身并不以医联体为主。其他文件指医疗领域内除医联体建设外的其他领域的专门性文件。如表6-1中所示,2015—2021年间,国务院和国家部委共计出台29份内容涉及医联体建设的文件,其中核心文件9份,支撑文件9份,其他文件11份。

表6-1 2015—2021年我国医联体政策类型分布情况

年份	核心文件	支撑文件	其他文件	合计
2015	0	4	0	4
2016	2	1	3	6
2017	1	1	2	4
2018	2	2	3	7
2019	2	0	1	3

续表

年份	核心文件	支撑文件	其他文件	合计
2020	1	0	1	2
2021	1	1	1	3

4. 主体分布

（1）如表6-2所示为独立发文机构的分布情况，在所有29份医联体政策文件中，由单独机构发布的有18份。独立发文的部门有国务院办公厅、中华人民共和国国家卫生和计划生育委员会（以下简称"国家卫计委"）、国家卫建委。独立颁布政策最多的机构是国务院办公厅，共发布了16份，占独立发文数的88.89%；其次是国家卫计委和国家卫健委，各发布了1份，各占独立发文数的5.56%。

表6-2 医联体政策独立发文机构的分布情况

单位	发文数（份）	占单独发文数的百分比（%）
国务院办公厅	16	88.89
国家卫计委	1	5.56
国家卫建委	1	5.56
合计	18	100.00

（2）如表6-3所示为联合发文机构的分布情况。医联体建设是推进分级诊疗的重要一步，也越来越受到国家的重视，医联体建设离不开国家各个部门之间的配合与合作，要制定出更加合理有效的医联体政策，必须依靠各个部门之间的合作。

通过对筛选的29篇医联体政策的发文机构进行统计，国家中医药管理局、国家卫建委、国务院办公厅等部门都参与了医联体政策的发布。在发布的29篇政策文本中，有11篇是由多个部门联合发布的，占全部政策的37.93%。在所有联合发布的文件中，由国家卫建委（含国家卫计委）与国家中医药管理局联合发布的文件有9篇，在所有联合发布文件中数量占比最大，占所有联合发文数的81.82%。通过以上的数据分析可知，国家卫建委在我国医联体政策的实行中发挥了重要作用，几乎在所有联合发布的政策文本中均有参与，并且与其联合发文最多的部门是国家中医药管理局。

表 6-3 医联体政策联合发文机构的分布情况

序号	单位	发文数（份）	占联合发文数的百分比（%）
1	国家中医药管理局	9	81.82
2	国家卫生健康委员会	7	63.64
3	国务院办公厅	2	18.18
4	中共中央办公厅	2	18.18
5	国家卫计委	2	18.18

二、政策分析框架界定

政策工具指公共政策主体为实现公共政策目标所能采用的各种手段的总称。政策工具分析是以政策的结构性为出发点，认为政策是由各个政策工具单元组合而成的，因此，合理地选择和使用政策工具对实现政策目标至关重要。

（一）X 维度：基本政策工具维度

目前，国内外学者对政策工具的分类有多种形式，尚无定论。本研究认为医联体的构建关键在于解决医疗资源分配不均的问题，合理引导供需双方行为，通过上下互动、连通和协同，引导病人合理就医。因此，采用 Rothwell 的政策工具分类法较为适合。这种分类方法在分析医药卫生政策时，也得到了国内研究者的采纳。本研究从需方、供方和环境三方面对医联体建设政策文件进行分析。其中，需求型和供给型政策工具对医联体发展起直接的推动或拉动作用。相较而言，环境型政策工具则是通过优化外部环境起间接的影响作用。

（二）Y 维度：整合医疗维度

医联体在建设过程中体现了医疗资源整合的趋势，表现为不同层级与不同层次的医疗机构在不同服务类别上实现各要素的有机整合，建构起综合协调的管理模式，以期为人民群众提供整体、连续、一体化的医疗健康服务。由此本研究以 Valentijn（2016）的彩虹模型为基础，结合我国卫生政策的特点，将医联体建设政策工具分为宏观、中观、微观及支持要素 4 个层次，涵盖了系统整合、专业整合、组织整合、临床整合、功能整合及规范整合6个方面。

基于以上两个维度形成我国医联体政策的二维分析框架，如图6-3所示。

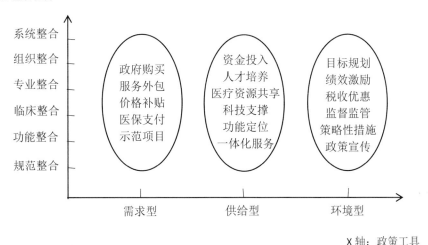

图 6-3 医联体政策二维分析框架

三、政策分析结果与结论

（一）政策工具统计分析

1. X 维度政策工具分布情况

在医联体建设的政策执行过程中，中央政府结合我国实际，分别利用了需求、供给和环境3个类型的政策工具。如表6-4所示，政策工具维度共编码225条，需求型占18.67%，供给型占31.11%，环境型占比最多达到了50.22%。进一步分析其子条目发现，在需求型政策工具中，医保支付工具被使用最多，占6.67%，价格补贴工具被使用较少，仅仅出现3次，占1.33%。在供给型政策工具中，科技支撑工具和医疗资源共享工具应用最多，各占7.56%，资金支持工具应用较少，占1.78%。在环境型政策工具中，目标规划和监督监管工具相应较多，分别占总样本比例的17.78%、13.78%，而税收优惠工具没有被使用。

表6-4 X维度政策工具分布情况

政策工具类型	政策工具名称	条目（条）	构成比（%）
需求型	政府购买	9	4.00
	服务外包	7	3.11
	价格补贴	3	1.33
	医保支付	15	6.67
	示范项目	8	3.56
供给型	资金支持	4	1.78
	人才建设	12	5.33
	医疗资源共享	17	7.56
	科技支撑	17	7.56
	功能定位	11	4.89
	一体化服务	9	4.00
环境型	目标规划	40	17.78
	绩效激励	15	6.67
	税收优惠	—	—
	监督监管	31	13.78
	策略性措施	21	9.33
	政策宣传	6	2.67
合计		225	100

2. Y维度政策工具分布情况

需要指出的是，在所有的政策编码中，不是所有条目都涉及整合医疗维度，故在Y维度编码过程中排除了与其政策工具含义明显不同的政策条目，所以与总编码条数有所差异。如表6-5所示，从Y维度角度来看，在225条政策编码中，涉及宏观层面的政策条目有32条，中观层面有36条，微观层面有15条，体现支持要素工具的有48条。

表6-5 Y维度政策工具分布情况

政策工具类型	政策工具名称	条目（条）	构成比（%）
宏观层面	系统整合	32	24.43
中观层面	专业整合	11	8.40
	组织整合	25	19.08
微观层面	临床整合	15	11.45
支持要素	功能整合	33	25.19
	规范整合	15	11.45
合计		131	100.00

第六章 医疗联合体与分级诊疗

（二）关于医疗联合体政策的讨论与建议

1. 医疗联合体建设 X 维度分析

（1）政策工具应用不合理，结构有待进一步优化。由于我国医疗服务体系呈现"金字塔"形架构与医疗资源配置和患者就医的"倒金字塔"形现状，医联体内部成员在服务能力、利益诉求、功能定位等方面的差距比较大，利益分配机制相对复杂。特别需要中央政府在把握政策损益补偿规律的基础上，以社会整体利益作为抉择标准，通过树立先期目标和发展愿景，引导医联体建设。同时须以医务人员薪酬制度改革为抓手，采用货币激励的方式，减少对新政策的排斥效应。此外，还要重视监督监管，确保政策执行到位。另外，环境型政策工具的过溢使用，直接导致了需求型政策工具的使用不足。需求型政策是拉动医联体发展的直接动力，它的过分欠缺，很可能使政策效力弱化，拉长政策低效期时段，给医联体建设造成阻碍。所以，增加需求型政策工具应成为未来一段时间内我国医联体建设政策的主要关注点，应发挥医保基金的"经济杠杆效应"，探索实施医联体内统一医保结算制度，打造利益共同体，从而实现"生存—成长—发展—共赢"的正向循环发展；继续支持社会办医加入体系建设中，拓展多层次多样化服务，增强医联体建设的内部活力；同时，不应忽视使医联体建设层级有序定位准确化、紧密合作技术同质化、医疗健康保障完善化供给型工具的作用。

（2）内部结构不均衡，应审慎使用政策工具。从 X 维度的分析结果可以看出，在需求型政策工具之中，价格补贴工具运用不足。在供给型工具中资金投入工具应用欠缺，这可能同政府财政资金紧张，未切实履行对公立医院的 6 项投入职责相关。在环境型政策工具之中，目标规划政策工具受到密切关注，共使用 40 次，而税收优惠政策未被使用，这可能是卫生部门和税务部门之间相互沟通协作较少，欠缺常态化的综合协调关系所导致的。优化各政策工具的内部结构是政府下一步工作的重点方向。首先，应加强价格补贴工具的运用。须理顺医疗服务比价关系，逐步提高医疗服务中技术劳务性收入的比重，体现医务人员的劳务价值，这不仅仅调动了医务人员的积极性，也相应地减轻了财政压力。其次，在供给型政策方面，持续关注资金支持工具应用的比例，为了真正连接医疗服务与人财物管理，达到互联互通、资源整合和共享，医疗资源管理中心、区域诊察中心、互联网医疗协作平台、信息化系统平台的建设必不可少，而目前中央专项资金有限，加之地方

分级诊疗制度优化研究

财政困难,导致建设资金匮乏。政府须切实履行对医联体的财政投入责任,优化投入方向和结构,筑牢医联体的建设根基。再次,重视税收优惠政策的作用,公立医院作为为社会公众利益服务而设立和运营的医疗机构,理应作为天然的免税政策受益者,但目前其基建项目、劳动与知识密集型的进修培训服务、临床试验研究服务,仍被收取不同科目的税种,建议尽快制定相应的免税、税收优惠政策,助力医联体建设。

2. 医疗联合体建设 Y 维度分析

本研究结果显示,医联体建设政策工具在宏观层面和支持要素占比较高,而中观、微观层面政策工具的使用略显不足。由于医疗整合是一个动态、连续的过程,其相互连接、环环相扣,整合层次合理才能使整体功能大于各要素功能的简单相加。鉴于此,政府可以做出以下调整和改变:

(1)减少系统整合工具使用。系统整合主要体现了国家的意志,是基于国家能力做出的选择,强调行政的权威性。采用严谨的医疗管理制度来保证上下协调,以及院际通畅的分级诊疗制度来保障就医秩序,考虑到医联体建设内涵、执行资源的配置已经逐步明确,今后可适当减少使用此种工具。

(2)增加专业整合工具的使用。专业整合要求医务人员一方面要具备充足的技能,另一方面又要适配不同团体间协作关系,而现实是:基层医院人员能力明显不足,既无法切实充当居民健康"守门人"的职责,又无法承接上级医院的下转病人。所以应着力构建医师协作机制,注重上下级人员的培训与交流,通过对口帮扶、业务指导等形式切实提升基层医疗服务能力。

(3)发挥临床整合工具的作用。临床整合的要点是将病人视为一个整体,而不单纯将其作为疾病的载体,应为其制订诊断、治疗、长期保健乃至健康促进的整体服务方案。长期以来,各类机构过度偏重精细化分工和以医疗为重点的服务方式,不符合"健康中国"建设的总体要求。可基于机构各自的诊疗能力开发共享的临床和转诊指南,架构起"诊疗—康复—长期护理"连续服务模式,为居民提供真正科学的连续、可及、综合、协调的医疗服务。

第三节 我国医疗联合体建设模式及案例

一、城市医疗集团：罗湖模式

（一）建设背景

罗湖区隶属于广东省深圳市，是深圳市的中心城区之一。深圳市总体医疗资源相对于北京、上海等经济发达城市而言较为短缺，2015年罗湖区并无区属三级医院，仅拥有2家市属三级医院。深圳市罗湖区在医疗领域存在着以下问题：①医疗资源配置不公平，基层医疗资源相对稀缺。尽管罗湖区内拥有多家社康中心，但其接诊量少，医疗服务水平较低，整体医疗服务水平不高，导致患者对基层医疗卫生机构的不信任，进一步导致大医院出现人满为患的现象；②区内各级医疗机构的联系度不高。罗湖区内各医院存在着职能部门重复设立、卫生资源重复投入等问题，医院之间缺乏紧密而有效的联系，患者就诊信息无法互联互通，导致"信息孤岛"现象的出现。

2010年，深圳市被确定为公立医院改革国家联系试点城市。2015年5月，深圳市政府发布了《深圳市深化公立医院综合改革实施方案》（深府办函〔2015〕80号），同年6月，罗湖区印发了《深圳市罗湖区公立医院综合改革实施方案》（罗委函〔2015〕24号），文件中都提出要建立多种形式的医联体。2015年8月20日，深圳市罗湖区率先对区内人民医院、中医院、妇幼保健院等医疗卫生机构进行整合，成立罗湖医院集团，这标志着罗湖医改步入一个全新的阶段。

（二）主要做法

1. 构建强大的初级医疗卫生服务网络

（1）社康中心的建设。罗湖区对区域卫生资源进行整合，促进优质资源下沉。以街道为单位建立社康中心，形成医疗服务网络，打造"15分钟基层医疗服务圈"，增强患者的医疗服务可及性；同时，改善社康中心的人员、药品等重要医疗资源的配置水平，增强基层医疗卫生机构的硬件设施配备，促进基层首诊的形成。

（2）大力推广家庭医生签约制度。通过转岗或招聘等手段加强全科医生的队

分级诊疗制度优化研究

伍建设，提升家庭医生数量，同时积极组建家庭医生服务团队，为签约居民提供预约门诊、慢病管理、优先转诊等服务。

2. 进行医疗联合体法人治理制度的改革

罗湖区对法人治理制度进行了改革：①转变政府对医院的管理和领导方式。建立医院管理理事会，该理事会由区领导、有关部门、社会知名人士组成，他们拥有重大事项决策权。②改变医院内部的运行模式。医疗集团实行理事会领导下的院长负责制，对院长实行聘任制，在给予院长充分管理权的同时加强对院长的绩效考核，以形成院长权力制约机制。

3. 以"大健康"理念为导向

（1）加强医教融合。罗湖医院集团社康家庭医生服务团队通过入驻辖区中小学医务室，加强对学生的健康教育和健康宣传工作，对学生开展较为全面的健康管理工作，增强学生及其家长在日常生活中预防疾病的意识，通过健康教育减少人群疾病的发生。

（2）加强医防融合。加强传染病、慢性病等重大疾病的防控工作，如在辖区内启动老年人肺癌筛查项目，做到"早发现、早诊断、早治疗"，提高癌症患者的5年生存率。同时鼓励疾病预防控制中心的公共卫生人员下沉到基层，实现医疗服务与公共卫生服务的有效结合，加强社康中心心理咨询室等机构的设置，为居民提供更加全面的健康服务。

4. 推进医保支付方式改革

沿用"总额预付，结余留用"的医保支付方式，开展按服务单元付费、按病种付费等多元支付方式的改革，控制医疗费用的不合理增长。罗湖区开展以健康效果为导向的医保支付方式改革，使医保制度改革创新的重点由"控制费用"转为"维护健康"，既推动了"健康中国"战略的实施，也为医保改革提供了实践基础。

5. 推动医疗联合体内的信息化建设

（1）自主研发"健康罗湖"APP。鼓励患者通过APP进行实名注册和认证，APP不仅可以使患者的就诊机构在短时间内获取有用信息，而且促进了患者诊疗信息在各级医疗机构之间的共享，方便患者在上下级机构之间进行转诊。

（2）推动远程医疗建设。罗湖医疗集团致力于打破医疗机构之间的信息壁垒，推动基层医疗卫生机构与上级医院之间的信息共享。通过设置影像中心，实现了区域内影像以及跨区域影像的传输，以信息化为手段推动远程医疗建设，提高医疗服务的便利性和可及性。

（三）建设效果评价

2017年9月1日，国家卫计委、国务院深化医药卫生体制改革领导小组办公室（简称"国务院医改办"）在深圳召开全国医联体建设现场推进会，以罗湖医院集团为代表的"罗湖模式"成为会议的讨论焦点，国家卫计委充分肯定了深圳市和罗湖区在医联体建设中的"四大亮点"，即系统优化、服务协同、机制创新、激励引导。作为全国医改的标杆，深圳医联体的建设取得了以下成效：

1. 基层医疗卫生服务能力显著提升

通过加强社康中心的建设，提升了基层医疗卫生机构的服务能力，增强了老百姓对基层医疗卫生机构的信赖程度，从而形成基层首诊的就医意识。医院诊疗量逐步降低，社康中心的基本诊疗量逐渐上升，分级诊疗水到渠成。

2. 医院集团整体绩效和运营效率提高

按照"人员编制一体化、运行管理一体化、医疗服务一体化"的原则组建医院集团，使得医院集团的运营成本降低，职工薪酬增加，集团资源共享中心的建立也减少了部分卫生资源的重复投入，提升了资源利用效率。

3. 居民健康水平和就医满意度提高

罗湖医疗集团坚持以预防为主，以"大健康"理念为导向，向居民提供多元化的医疗服务和公共卫生服务，提升了居民健康素养水平。同时，医联体内的去编制化管理促使医务人员更加尽职尽责地为患者服务，患者满意度逐年提升。

4. 为医疗卫生服务体系改革提供可借鉴的实践经验

罗湖医改的成功引起了社会的广泛关注，国务院办公厅和广东省人民政府均出台了推广罗湖医改经验的相关文件。罗湖医改模式已在河北省、陕西省、山西省,以及江苏南京、福建三明等地得到推广,为这些地区的医改工作和医疗卫生事业发展提供了有力借鉴。

(四)启示和借鉴

罗湖医改打造了四个"共同体",即管理共同体、责任共同体、利益共同体和服务共同体,扎实推进医联体建设。罗湖区医联体建设中的很多具体措施都值得其他地区借鉴:①城市医联体建设使得各级医疗机构实现一体化管理,具备相对完善的团队发展政策,提升了团队工作效率;②城市医联体内部的医疗机构沟通紧密,使得医疗资源得到合理有效的配置,提升了患者的就医质量;③有利于推动医疗资源下沉到基层,提升基层医疗卫生机构的服务能力,进而推动基层首诊和双向转诊的实现。

虽然罗湖医改取得了显著成效,但深圳市为增强基层医疗卫生机构服务能力所投入的时间、精力和金钱,是很多地方无法做到的。如何有效推动医务人员薪酬制度改革是该模式推行的重要问题,"高薪聘医"制度可能会增加医院的运行压力,最终增加患者的就医负担,造成新的"看病难、看病贵"问题。各省市需要根据本地区的实际情况,有选择地借鉴罗湖医改的经验,推进医联体建设。

二、县域医共体:天长模式

(一)建设背景

天长市为安徽省县级市,素有"安徽东大门"之称。安徽省作为我国的农业大省,县域医疗资源相对短缺,各级医疗机构之间缺乏有效的沟通和分工协作机制,医疗资源利用效率不高。

2012年10月,天长市率先启动县级公立医院综合改革工作,改革虽然取得了一定成效,但依然存在医疗技术水平不高、基层医疗卫生机构服务能力不强等问题。2015年10月,天长市启动县域医共体改革工作,安徽省深化医药卫生体制改革领导小组办公室、安徽省卫生和计划生育委员会等部门出台了《关于开展县域医疗服务共同体试点工作的指导意见》(皖医改办〔2015〕6号),标志着县域医共体的正式成立。天长市组建了3个县域医共体,分别以2所县级公立医院和 1 所民营医院作为牵头医院，建立医共体分工协作机制，进而推动分级诊疗制度的建立。

（二）主要做法

1. 建立健全法人治理结构

天长市设计了 3 个医共体，分别为人民医院医共体、中医院医共体和天康医院医共体，医共体内各级医疗机构分别为独立法人代表。天长市在探索建立松散型医共体模式的同时，构建了理事会形式的法人治理结构，各县域医共体进行管理体制的创新，实行理事会领导下的分院院长负责制。

2. 推进医保支付方式改革

天长市推进按人头总额预算的医保支付方式改革，促进县域内就医秩序的合理化。天长市根据辖区内参合居民总数进行资金筹集，预算基金由参保人头费用转换而来，总预算基金用于辖区内居民门诊、住院等费用的报销。与此同时，县级公立医院开展临床路径管理，规范医务人员的行医行为，实行按病种付费的"浮动定额"支付，提高了基金的使用效率。

3. 对医共体内的人员实行统一管理

一方面，为了提升基层医疗卫生机构的服务能力，促进县域卫生人才的有效流动，天长市医共体内建立了灵活统一的人才管理机制，在此基础上有针对性地开展对口帮扶，通过技术支持、人才培养等手段，提升县域服务能力；另一方面，理事会负责医共体内人员的考核、培训、进修等事宜，同时在县级医院和基层医疗卫生机构设置一定数量的流动岗位，促进人才在卫生机构之间的流动。

4. 推进医共体内的信息化建设

为了促进医共体内医疗机构之间的信息互通和资源共享，天长市建立了五大信息中心：检验中心、影像中心、病理中心、心电中心和区域信息系统，实现了医共体内成员单位之间的优质卫生资源共享。同时开通上下转诊平台，患者可通过该平台进行预约就诊和检查，促进患者在上下级医疗机构之间进行双向转诊。天长市还开展远程医疗建设，通过信息化手段，实现县级医院对基层医疗卫生机构的帮扶，提高基层卫生机构的能力。

5. 建立县乡两级的分工协作机制

一方面，通过规定县级医院和基层医疗卫生机构的诊疗范围，明确各级医疗机构的功能定位，医共体牵头单位与基层医疗卫生机构签订双向转诊协议书，建立双向转诊制度；另一方面，实行财政经费定向补助政策，同时改革基层医疗卫生机构的绩效管理制度，提升基层医务人员的绩效奖励水平，进一步加强基层医疗卫生机构的服务能力，促进基层首诊的实现。

6. 推动医疗服务模式改革

天长市医共体基于以健康管理为核心的理念，推动一体化卫生服务的提供，构建了由县级公立医院、基层医疗卫生机构和专业公共卫生机构组成的健康管理网络。在县级公立医院中设置健康管理中心，为患者提供较为全面的健康管理服务；公共卫生机构通过信息管理平台强化居民健康档案的管理，提高健康管理水平；基层医疗卫生机构通过开展家庭医生签约服务，推动基层首诊的实现。

（三）建设效果评价

1. 县域医疗服务能力和质量不断提高

天长市开展医共体建设以来，县域医疗资源配置水平得到了提升，每千人口床位数、每千人口执业医师数、每千人口注册护士数在逐渐增加，全科医师数也有所提升。通过推动优质资源下沉，提升了县域医疗服务质量和整体运行效率，同时也使县域内医疗服务能力不断提高。

2. 县乡两级医疗机构协同增强

县级医院与基层医疗卫生机构之间帮扶机制和双向转诊制度的建立，使县乡两级卫生机构形成了紧密的合作关系。医共体牵头单位对基层医疗卫生机构开展专家帮扶和指导活动，推动医疗资源下沉。医共体内绿色转诊通道的建立也促进了双向转诊的实现，进一步增强了县乡两级医疗机构的沟通与协作，使患者享受更加全面、便捷的医疗服务。

3. 县域医疗费用得到进一步控制

天长市建立医共体后，县域内医疗费用增长率得到有效控制，门诊患者次均医药费用和患者人均住院费用均有所下降。此外，随着医保报销水平的不断提升，患者的看病负担也得到了一定程度的减轻，提高了患者的就医满意度。

（四）启示和借鉴

天长市医改打出了一套"组合拳"，基本实现区域内人、财、物的统一管理，改变了过去市镇村医疗机构各自为政、争夺病人的竞争关系，为其他地区的医共体建设提供了实践经验。通过建立县域医共体，优化了区域医疗资源配置，同时也提升了区域内医疗服务体系的整体效率，切实增强了基层医疗卫生机构的服务能力。医共体建设是推行分级诊疗的重要途径，对区域医疗资源进行整合，有利于缓解大医院的就诊压力，有效实现患者分流，推动基层首诊、双向转诊的实现。

但天长模式也存在推广障碍：①基层医务人员短缺的问题仍未得到有效解决。虽然天长市医共体致力于推动优质医疗资源下沉，但由于财政补助和人员编制等问题，医务人员去基层医疗卫生机构工作的积极性不高。②县域信息化建设水平有待提高。由于资金问题，医共体内的信息设备存在老化、功能受损等现象，且双向转诊平台尚未全面覆盖，电子健康档案和电子病历等也未实现完全互联互通，与预期建设目标仍存在较大差距。③患者就医流向还须进一步引导。患者在经济条件允许的情况下，还是倾向于去大医院就医，"看病难"问题仍然存在，患者在主观上的传统就医观念并未完全改变，还需要进一步提升基层医疗卫生机构的服务能力，提高患者对基层医疗卫生机构的信任程度，促进基层首诊的实现。其他省市要根据本地区的实际情况，有选择地吸收改革经验，推动本地区的医共体建设和分级治疗制度的落实。

三、跨区域专科联盟：北京儿童医院集团模式

（一）建设背景

近年来，随着我国社会经济的发展和人们生活水平的提高，人们对儿童的医

分级诊疗制度优化研究

疗服务需求逐渐增高。我国目前存在新生儿增多、儿科资源总量匮乏的现象。与此同时，我国儿科医疗资源还存在分布不平衡的问题，儿童医院城乡分布不均，优质儿科医疗资源集中在少数大城市，基层儿科医疗机构严重稀缺，儿科医务人才严重不足。

2013年5月31日，为了提升儿科等薄弱领域重点专科的诊疗能力，提高资源使用效率，北京儿童医院牵头组建跨省专科联盟，正式成立北京儿童医院集团，并于2016年更名为"福棠儿童医学发展研究中心"。北京儿童医院集团是国内首个跨区域的儿科专科联盟，通过实现"专家、临床、科研、教学、管理、预防"的六个共享，探索建立"病人不动、医生移动"的医疗服务新模式，致力于带动儿科整体水平的提升，推动儿科分级诊疗体系建设。

（二）主要做法

1. 通过四级体系助力分级诊疗

2017年北京儿童医院升级为国家儿童医学中心，在原有的"北京—省级—县级"三级儿科诊疗网的基础上建设"国家—北京—省级—县级"四级诊疗体系，四级儿童医疗卫生服务体系的建立有利于推动分级诊疗的实施。该体系以县域基层为重点，通过进一步加大对儿童专科医院和综合医院儿科的帮扶力度，发挥其对提升县域和基层诊疗能力的辐射带动作用，不断提升基层诊疗能力和医疗服务水平，让广大基层患儿在家门口就能享受到优质的医疗服务，提高医疗服务可及性。

2. 全面开展医疗质量同质化工作

北京儿童医院集团为了提升医疗服务质量，提出医疗质量同质化的概念。医疗质量同质化指的是医联体内任何一家医疗机构的医务人员所拥有的临床诊疗、护理技能基本一致，并不存在明显差异，具有同种医疗需求的患者在医联体内都能得到相同质量的医疗服务。以生产和管理的标准化推动医疗质量的同质化，使集团真正实现"强强联合"，同时理事会、秘书处、学术委员会3个管理机构为集团的良好运行提供了制度保障，大规模质量管理培训活动的开展也促进了成员医院质量管理体系的完善。

3. 通过推动"四个共享"提升医疗服务质量

北京儿童医院集团提出的"四个共享"是推动医疗质量同质化的重要举措：①专家共享。通过组建专家组开展学术交流活动，推动医疗诊疗技术的同质化发展。②临床共享。集团成员医院自愿组建协作组，推动集团内诊疗规范的统一，同时各医院之间还通过科室合作的方式开展临床共享工作。③科研共享。集团成员医院通过整合专家资源，共同申请科研课题，挖掘各医院的科研潜力，提升科研水平。④教学共享。集团内各医院间建立相互进修的学习体系，开展教学及培训工作，有利于提升儿科卫生人力资源的整体水平，加强人才队伍建设。

4. 利用信息化手段优化资源配置

北京儿童医院集团在北京儿童医院建立远程会诊中心，借助远程技术使全国患者在当地就能享受到集团内优质的医疗服务。会诊中心启动后，通过视频会诊、异地会诊等手段，大大提高了基层医疗卫生机构的服务能力，推动优质医疗资源下沉。此外，集团还通过构建医疗信息系统，实现不同医院间患者信息的共享。

（三）建设效果评价

1. 有效推动优质医疗资源下沉

通过开展集团内部专家巡讲、示教等活动，大大推动了集团内医疗质量同质化，成员医院间远程医疗体系和绿色转诊通道的建立，也提升了基层医疗卫生机构对疑难重症患儿的诊疗水平。知名专家团队的深度合作和远程医疗会诊中心的建立，促进了优质医疗资源下沉，也推动了优质资源均等化。

2. 实现专业资源的跨区域整合

北京儿童医院集团等儿科医联体的建立，推动了儿科分级诊疗体系的形成，进而大大提升了儿科整体的医疗水平。专科联盟的建立推动了各地区、各医院之间的资源共享和优势互补，打破了地区和时空的限制，不仅推动了学科发展，还为患者带来了更加优质、安全、高效、便捷的专科医疗服务。

3. 全面促进基层医院学科建设

以北京儿童医院集团为例的跨区域专科联盟，旨在通过深化成员单位间的专业合作和协同诊治，建立行之有效的业务指导与合作机制，突出专科特色。北京儿童医院集团的建立大大提升了儿科的诊疗技术水平，缓解了我国儿科医疗资源稀缺和分布不平衡的问题。同时也通过对儿科人才的教学及培训，带动基层学科建设，实现学科的全面发展。

（四）启示和借鉴

北京儿童医院集团作为跨区域专科联盟，以资源共享和专业整合为核心，实现了儿童医疗资源的优化配置。集团的很多改革措施对其他地区医联体建设都有着借鉴意义。跨区域专科联盟的建立可以实现各医院之间的资源共享和优势互补，以专科协作为纽带，提升重大疾病的救治能力。通过建立规范的诊疗体系，加强学科建设与人才培养，推动医疗技术同质化，促进基层医疗卫生机构诊疗水平的提升，促进区域内重大疾病救治能力的提升，助力分级诊疗的实施。

北京儿童医院集团虽然有效整合了卫生资源，但西部地区资源还没有得到充分利用。长期以来，由于我国各地区间经济发展的不均衡，存在卫生资源配置区域失衡的现象，众多优质卫生资源多集中在较发达的东部地区，而其他经济水平相对较低的中西部地区卫生资源相对不足。

四、远程医疗协作网：中日友好医院模式

（一）建设背景

长期以来，我国存在社会经济发展不均衡、医疗资源配置不公平等现象，建立医联体远程协作网是推动实现分级诊疗制度的重要举措之一。通过医联体协作，实现各医院之间的远程专科教学和案例交流。作为我国远程医疗建设的第一批试点单位，1998年中日友好医院成立了远程医疗中心，积极探索远程医疗的实践模式，在全国发挥了引领示范作用。2010年卫生部启动远程会诊系统建设项目，中日友好医院是该项目的试点单位之一。2012年10月，卫生部批准在中日友好医院设立"卫生部远程医疗管理培训中心"，大大推动了我国远程医疗体系的建设。

原卫生部于2012年批准设立"卫生部远程医疗管理与培训中心"，2018年在国家卫建委的指导下，成立了"国家远程医疗与互联网医学中心"（以下简称"国

家中心")和"国家卫健委基层远程医疗发展指导中心"。三个中心依托于中日友好医院建设和运行,致力于整合优质资源,提升基层医疗卫生机构能力和信息便民惠民能力,利用互联网信息技术推动分级诊疗制度的落实。

(二)主要做法

1. 积极探索有效的合作运行模式

国家中心目前有三种合作运行机制:与医疗机构直接建立远程医疗合作关系、与各省级远程医疗中心或区域远程医疗中心建立远程医疗合作、与远程医疗服务运营第三方公司合作运行。三种合作运行机制使远程医疗得到长期、可持续的发展,使"远程医疗协作网络"实践体系不断完善。

2. 构建多样化的信息技术平台

国家中心拥有30余间专用远程会诊、远程培训室,同时也配置了包括高清视频远程医疗系统,2D、3D远程手术示教系统等多套远程医疗系统。在通信方式上支持SDH(Synchronous Digital Hierarchy,同步数字体系)以太网专线等多种通道,可以满足各地区不同的远程医疗业务需求,确保在最短时间内与基层医院实现远程系统互联。国家中心通过会集中国移动集团、中国电信集团等数十家远程医疗运行维护技术企业,把远程会诊与双向转诊系统、远程培训系统等整合到统一的业务平台中,打破医院间的"信息孤岛"现象,保障业务运行和质量管理同步化。

3. 建立较为完善的质量控制和绩效考核体系

在质量控制方面,远程医疗病历在提交到国家业务中心平台后,医务人员会对提交的病例及其资料进行审核,随后将审核通过的病例分诊至适当的专家团队进行会诊;国家中心质量控制人员全程参与交互式远程会诊,以确保会诊质量;专家的远程会诊会由专人进行评价,并与其绩效考核相关联,在对病例进行随访时,相关专家团队也会进行评价和指导。

在绩效考核方面,对参与远程会诊的专家进行考核,按标准对专家进行奖励和排位,促使专家提高会诊质量,同时采用岗位绩效评价和计件绩效评价相结合的方式对国家中心的工作人员进行考核。

分级诊疗制度优化研究

（三）建设效果评价

1. 推行规范管理，深化远程医疗应用

中日友好医院通过搭建远程医疗平台，利用互联网对全国专科医联体的优质资源进行系统整合，实现资源在各地区的有效共享，同时建立双向转诊平台，推动分级诊疗制度的落实。中日友好医院通过 APP、公众号等平台与患者进行信息交流，推动互联网信息技术与医疗业务的有效融合，方便患者就医，为群众带来便利。远程医疗和互联网医疗解决了患者在各大医院间不停奔波的烦恼，减少了患者的医疗费用支出。且远程医疗协作网的搭建有利于专科医联体实现优质医疗资源的整合，切实提高医疗质量，促进学科发展。

2. 远程医疗支持临床研究

通过远程医疗网络建立专科医联体的大数据中心，推动诊疗的规范化和标准化，同时联合协作单位开展多中心的临床研究，并承担多项重大临床研究课题，促进该领域学科研究的发展。远程医疗使碎片化的卫生资源得到整合，提高了专科领域的医疗协同效率，促进地区间的医疗服务均等化，提升基层医疗卫生能力，提高医疗服务的可及性。

（四）启示和借鉴

远程医疗协作网的建立使医疗服务突破了地域的限制，通过开展专家线上门诊、远程教学培训与学术讲座等方式使技术相对落后的地区得到全面、具体的医疗服务，使偏远地区的患者大为受益，避免了患者长途跋涉去上级医院就诊的现象，节约了检查费用，大大提升了患者就医体验和满意度。国家远程医疗与互联网医学中心等远程医疗平台的建立打破了时间和空间的限制，推动了优势资源的系统整合，专科医联体和协作组的建立推动了医疗质量的提升及诊疗的规范化和专业化。与此同时，国家中心将社会资源吸引到远程医疗体系建设中，利用中国移动通信集团等社会力量的技术优势，促进信息和资源的共享及互联互通。

远程医疗协作网的建立大大推动了分级诊疗制度的落实，但目前远程医疗还没有被国家医保体系作为常规项目纳入医保，不管是社会医疗保险还是商业医疗保险都是如此，仅有个别地区或公司进行了试探性尝试。如果未来能将远程医疗

纳入基本医疗保障体系，必将使远程医疗迎来新的发展机遇，造福更多百姓。各地区在参考中日友好医院模式构建远程医疗协作网时，要注意保护患者的信息安全，同时注重专家线上诊疗的质量控制和监管，使远程医疗体系发挥应有的作用。

五、其他县域医共体：德清模式

（一）建设背景

德清县位于浙江北部，2009年开始探索开展乡镇卫生院改制改革，先后成为县级公立医院改革试点县、浙江省首批县域医共体试点县。德清县的一系列改革虽然取得了一定的成效，但县域医改体制机制矛盾依旧突出。除了人们"重医轻防"的传统观念没有改变、忽视健康管理与疾病预防、基层医疗服务能力不足与专科诊疗能力不强并存等问题，还存在卫生资源分散化、药价虚高等现象。

作为浙江省县域医共体建设11个首批试点县市之一，德清县在借鉴其他省市医改经验的基础上，于2017年10月出台了《关于创新实施医药卫生体制综合改革的若干意见》（德政发〔2017〕52号）和《德清县健康共同体建设实施方案》（德政办发〔2017〕188号），在全省率先开展以医共体建设为主要抓手的县域综合医改工作。

（二）主要做法

1. 推动管理一体化建设

德清县实施"三医"联动改革，将医保、医疗、医药分别由不同的县领导分管，通过整合人力社保局、卫生计生局、发改委和民政局，组建了医疗保障办公室。同时建立了现代医院管理制度，实行理事会领导下的集团院长负责制，通过设立人力资源、基层管理、财务管理等六个管理中心提升各单位的管理水平，落实医共体内人事管理、内部分配、运营管理等自主权，采取医共体内医疗机构唯一法人代表的紧密型架构。

分级诊疗制度优化研究

2. 创新医疗服务体系建设

德清县通过整合全县三家县级医院和12家镇（街道）卫生院资源，组建了武康健康保健集团和新市健康保健集团两个医共体。同时大力开展城市医联体合作，通过县级医院与其他省市大医院合作，建立了邵逸夫医院德清院区、上海市第一人民医院德清分院，构建了省、县医疗机构紧密合作的医疗服务联合体。此外，德清县在全省率先将疾病防控、妇幼保健等公共卫生机构纳入集团，推动了健康共同体建设。

3. 建立"三医"联动新机制

开展医保支付方式改革，实行"总额预算、结余留用、合理超支分担"下的门诊按人头、住院按疾病诊断相关分组为主的多元复合式医保支付方式改革，合理引导双向转诊，促进预防保健和健康管理工作。同时调整医药价格结构，以医共体为单位将药品耗材集中采购、降低不合理检查检验费用等腾出的空间，用于调整提高医疗服务价格，合理体现医务人员劳务技术价值。完善绩效评价考核体系，通过发挥考核激励的指挥棒和杠杆作用，激发医共体的内生动力和发展活力。

4. 开展连续、全周期的医疗服务

德清县医共体秉持"以健康为中心"的服务理念，积极推动医疗与预防的融合，全面推行县乡村慢性病一体化管理，基层医疗卫生机构实行慢性病长处方和慢性病双处方制度，致力于为患者提供集预防保健、医疗、康复、养老等于一体的全周期健康管理服务。同时，医共体着力提升基层医疗服务能力，建立院前预防、院中诊疗、院间转诊、院后康复的全程连续的诊疗服务闭环，推动诊疗服务连续化和一体化。

5. 通过信息化建设实现数据共享互通

医共体通过启用"健康德清"APP和分级诊疗信息系统，实现预约挂号、在线支付、检验检查报告查询、实时转诊等功能。通过信息化手段完成医共体信息平台建设和数据整合，实现各单位之间的数据共享互通。管理者也可以通过"健康德清"平台，实时查阅医共体和各成员单位的相关诊疗与健康数据，提升数据分析、工作决策与综合监管能力。

（三）建设效果评价

1. 基层医疗能力明显提升

通过资源共享和同质化管理，增强了患者对基层医疗卫生机构的信赖程度，基层就诊率和基层门急诊人次数都在逐渐上升。集团模块化培训也使基层医务人员的能力素质得到有效提高，老百姓在家门口就能享受医共体的同质化优质服务。通过增强基层医疗卫生机构的服务能力，引导患者在基层就医，缓解了大医院人满为患的问题，推动分级诊疗格局的形成。

2. 医疗收支结构明显改善

德清县推进医共体建设后，2017年全县公立医院医疗总费用和门诊及住院均次费用分别上涨，但均低于省控目标。2018年公立医院医疗服务收入占比同比提高，药品和检查检验收入占比下降。与此同时，医保基金支出的增长速度得到了缓解。

3. 健康管理水平明显提升

德清医共体运用大数据分析应用、共享经济理念，在全县范围共享床位、医生等医疗资源，为患者提供一站式咨询、一体化管理、一条龙服务，提升了医疗机构的诊疗服务水平。德清县政府与邵逸夫医院合作共建"健康中国示范县"，深入开展健康政策融入、健康服务提升、健康素养促进等工作，大大提升了慢病管理水平，同时也使城乡居民的健康素养得到了提升。

（四）启示和借鉴

德清县坚持以问题为导向，以人民健康为中心，以县域医共体建设为载体，以医保、医疗、医药"三医"联动为抓手，做实服务体系、管理机制、运行机制、制度保障和服务模式，构建以人为本的整合、连续、一体的新型医疗卫生服务体系，全力打造县域医共体的德清模式。通过组建两大紧密运作的健康保健集团，充分整合了医疗资源，推动了管理一体化。通过县级医院与其他省市大医院的紧密合作，提升了县域基层医疗服务能力和急危重症救治水平。同时以"三医"联动改革为保障，组建全国县域首个医疗保障办公室，高效地推动医共体内各项工作的顺利完成。

分级诊疗制度优化研究

德清医共体建设虽然取得了很多成效,但也面临着一些障碍和问题。如"三医"联动改革还需要进一步强化,医保支付力度也有待加强。此外还要进一步深化人事薪酬改革,以提高管理效率,提升医务工作人员的积极性和满意度。基层医疗卫生机构的服务能力仍需要不断加强,以实现优质资源下沉,真正推动分级诊疗制度的落实。

第四节 医疗联合体建设助力分级诊疗

一、医疗联合体模式的未来发展趋势

目前,我国有四大主要医联体模式,即城市医疗集团、县域医共体、跨区域专科联盟和远程医疗协作网,这四种模式都经历了长期的探索与改革,也取得了显著的建设成效。在综合分析医联体四大模式的启示和经验的基础上,结合时代发展的特点,总结出我国医联体模式的未来发展趋势,为医联体的改革发展指明方向,也为分级诊疗制度的进一步优化提供思路。

(一)向集约型医疗联合体的方向发展

集约化管理模式是一种新型的管理方法,该管理模式的特点是将人力、物力、财力、管理等要素进行系统的整合,统一优化配置资源,不仅仅关注医院的规模、患者的数量、业务收入的增加,还考虑到了医疗成本与医院运营过程中的资源浪费。"新医改"政策下,众多医疗集团正由规模型发展模式转向集约化的管理模式,从而为医院的可持续发展探索新思路。

建立集约型医疗集团可以把卫生事业各子系统按功能有机地连接在一起,系统地研究其在运行状态下的整体功能,促使各子系统按照一个方针、目标,协调一致地为社会服务。集约型医联体注重社会效益的实现,致力于扩大服务范围和提升服务质量,通过全面开展成本核算和控制工作,在为患者做好各项服务工作的基础上提升经济效益;注重科研和人才培养,全面提升医务人员的素质,同时还建立新型的人力资源管理体制,实现精简、高效的岗位设置。集约型医联体建设可能是加速卫生事业发展的必然趋势和医疗联合体的最终归宿。

（二）向综合型医疗联合体的方向发展

现代医学模式强调从整体医学出发，把人看成一个多层次的完整的连续体，在疾病和健康上考虑生物、心理、社会等各种因素的综合作用。当今疾病的治疗需要考虑遗传因素、行为因素、心理因素和社会环境因素等多方面的影响。所以，面对新的发展形势，医联体在发挥医疗与救治这些基本功能的同时，更要注重预防医学和社会医学的应用，对疾病做出整体性、综合性的诊断，为患者提供连续、一体化的医疗服务，同时积极为公众提供预防服务、社会服务、心理服务，逐步形成多领域、多样化、多层次的医疗卫生服务格局，积极推动医防融合，朝着综合型医联体的方向发展。

（三）向创新型医疗联合体的方向发展

随着信息网络化和经济全球化时代的到来，各行各业都面临着新时代的挑战和考验，创新是推动组织向前发展的不竭动力。对于医联体建设而言，创新同样也关系着医联体的建设和发展。新时代的医联体要满足医疗卫生市场呈现出的多元化需求，就必须积极寻求变革与创新，将医疗卫生市场和自身发展的实际相结合，谋划新的发展思路，采取新的发展手段。创新人才队伍和管理模式，利用医联体内的资源优势开发新技术，建立起符合市场需求的新的运行机制。通过预测新技术的市场前景，不断开展新技术和新业务，以实现自身的创新发展，向创新型医联体的方向稳步迈进。

（四）向开放型医疗联合体的方向发展

开放包容、合作共赢一直是现代医疗秉持的发展理念，随着经济全球化的发展，各个国家之间的交流与合作日益紧密。为了增进医疗服务管理、医学专业技术领域的交流与合作，促进医学相关专业领域高素质人才培养与科研合作，提升中国及其他国家的医疗服务能力和医疗服务管理水平，医联体将会以适应国际化要求的现代医联体建设为目标，更加注重国际化的发展方向。通过借鉴国外先进的技术经验和管理经验，为医联体的可持续发展注入新的活力，实现医联体的技术水平、管理水平与国际接轨，全面呈现出开放型、国际化医联体的发展态势。

（五）向品牌型医疗联合体的方向发展

品牌是一个企业或组织核心价值的体现，也是其服务质量和信誉的保证。对于医联体而言，品牌可以成为医联体的无形资产，提升医联体的核心竞争力。未来医疗卫生行业的竞争，除了医疗技术与医疗服务的竞争，更重要的是品牌的竞争，品牌建设的目的就是使该医联体在患者就医时成为其首要选择。文化是决定医联体核心竞争力的关键，品牌型医联体的建设需要积极发挥文化的引领带动作用，形成本医联体独有的品牌特征，从而形成持久的品牌竞争力。只有如此，医联体才能在激烈的市场竞争中焕发生命活力，为我国医疗卫生事业的发展做出应有的贡献。

二、推进医疗联合体建设，优化分级诊疗制度

通过对我国医联体相关政策的梳理与分析，结合医联体建设典型地区的改革经验，对我国医联体建设提出建议，以进一步引导患者有序就医，实现"基层首诊、双向转诊、急慢分治、上下联动"的就医格局，推动分级诊疗制度的优化发展。

（一）政策方面的建议

1. 优化政策工具内部结构，提升分级诊疗制度的运行效果

由于医联体内部成员单位在服务能力、利益诉求、功能定位等方面的差距比较大，利益分配机制相对复杂，所以政府需要根据政策损益补偿规律引导医联体建设。需求型政策是拉动医联体发展的直接动力，增加需求型政策工具应成为未来一段时间内我国医联体建设政策的主要关注点，要注意发挥医保基金的杠杆作用，同时也不能忽视供给型工具的使用。需求型、供给型和环境型政策工具的合理运用，可以进一步推动医联体政策的有效运行，多种政策工具的联合使用也可以提升医联体政策的运行效果，从而推动分级诊疗制度的落实。

2. 加强政策的执行力度，引导有序就医格局的形成

目前我国现行的医联体相关政策，在执行力度上呈现出效力层级偏低和多部

门共治不足的特征,医联体建设需要多个部门的共同参与,政策的执行力度对政策效果有着直接影响。政府要加强医联体政策的顶层设计,明确医联体内部各级医疗机构的责任,提升各单位的分工协作水平。此外,政府要注重发挥各地区、各领域医联体政策的协同作用,通过发挥政策的叠加效应来推进相关政策顺利落地。医联体政策执行力度的加强将进一步提升政策的实施效果,推动政策目标的实现,引导分级诊疗就医格局的形成。

3. 平衡利益相关者的关系,推动分级诊疗制度的落实

医联体政策的颁布和落实涉及多个利益相关者,如政府、医疗机构、医生、患者等,政府制定的政策对各利益相关者的行为具有一定的引导作用。政府在医联体的建设过程中必须兼顾各利益主体的利益,对于处于弱势地位的利益主体要给予适当的政策倾斜,通过政策的颁布引导各利益相关者的行为。政府要充分发挥主导作用,均衡各方利益,在关注患者医疗负担的同时也要重视医生的激励机制,提升医院的服务能力,推动分级诊疗制度的进一步落实。

(二)运行方面的建议

1. 加强监管与考核,提升医疗服务质量

随着医保支付制度的改革,医联体的权限和权力在不断增强,医保基金打包支付也提高了医联体资金运行的自主性。卫生和医保等相关部门应该加强对医联体的考核与监管,确保医联体内部各医疗机构的正常规范运行,监管的内容包括医疗服务的质量和行为、医保支付制度改革结余基金的合理分配和使用等各个方面,尤其要加强对医保经办机构的监督管理,使其运行更加规范化、透明化。医疗机构的规范化运行有利于提高患者的就医满意度,医疗服务质量的提升也可以增强居民对医疗机构的信赖程度,进一步推动基层首诊和双向转诊的实现。

2. 发挥牵头单位的带动作用,提升基层机构的服务能力

医联体中的牵头医疗机构对医联体的高效运行发挥着重要的作用,上级医疗机构对下级医疗机构的帮扶可以大幅提升基层医疗能力,提高基层的卫生资源配置水平,增强患者对基层医疗卫生机构的信赖程度,推动基层首诊的形成。但基

分级诊疗制度优化研究

层医疗卫生机构不可过分依赖上级的帮助，也要学会抓住机遇提升自己的服务能力，可以通过改革人才招聘和使用制度来增强基层的人力资源水平，切实增强诊疗能力，为患者提供更精准可靠的医疗卫生服务。

3. 提升医务人员待遇，推动优质资源下沉

对于被派遣到基层医疗卫生机构坐诊或任职的医务工作者，县级医院应做好相关人员的待遇补偿工作，以调动医务人员的内在积极性，提升医务工作者在基层的工作满意度，引导其在基层卫生机构踏实工作。相关部门应制订明确的待遇补偿方案，在此基础上还应该对下乡帮扶人员的生活和交通等相关方面进行补贴。在职位晋升方面，也应优先考虑下乡帮扶人员。提高基层医务人员的待遇有助于帮助基层吸引和留住人才，促进基层医疗卫生机构服务能力的提升，真正实现"强基层"的目标，进一步推进基层首诊的实现。

4. 合理使用医保结余基金，规范医务人员行为

医保支付制度是影响医患行为的重要因素，也是实现整合医疗服务的关键政策工具，医保支付制度对政府、医疗机构和患者的行为都起着引导作用。医保支付制度改革结余基金的合理使用可以调动医联体内医务人员的工作积极性，要减少购买基层医疗卫生机构医疗设备和改造就诊环境改造的资金使用，增加用于人员绩效奖励的资金使用，真正调动相关管理人员和医务人员的积极性。通过医保基金的合理使用，促进医务人员行为的规范化，进一步提升医疗服务质量，提高患者满意度。

第七章 家庭医生签约服务与分级诊疗

推进家庭医生签约服务是转变基层医疗卫生服务模式的重要抓手、建设分级诊疗制度的重要基础、构建和谐医患关系的重要途径和应对健康新挑战的重要举措。本章对家庭医生签约服务相关的政策进行了梳理，并围绕家庭医生签约服务制度的几个关键环节描述了政策中的具体规定；应用问卷调查法描述和分析了社区居民对家庭医生签约服务制度的态度、签约意愿及影响因素，及对家庭医生签约服务制度的期望；并利用离散选择实验，在了解和分析社区居民对家庭医生签约服务的需求偏好的基础上，提出符合我国国情的家庭医生签约服务的优化策略，为增强社区居民的主动签约意愿，提高签约率和签约服务的利用率，进一步优化分级诊疗提供理论和现实依据。

第一节 家庭医生签约服务的政策梳理

一、政策梳理

家庭医生作为推动分级诊疗、缓解"看病难"的关键一环，在降低医疗费用、优化卫生资源利用和提升全民健康状况等方面均可起到显著作用。《"健康中国2030"规划纲要》强调，家庭医生是居民健康的"守门人"，家庭医生签约服务是以门诊为主体的第一线医疗照顾，为居民健康提供医疗保健服务，要建设全面、完善的分级诊疗制度。政府部门多次出台相关政策，推动家庭医生签约服务工作，逐步明确该制度在我国医疗体系中的功能。如今，家庭医生制度在我国已

分级诊疗制度优化研究

有多年的发展历程,相关政策要求亦在不断发展、变化。2009年3月,中共中央国务院发布《关于深化医药卫生体制改革的意见》(中发〔2009〕6号),我国家庭医生相关政策主要经历了试点探索、渐进推广及全面实施三个阶段,相关政策内容见表7-1。

表7-1 我国家庭医生签约服务各阶段政策梳理

阶段	序号	政策名称	主要内容
探索阶段	1	《关于深化医药卫生体制改革的意见》(中发〔2009〕6号)	建立公立医院和基层卫生机构分工合作机制,引导一般诊疗下沉到基层,逐步实现社区首诊、分级医疗和双向转诊
	2	《关于印发医药卫生体制五项重点改革2009年工作安排的通知》(国办函〔2009〕75号)	制订以全科医生为重点的基层医疗卫生队伍建设规划;启动实施并督促地方落实对乡村医生承担的公共卫生服务等任务的补助政策
	3	《关于公共卫生与基层医疗卫生事业单位实施绩效工资的指导意见》(人社部发〔2009〕182号)	将岗位绩效工资制度的基层医疗卫生事业单位进一步改革为绩效工资制,对基层卫生人员绩效考核进一步完善
	4	《以全科医生为重点的基层医疗卫生队伍建设规划》(发改社会〔2010〕561号)	提高基层医疗卫生服务水平,改善城乡居民健康水平;到2020年,培养30万名全科医生,逐步形成一支质量较高、结构合理的基层医疗卫生队伍
	5	《医药卫生体制五项重点改革2010年度主要工作安排》(国办函〔2010〕67号)	明确提出建设我国基层医疗卫生机构和人才队伍的目标
	6	《关于印发开展农村订单定向医学生免费培养工作实施意见的通知》(发改社会〔2010〕1198号)	将基层卫生人才队伍建设作为重要议题,并突出了培养和教育方面的政策
积极推广阶段	1	《医药卫生体制五项重点改革2011年度主要工作安排的通知》(国办发〔2011〕8号)	鼓励基层医疗卫生机构开展主动服务、上门服务和巡回医疗,鼓励有条件的地区积极建立全科医生团队,推进家庭签约医生服务;要求提高乡镇卫生院和社区卫生服务机构门诊量占医疗卫生机构门诊总量的比例
	2	《关于建立全科医生制度的指导意见》(国发〔2011〕23号)	基层医疗卫生是医药卫生事业改革的重点,建立全科医生制度促进医疗卫生服务模式转变,将医疗卫生服务责任落实到医生个人,推行"首诊在基层"的服务模式。强调全科医生与居民之间需要维持契约服务关系
	3	《深化医药卫生体制改革2012年主要工作安排》(国办发〔2012〕20号)	进一步加强以全科医生为重点的基层人才队伍建设;鼓励有条件的地方开展全科医生执业方式和服务模式改革试点;建立健全分级诊疗、双向转诊制度,积极推进基层首诊负责制试点

第七章 家庭医生签约服务与分级诊疗

续 表

阶段	序号	政策名称	主要内容
积极推广阶段	4	《国家基本公共服务体系"十二五"规划》（国发〔2012〕29号）	提出将加快建立分级诊疗、双向转诊和全科医生首诊制度作为重点工作
	5	《关于印发〈全科医学师资培训实施意见（试行）〉的通知》（卫办科教发〔2012〕151号）	加强全科医学师资队伍建设，保证全科医生培养质量
	6	《关于开展乡村医生签约服务试点的指导意见》（卫办农卫发〔2013〕28号）	进一步规范乡村医生服务内容，转变乡村医生服务模式，促进基本公共卫生服务项目和各项医改工作在农村的落实
	7	《关于印发深化医药卫生体制改革2013年主要工作安排的通知》（国办发〔2013〕80号）	加快制定全科医生规范化培养期间人员管理、培养标准等政策；继续开展全科医生转岗培训工作，实施全科医生特岗项目
	8	《深化医药卫生体制改革2014年重点工作任务》（国发〔2014〕24号）	健全分级诊疗体系，国家选择部分城市开展基层首诊试点，鼓励有条件的地区开展试点工作
	9	《关于扎实推进农村卫生和计划生育扶贫工作实施方案的通知》（国卫财务发〔2014〕45号）	推进全科医生制度，完善住院医师规范化培训，向农村定向输送医学生，提高基层医疗卫生水平
	10	《全国医疗卫生服务体系规划纲要（2015—2020年）的通知》（国办发〔2015〕14号）	提出支持和引导患者到基层就诊，逐步推动全科医生、家庭医生负责制，逐步实现家庭医生签约服务
	11	《关于推进分级诊疗制度建设的指导意见》（国办发〔2015〕70号）	对分级诊疗的指导思想、工作要求和目标任务做出明确部署，构建"基层首诊、双向转诊、急慢分治、上下联动"的分级诊疗制度
全面实施阶段	1	《深化医药卫生体制改革2016年重点工作任务》（国办发〔2016〕26号）	加快推进分级诊疗制度建设，包括加快开展分级诊疗试点、扩大家庭医生签约服务、明确签约服务内涵和标准；开展家庭医生签约服务，鼓励其他有条件的地区积极开展试点
	2	《关于推进家庭医生签约服务的指导意见》（国医改办发〔2016〕1号）	加快推进家庭医生签约服务，不断完善签约服务内涵，建立健全签约服务的内在激励与外部支撑机制，调动家庭医生开展签约服务的积极性
	3	《关于印发中国防治慢性病中长期规划（2017—2025年）的通知》（国办发〔2017〕12号）《"十三五"全国结核病防治规划》（国办发〔2017〕16号）《"十三五"国家老龄事业发展和养老体系建设规划》（国发〔2017〕13号）	鼓励基层医疗卫生机构与老年人家庭建立签约服务关系，促进结核病患者享受家庭医生签约服务，积极开展家庭医生签约服务，为老年人提供连续的健康管理和医疗服务

分级诊疗制度优化研究

续 表

阶段	序号	政策名称	主要内容
全面实施阶段	4	《关于推进医疗联合体建设和发展的指导意见》（国办发〔2017〕32号）《深化医药卫生体制改革2017年重点工作任务的通知》（国办发〔2017〕37号）	推动构建分级诊疗制度，实现发展方式由以治病为中心向以健康为中心转变；将分级诊疗试点和家庭医生签约服务扩大到85%以上的地市，进一步落实家庭医生签约服务工作
	5	《关于做实做好2017年家庭医生签约服务工作的通知》（国卫基层函〔2017〕164号）《关于支持社会力量提供多层次多样化医疗服务的意见》（国办发〔2017〕44号）	合理确定工作目标任务、明确家庭医生签约服务内容等十项内容，并提出2017年签约服务人群覆盖率达到30%以上，力争实现全部建档立卡的农村贫困人口和计划生育特殊家庭的家庭医生签约服务全覆盖，加强全科医疗及卫生服务的多样性
	6	《关于做好贫困人口慢病家庭医生签约服务工作的通知》（国卫办基层函〔2017〕928号）《关于做好残疾人家庭医生签约服务工作的通知》（国卫办基层函〔2017〕956号）	重视贫困人口慢性病的家庭医生签约服务工作，重视残疾人的家庭医生签约服务工作
	7	《关于改革完善全科医生培养与使用激励机制的意见》（国办发〔2018〕3号）	全面提高全科医生职业吸引力及加强贫困地区全科医生队伍建设
	8	《关于规范家庭医生签约服务管理的指导意见》（国卫基层发〔2018〕35号）	规范签约服务提供主体，明确签约服务对象及协议；丰富签约服务内容，落实签约服务费；提升家庭医生签约服务规范化管理水平，促进家庭医生签约服务提质增效
	9	《全国基层医疗卫生机构信息化建设标准与规范（试行）》（国卫规划函〔2019〕87号）	着力提高签约居民感受度、持续做好建档立卡贫困人口签约服务、广泛开展"世界家庭医生日"主题宣传活动、大力推进"互联网+"签约服务等；明确家庭医生签约管理和履约管理，支持家庭医生签约管理的业务流程
	10	《关于基层医疗卫生机构在新冠肺炎疫情防控中分类精准做好工作的通知》（国卫办基层函〔2020〕177号）	疫情防控期间，鼓励基层医疗卫生机构在实施家庭医生签约服务和基本公共卫生服务项目中创新服务模式，优化服务流程，积极利用互联网手段，提高服务效率；家庭医生服务团队要主动关心签约居民，指导签约居民开展自我健康管理与个人防护，进一步提升签约居民对家庭医生签约服务的满意度与获得感

二、家庭医生签约服务的主要政策规定

（一）签约主体

明确家庭医生为签约服务第一责任人。现阶段家庭医生主要包括基层医疗卫生机构注册全科医生（含助理全科医生和中医类别全科医生），以及具备能力的乡镇卫生院医师和乡村医生等。积极引导符合条件的公立医院医师和中级以上职称的退休临床医师，特别是内科、妇科、儿科、中医医师等，作为家庭医生在基层提供签约服务。

（二）签约方式

签约服务原则上应当采取团队服务形式。家庭医生团队主要由家庭医生、社区护士、公共卫生医师（含助理公共卫生医师）等组成，二级以上医院应选派医师（含中医类别医师）提供技术支持和业务指导。逐步实现每个家庭医生团队都有能够提供中医药服务的医师或乡村医生，有条件的地区可吸收药师、健康管理师、心理咨询师、社（义）工等加入团队。家庭医生负责团队成员的任务分配和管理。基层医疗卫生机构要明确家庭医生团队的工作任务、工作流程、制度规范及成员职责分工，并定期开展绩效考核。其他专科医师和卫生技术人员要与家庭医生团队紧密配合。

（三）签约内容

家庭医生团队为居民提供基本医疗、公共卫生和约定的健康管理服务。基本医疗服务涵盖常见病和多发病的中西医诊治、合理用药、就医路径指导和转诊预约等。公共卫生服务涵盖国家基本公共卫生服务项目和规定的其他公共卫生服务。各地应当根据服务能力和需求，设定包含基本医疗和公共卫生服务在内的基础性签约服务内容，向所有签约居民提供签约服务。

（四）收付费方式

合理确定签约服务费。根据签约服务人数按年收取签约服务费，由医保基金、

基本公共卫生服务经费和签约居民付费等分担。具体标准和分担比例由各地卫生计生、人力资源社会保障、财政、价格等部门根据签约服务内容、签约居民结构以及基本医保基金和公共卫生经费承受能力等因素协商确定；探索对纵向合作的医疗联合体等分工协作模式实行医保总额付费，发挥家庭医生在医保付费控制中的作用，合理引导双向转诊，发挥"守门人"作用；规范其他诊疗服务收费。家庭医生团队向签约居民提供约定的服务，除按规定收取签约服务费外，不得另行收取其他费用。

（五）激励机制

在编制、人员聘用、职称晋升、在职培训、评奖推优等方面重点向全科医生倾斜，将优秀人员纳入各级政府人才引进优惠政策范围；合理设置基层医疗卫生机构全科医生高、中级岗位的比例，扩大职称晋升空间，重点向签约服务考核优秀的人员倾斜。将签约服务评价考核结果作为相关人员职称晋升的重要因素。对成绩突出的家庭医生及其团队，按照国家规定给予表彰表扬，大力宣传先进典型。拓展国内外培训渠道，建立健全二级以上医院医生定期到基层开展业务指导与家庭医生定期到临床教学基地进修制度。

（六）绩效考核

建立以签约对象数量与构成、服务质量、健康管理效果、居民满意度、医药费用控制、签约居民基层就诊比例等为核心的签约服务评价考核指标体系。建立以签约居民为主体的反馈评价体系，畅通公众监督渠道，反馈评价情况及时向社会公开，作为家庭医生团队绩效考核的重要依据和居民选择家庭医生团队的重要参考。综合考虑家庭医生工作强度、服务质量等，合理控制家庭医生团队的签约服务人数。

第二节 居民对家庭医生签约服务的认知与意愿

家庭医生签约服务作为一种新生事物，居民对该政策的理解与认知直接影响到政策的实施效果。在研究居民对家庭医生签约服务的认知情况的基础上，分析影响居民签约家庭医生的因素，为家庭医生签约服务的顺利开展提供科学指导。

一、资料与方法

（一）调查对象

采用分层随机抽样的方法，随机抽取唐山市351名居民为调查对象。

（二）调查工具与调查内容

以《关于推进家庭医生签约服务的指导意见》等相关政策性文件为指导，并使用文献回顾法、德尔菲法和结构式的访谈法，自行设计了《居民对家庭医生签约服务认知与意愿》调查问卷。在进行正式调查前，通过对目标人群的预调查，完善问卷，对存在歧义的条目进行修正，经检验，信度、效度良好。以问卷为调查工具开展调查，调查内容包括：①居民的基本情况，包括性别、年龄、文化程度、婚姻状况、职业、家庭总收入、居住地类型、参加医疗保险类型、是否购买商业医疗保险；②居民慢性病患病情况和就医经历，包括是否患慢性病，常见病、多发病首选医疗机构，近三年来有无转诊经历，能否接受基层首诊；③对家庭医生签约服务的认知、期望和签约意愿及建议，包括是否了解家庭医生签约服务制度及了解途径，对家庭医生签约服务提供主体、服务内容、服务形式、签约模式、签约服务费的期望，是否愿意签约及不愿意的原因，签约家庭医生的顾虑因素，希望政府对家庭医生签约制定的政策以及对其未来发展趋势的预测。

（三）资料收集与质量控制

由统一培训的调查员进行现场调查，以居民自填的方式收集资料。在取得调查对象知情同意的基础上，采用匿名调查的方式进行调查。调查前：对调查员进行统一培训，并制定调查规范说明，逐一讲解调查问卷各条目的意义，规范调查程序。调查中：调查员现场协助完成问卷调查，问卷填完现场回收，调查员现场检查是否有漏填或错填，及时进行补全和修改，每份问卷都要有调查人员的签字。调查后：对不合格的问卷及时进行修正和补充。

(四)数据录入与分析

将回收的问卷录入 Epidta3.0 并建立数据库,用 SPSS21.0 进行统计分析,包括描述性分析、卡方检验和 Logistic 回归分析。其中,描述性分析用于了解居民的基本情况,卡方检验用于居民对家庭医生式服务认知情况的分析,Logistic 回归分析用于探索影响居民签约家庭医生的主要因素,$P<0.05$ 具有统计学意义。

二、研究结果

(一)居民的基本情况

共发放 351 份居民问卷,回收 351 份,回收率 100%,剔除无效问卷后,得到 331 份,有效率 94.3%。调查居民主要为 65 岁以下已婚人群,男女各半,能够较好地反映不同性别的人群对家庭医生签约服务的认知及需求。绝大多数人参加了医疗保险,占调查总数的 92.4%,说明现有的医疗保险制度覆盖程度较高。调查对象的文化程度在高中(中专)及以上的人数较多,占 65.5%;从家庭人均年收入来看,多数在 45000 元以下,占 85.5%;从居住地来看,多数人居住在城镇,占 67.1%,居住地为农村的占 32.9%;从是否购买商业保险来看,多数人未购买商业医疗保险,占 68.3%(见表 7-2)。

表 7-2 居民的基本情况

项目	项目	人数	百分比(%)
性别	男	170	51.4
	女	161	48.6
年龄	≤45 岁	95	28.7
	46~55 岁	114	34.4
	56~65 岁	69	20.8
	≥66 岁	53	16.0
文化程度	本科及以上	98	29.6
	大专	52	15.7
	高中(中专)	67	20.0
	初中	73	22.1
	小学及以下	41	12.4
婚姻状况	未婚/其他	35	10.6
	已婚	296	89.4
职业	行政人员/事业单位	92	27.8
	企业	59	17.8

续　表

项目	项目	人数	百分比（%）
	自由职业者	44	13.3
	农民	66	19.9
	学生	18	5.4
	无业/失业	25	7.6
	其他	27	8.2
家庭人均年收入（元）	≤15000	92	27.8
	15001~45000	191	57.7
	≥45001	48	14.5
居住地类型	城镇	222	67.1
	农村	109	32.9
是否购买商业医疗保险	是	105	31.7
	否	226	68.3
参加医疗保险类型	城镇职工医疗保险	168	50.8
	城乡居民医疗保险	138	41.7
	未参加	25	7.6

（二）居民慢性病患病情况和就医经历

在被调查的居民中，多数人患有慢性病，占62.5%，未患慢性病者，占37.5%，这可能与被调查者的年龄分布有关。在发病时对医疗机构（各级医院、基层医疗卫生机构）的选择上，多数居民（59.5%）愿意选择医疗资源较好的大医院，其中选择到市级及以上医院就医的居民最多，占40.2%，其次是基层医疗卫生机构（39.0%）、区（县）级医院（19.3%）；在能否接受基层首诊方面，多数居民能够接受，占60.4%。

（三）居民对家庭医生签约服务制度的了解程度与途径

1. 了解程度

居民对家庭医生签约制度的了解程度总体上比较低，"不了解"的人数所占比例较高，为68.9%，"了解"的人数占31.1%，这说明家庭医生签约服务制度的宣传力度不够（见表7-3）。

表7-3 居民对家庭医生签约制度的了解程度

了解程度	人数	百分比（%）
了解	103	31.1
不了解	228	68.9

2. 了解途径

"电视广播"是居民了解家庭医生签约服务制度的主要途径，占30.9%，这可能与不同传播途径的受众人群有关；而通过"他人介绍""医务人员介绍""网络""报纸杂志"途径了解的居民人数相对较少，分别为24.6%、15.9%、13.0%、12.6%；通过"其他渠道"了解的人最少（见表7-4）。

表7-4 居民了解家庭医生签约制度的途径

了解途径	人数	百分比（%）
电视广播	64	30.9
报纸杂志	26	12.6
医务人员介绍	33	15.9
他人介绍	51	24.6
网络	27	13.0
其他渠道	6	2.9

（四）居民对家庭医生签约服务的期望

1. 服务提供主体

调查发现，在居民希望担任家庭医生的人员类型中，从高到低依次是公立医院医师（82.5%）、中级以上职称的退休临床医师（68.0%）、基层医疗卫生机构的全科医生（45.9%）、非公立医疗机构（含个体诊所）的医师。

2. 签约形式

绝大多数居民选择的家庭医生服务模式是团队签约，占81.6%，选择个人签约的人只占18.4%；居民对"1+1+1"签约组合模式的态度总体上较好，其中有60.4%的人比较支持，有10.3%的人非常支持。

第七章 家庭医生签约服务与分级诊疗

3. 服务内容

在家庭医生提供的服务内容方面，居民对常见病和多发病诊治、合理用药指导的需求较大，分别为69.2%和62.2%，其次是12项基本公共卫生服务项目（38.4%）、健康管理服务（37.5%）、就医路径指导（33.8%），最后是转诊预约（17.8%）。

4. 服务方式

居民选择的家庭医生签约服务形式从高到低分别是上门服务（77.0%）、预约服务（43.2%）、门诊服务（40.2%）、错时服务（39.6%）、电话网络咨询服务（36.0%）。

5. 服务费用

在签约服务费用方面，居民愿意接受的费用从高到低依次是60元（25.4%）、100元以上（23.9%）、40元（18.7%）、20元以下（18.7%）、80元（13.3%）。

6. 优惠措施

在优惠措施方面，居民最希望政府制定的优惠措施是给予家庭医生一定比例的医院专家号、预约挂号、预约床位（72.2%），其次是建立绿色转诊通道（49.2%）、差异化医疗保险报销政策（42.6%）、酌情延长慢病患者单次配药量（26.0%），最后是其他措施（0.9%）（见表7-5）。

表7-5 居民对家庭医生签约服务需求

项目	选项	人数	百分比（%）
服务提供主体	基层医疗卫生机构的全科医生	152	45.9
	公立医院医师	273	82.5
	中级以上职称的退休临床医师	225	68.0
	非公立医疗机构（含个体诊所）的医师	43	13.0
签约形式	家庭医生个人签约	61	18.4
	家庭医生团队签约	270	81.6
是否支持"1+1+1"的签约组合模式	非常支持	34	10.3
	比较支持	200	60.4
	无所谓	78	23.6
	比较反对	17	5.1
	非常反对	2	0.6

续 表

项目	选项	人数	百分比（%）
愿意接受的签约服务费	20元以下	62	18.7
	40元	62	18.7
	60元	84	25.4
	80元	44	13.3
	100元以上	79	23.9
服务内容	常见病和多发病诊治	229	69.2
	合理用药指导	206	62.2
	就医路径指导	112	33.8
	转诊预约	59	17.8
	12项基本公共卫生服务	127	38.4
	健康管理服务	124	37.5
服务方式	门诊服务	133	40.2
	上门服务	255	77.0
	错时服务	131	39.6
	预约服务	143	43.2
	电话、网络咨询服务	119	36.0
优惠措施	给予家庭医生一定比例的医院专家号等	239	72.2
	建立绿色转诊通道	163	49.2
	延长慢病患者单次配药量	86	26.0
	差异化医疗保险报销政策	141	42.6
	其他措施	3	0.9

（五）居民对家庭医生服务的签约意愿

1. 居民对家庭医生签约服务的态度

绝大多数居民对家庭医生签约服务持支持态度。其中，"非常支持"的占10.0%，"比较支持"的占48.0%，"无所谓"的占36.9%，"比较反对"的占5.1%，"非常反对"的人数最少，仅占0.0%（见表7-6）。

表7-6 居民对家庭医生签约服务的态度

态度	人数	百分比（%）
非常支持	33	10.0
比较支持	159	48.0
无所谓	122	36.9

续 表

态度	人数	百分比（%）
比较反对	17	5.1
非常反对	0	0.0

2. 居民的签约意愿

在调查中的居民中，愿意签约家庭医生服务的居民占55.9%，不愿意签约的居民占44.1%。可见居民的签约意愿不高（见表7-7）。

表7-7 居民对家庭医生的签约意愿

签约意愿	人数	百分比（%）
愿意	185	55.9
不愿意	146	44.1

3. 居民签约意愿的影响因素分析

（1）不同特征居民的签约意愿比较

卡方检验结果显示，年龄、婚姻状况、居住地类型、参加医疗保险的类型四个因素对居民签约意愿率的差异有统计学意义（$P<0.05$）。其中，年龄越大的居民签约意愿率越高，已婚居民的签约意愿率高于未婚居民，城镇居民的签约意愿率高于农村地区居民，参加城镇职工医疗保险的居民的签约意愿更高（见表7-8）。

表7-8 不同特征居民的签约意愿比较

项目	人数	愿意人数	愿意率（%）	x^2值	P值
性别				0.199	0.655
男	170	93	54.71		
女	161	92	57.14		
年龄				10.674	0.014
≤45岁	95	46	48.42		
46~55岁	114	61	53.51		
56~65岁	69	38	55.07		
>65岁	53	40	75.47		
学历				6.544	0.162
小学及以下	41	22	53.66		
初中	73	37	50.68		
高中（中专）	67	45	67.16		

续表

项目	人数	愿意人数	愿意率（%）	X^2 值	P 值
大专	52	24	46.15		
本科及以上	98	57	58.16		
婚姻状况				5.580	0.018
未婚/其他	35	13	37.14		
已婚	296	172	58.11		
职业				11.068	0.086
行政人员/事业单位	92	58	63.04		
企业	59	30	50.85		
自由职业者	44	23	52.27		
农民	66	30	45.45		
学生	18	10	55.56		
无业/失业	25	13	52.00		
其他	27	21	77.78		
家庭人均收入（元）				5.680	0.058
≥15000	92	44	47.83		
15001~45000	191	108	57.43		
>45000	48	33	68.75		
居住地类型				4.416	0.036
城镇	222	133	59.91		
农村	109	52	47.71		
参加的医疗保险类型				8.624	0.013
未参加	25	13	52.00		
城镇职工医疗保险	168	107	63.69		
城乡居民医疗保险	138	65	47.1		
是否购买商业医疗保险				2.256	0.133
是	105	65	61.90		
否	226	120	53.10		

（2）健康状况对居民签约意愿的影响

卡方检验结果显示，是否患慢性病，常见病、多发病就诊首选医疗机构对居民签约医意愿率的差异无统计学意义（$P<0.05$），尚不能认为是否患有慢性病，常见病、多发病首选医疗机构的不同对居民签约意愿有影响（见表7-9）。

表 7-9　健康状况对居民签约意愿的影响

项目	人数	愿意人数	愿意率（%）	X^2 值	P 值
是否患有慢性病				0.089	0.765
是	207	117	56.52		
否	124	68	54.84		
常见病、多发病就诊首选医疗机构				4.600	0.204
基层医疗卫生机构	129	64	49.61		
区（县）级医院	64	36	56.25		
市级及以上医院	133	81	60.90		
其他	5	4	80.00		

（3）居民对家庭医生签约服务的了解情况对签约意愿的影响

卡方检验结果显示，居民对家庭医生签约服务的了解情况的差异具有统计学意义（$P<0.001$）。了解家庭医生签约服务的居民签约意愿率为 73.79%，不了解家庭医生签约服务的居民签约意愿率为 47.81%，说明了解家庭医生签约服务的居民签约意愿率更高（见表 7-10）。

表 7-10　了解家庭医生签约情况对居民签约意愿的影响

了解程度	人数	愿意人数	愿意率（%）	X^2 值	P 值
				19.424	<0.001
了解	103	76	73.79		
不了解	228	109	47.81		

（4）居民的基层首诊接受度对签约意愿的影响

卡方检验结果显示，能接受基层首诊与不能接受基层首诊的居民签约意愿率的差异有统计学意义（$P=0.037$），说明能接受基层首诊的居民签约意愿率更高（见表 7-11）。

表 7-11　居民的基层首诊接受度对签约意愿的影响

是否能接受基层首诊	人数	愿意人数	愿意率（%）	X^2 值	P 值
				4.354	0.037
能接受	200	121	60.50		
不能接受	131	64	48.85		

（5）居民签约意愿的多因素分析

结合单因素分析的结果，以是否有家庭医生签约意愿为因变量，以性别、年龄、学历、婚姻状况、职业、家庭人均收入、居住地类型、参加医疗保险类型、是否购买商业医疗保险、是否患有慢性病、常见病和多发病就诊首选医疗机构、是否了解家庭医生签约服务、是否能接受基层首诊13个因素作为自变量纳入二分类的 Logistic 模型中进行拟合，各变量赋值情况见表7-12。

表7-12 居民签约意愿的影响因素与赋值说明

因素	变量	赋值说明
性别	X1	女=0，男=1
年龄	X2	≤45岁=0，46~55岁=1，56~65岁=2，≥66岁=3
学历	X3	小学及以下=0，初中=1，高中（中专）=2，大专=3，本科及以上=4
婚姻状况	X4	未婚/其他=0，已婚=1
职业	X5	行政人员/事业单位=0，企业=1，自由职业制=2，农民=3，学生=4，无业/失业=5，其他=6
家庭人均收入	X6	≤15000=0，（15001~45000）=1，≥45001=2
居住地类型	X7	城镇=0，农村=1
参加医疗保险类型	X8	未参加=0，城镇职工医疗保险=1，城乡居民医疗保险=2
是否参加商业医疗保险	X9	否=0，是=1
是否患有慢性病	X10	否=0，是=1
常见病和多发病就诊首选医疗机构	X11	基层医疗卫生机构=0，区（县）级医院=1，市级及以上医院=2，其他=3
是否了解家庭医生签约服务	X12	不了解=0，了解=1
是否能接受基层首诊	X13	不能接受=0，能接受=1
是否愿意签约	Y	不愿意/其他=0，愿意=1

多因素分析的结果显示，年龄、婚姻状况、是否了解家庭医生签约服务三个因素影响着居民是否愿意签约家庭医生服务。已婚居民更愿意签约，年龄越大的居民更愿意签约，了解家庭医生签约服务的居民更愿意签约。其中，婚姻状况和年龄对居民的签约意愿影响较大（见表7-13）。

表7-13 居民对家庭医生签约服务意愿的 logistic 回归分析

	β	SE.	Wald值	P值	OR值	OR值的95%C.I.	
						上限	下限
年龄			11.685	0.009			
（以≤45岁为参考）							
46~55	0.395	0.391	1.021	0.312	1.484	0.690	3.191

续　表

	β	SE.	Wald 值	P 值	OR 值	OR 值的95%C.I.	
						上限	下限
56~65	0.691	0.492	1.973	0.160	1.995	0.761	5.228
≥66	1.963	0..603	10.578	0.001	7.118	2.181	23.226
婚姻状况 （以未婚为参考）	1.984	0.718	7.640	0.006	7.273	1.781	29.697
是否了解家庭医生签约制度 （以不了解为参考）	1.258	0.322	15.305	0.000	3.520	1.874	6.613

4. 居民不愿意签约的原因

由表7-14可知，对于居民不愿意签约家庭医生服务的原因，从高到低排序依次是：对服务内容不了解（38.9%）、对家庭医生的技术持怀疑态度（29.6%）、担心费用问题（24.1%）、担心推销商品行为（16.7%）、认为签约与否并无差异（13.0%）、医疗保险报销限制（11.1%）、签约后影响就医选择的自由度（7.4%）。

表7-14　居民不愿意签约的原因

不愿意签约的原因	人数	百分比（%）
对家庭医生的技术持怀疑态度	16	29.6
对服务内容不了解	21	38.9
不需要，认为签约与否并无差异	7	13.0
担心推销商品行为	9	16.7
签约后影响就医选择的自由度	4	7.4
担心费用问题（如乱收费等）	13	24.1
医疗保险报销限制	6	11.1
其他原因	0	0.0

5. 居民签约时存在的顾虑

由表7-15可知，居民签约家庭医生服务时存在的顾虑排在前三位的分别是：担心家庭医生签约人数太多而导致效果差（52.3%）、不清楚签约后可获得哪些服务和好处（46.8%）、担心签约后只能在签约社区卫生服务中心（或乡镇卫生院）就医（39.9%）。

表 7-15　居民签约家庭医生服务时存在的顾虑因素

顾虑因素	人数	百分比（%）
担心签约后只能在签约社区卫生服务中心（或乡镇卫生院）就医	132	39.9
不清楚签约后可获得哪些服务或好处	155	46.8
担心个人或家庭的信息泄露	103	31.1
担心家庭医生签约人数太多而导致效果差	173	52.3
对家庭医生不信任	110	33.2
担心签约后只能在家庭医生处就医	92	27.8
其他	10	3.0

6. 对签约服务发展趋势的评价

由表 7-16 可知，对于家庭医生签约服务未来的发展趋势，认为非常乐观、比较乐观和一般的居民所占比例分别为 8.2%、51.4% 和 34.1%，认为比较不乐观和非常不乐观的居民的比例分别为 5.7% 和 0.6%，这表明大部分居民对家庭医生签约服务是比较看好的。

表 7-16　居民对家庭医生签约服务未来发展趋势的评价

评价	人数	百分比（%）
非常乐观	27	8.2
比较乐观	170	51.4
一般	113	34.1
比较不乐观	19	5.7
非常不乐观	2	0.6

三、讨论

（一）居民对家庭医生签约服务的认知度低

从调查结果看，多数居民不了解家庭医生签约服务，占调查人数的 68.9%。一方面可能与政府对家庭医生签约服务的宣传不到位有关，另一方面可能与居民对国家出台的医疗政策不够关注有关。为此，可以通过开展健康讲座、发放宣传手册以及电视广播等途径对居民进行正确的引导，提高居民对家庭医生签约服务的知晓度和认知度。同时，要广泛宣传全科医生在疾病预防、疾病早期干预、合理分流病人、控制全社会医疗成本方面具有的不可替代的作用，特别要对优秀全科医生的典型代表加强表彰和宣传，使居民充分意识到家庭医生签约服务的好处。

（二）居民的签约意愿率较低

居民愿意签约是家庭医生签约服务能够开展的前提条件。调查结果显示，居民的签约意愿率较低，正确分析和把握影响居民签约意愿的因素可以帮助改进家庭医生签约服务、提高居民的签约意愿。通过分析可知，居民是否签约受到年龄、婚姻状况、是否了解家庭医生签约制度三个因素的影响。婚姻状况对居民签约意愿的影响较大，表现为已婚居民的愿意签约可能性是未婚居民的 7.273 倍。年龄对签约意愿的影响较大，表现为 66 岁以上居民愿意签约的可能性是 45 岁以下居民的 7.118 倍，这可能与居民的身体状况有关，年龄越大，居民健康水平越低。是否了解家庭医生签约服务对居民签约意愿的影响较大，表现为了解家庭医生签约服务的居民愿意签约的可能性是不了解居民的 3.520 倍。由此可知，想要提高居民的签约意愿须加大家庭医生签约服务的宣传力度，让更多的居民了解并意识到签约服务带来的好处。

（三）基层医疗卫生机构服务水平不高

研究结果显示，有签约意愿的居民占 55.9%。通过分析调查居民不愿意签约的原因发现，首先是居民对服务内容不了解，其次是居民对家庭医生的技术持怀疑态度，对基层卫生人员不信任。很多居民即使只是轻微的感冒发烧，也不愿意到社区基层去看病，这可能与基层医疗卫生机构技术水平较低、医疗设备较落后、药物种类不全、难以保障居民的基本医疗需求有关。为此，建议建立卫生人员引入机制，制定吸引人才、留住人才、用好人才的好机制和好政策，努力建设优秀的医疗卫生队伍，提高基层医疗卫生机构服务水平。例如，公开向社会招聘医务人员、出台有关优惠政策、引导和鼓励医学毕业生到基层就业等。同时，可以扩大基本药物品种，吸引居民到社区就诊。

（四）居民就医习惯不合理

当出现常见病与多发病时，首选基层医疗卫生机构就诊的居民仅占 39.0%，

分级诊疗制度优化研究

与世界卫生组织"70%~80%的疾病可以在社区解决"这一标准相差甚远。说明目前患者的就诊机构的选择行为不够合理,与我国拟推行的"小病在社区,大病进医院"的目标不符。导致这种现象出现的原因可能与居民的就医心态有关,长期以来,居民养成了有病就到大医院治疗的就医观念和习惯,导致出现大医院门庭若市、社区卫生服务中心门可罗雀的现象。到大医院就诊的患者不断增加,导致大医院工作量大、人员紧张,为满足患者的医疗服务需求,须招纳更多的优秀人才。而优质人才无法下沉到基层,基层的医疗服务能力难以提升,居民则更不愿意到基层就诊。如此恶性循环,只会导致基层资源浪费与不足的现象更加严重,大医院更加忙不过来,医疗费用过快上涨无法得到有效控制。

为此,应引导居民树立合理的就医观念,通过签约家庭医生服务,当出现常见病和多发病时,居民不需要花费较高的时间和成本到大医院治疗。家庭医生可以为其提供更加方便、有效的治疗服务。因此,可以通过开展健康教育、知识宣讲等方式引导居民树立合理的就医观念,使居民认识到盲目地到大医院就诊不一定适合自己,可根据自身的健康状况,选择到适合自己的医疗机构就诊。

(五)居民对家庭医生签约服务存在顾虑

本研究显示,52.3%的居民担心家庭医生签约人数太多导致效果较差,签约服务的质量是关乎家庭医生服务能否持续开展的关键要素。为保障家庭医生签约服务的质量,在基层卫生人员不足的形势下,需要对家庭医生的签约人数做出相关规定,切忌一味追求签约人数,忽视服务质量,造成"人人负责却又无人负责"的尴尬局面。为此,建议以团队形式签约。可根据团队成员的资质情况,以实现专全结合、分级管理为原则和目标,将家庭医生团队分为一级、二级和三级团队。同时规范签约人数,每个家庭医生服务团队负责600户家庭,不超过800户,每名家庭医生服务不超过200户。另外,积极发挥社会各界的监督作用。

本研究显示,46.8%的居民不清楚签约后可获得哪些服务或好处。通过签约服务,居民可在足不出户的情况下享受到家庭医生提供的连续、个性化、综合的健康服务。对于普通签约居民,签约后可享受门诊预约、优先转诊及预约检查等服务;对于病情稳定的慢病患者,签约后可享受药品长处方政策。为进一步提升居民的签约获得感,一方面要积极建立基层医疗卫生机构与上级医院的转诊渠道,签约居民可以通过家庭医生在上级医院优先就诊；另一方面，要完善差别化医保政策。拉开不同级别医疗机构执行不同医保报销额度的幅度，严格执行社区首诊、双向转诊制度，使家庭医生能够以较低的收费和医药费用自付比例吸引社区居民，在家庭医生处就医和经家庭医生转诊至医院住院的患者，可享受更多的医疗保险报销倾斜政策，使居民切实地体会到签约服务带来的益处。

本研究显示，39.9%的居民担心签约后只能在社区卫生服务中心（或乡镇卫生院）就医。为此，建议逐步建立"1+1+1"组合签约模式的方式。在签约家庭医生（团队）的基础上，居民可根据健康需求选择1家医保定点县（区）医院、1家综合性三级医院进行签约。在组合之内可根据需求自行选择就医机构，在组合之外就诊应当通过家庭医生转诊。

本研究显示，31.1%的居民担心个人或家庭的信息泄露。签约服务本身是一种契约行为。签约双方必须履行相应的义务。在此，医务人员须明确自己的保密义务。在为居民提供治疗服务时了解到的各种病情以及居民的个人信息，未经居民允许切不可告知他人。

（六）基于居民的需求偏好优化家庭医生签约服务

居民最希望公立医院医师、中级以上职称的退休临床医师担任家庭医生。为此，可积极引导符合条件的公立医院医师和中级以上职称的退休临床医师，特别是内科、妇科、儿科、中医医师等作为家庭医生在基层提供签约服务，基层医疗卫生机构可通过签订协议为其提供服务场所和辅助性服务。

居民对基本公共卫生服务、基本医疗服务和健康综合服务三方面的需求量均较大。基本医疗服务主要包括提供常见病和多发病的中西医诊治、就医路径指导和预约转诊、代购药品、联系住院床位和合理用药指导等。基本公共卫生服务主要包括提供国家基本公共卫生服务项目中涉及家庭与个人服务和规定的其他公共卫生服务。健康综合服务主要包括根据健康状况和需求，制定不同类型的个性化签约服务内容，如上门访视、健康评估、康复指导、家庭病床服务、家庭护理、中医药"治未病"服务等。可根据签约服务人群或疾病类型，设计基础包、初级包、中级包和高级包。愿意接受60元及以上签约服务费用的居民占62.6%。为了规范家庭医生签约服务收费，服务包费用的构成由物价部门核定对所有付费项目打包后的实收金额、新农合补偿金额、减免金额、居民自付金额、基本公共卫生服务经费承担金额组成，其中居民自付金额可根据服务包内容定价为20元、60元和100元不等。

第三节 居民对家庭医生签约服务需求偏好的实证研究

一、资料来源与方法

（一）资料来源

采用随机抽样的方法，选择唐山市的两个社区卫生服务中心，对其中18岁以上的社区居民进行问卷调查，调查工具为自行设计的离散选择实验问卷。共发放问卷370份，收回有效问卷349份，有效应答率94.3%。利用Epidata3.0软件建立数据库，进行双录入，检查无误后，导入SPSS24.0软件进行数据分析。

（二）研究方法

离散选择实验（Discrete Choice Experiment，DCE）是以随机效用理论为基础，研究不同的产品属性对被调查者选择的影响程度的一种计量经济方法，能够模拟一个合理的、直接的、接近现实的决策过程。近年来，离散选择实验已在卫生健康领域逐步得到应用。本书基于离散选择实验，研究唐山市居民对家庭医生签约服务的需求偏好，具体步骤如下。

1. 确定签约服务的属性及水平

根据《关于推进家庭医生签约服务的指导意见》（国医改办发〔2016〕1号）、《关于规范家庭医生签约服务管理的指导意见》（国卫基层发〔2018〕35号），在文献回顾和参考专家意见的基础上，确定最终纳入研究的家庭医生签约服务五个属性：家庭医生服务的提供者、签约服务内容、签约服务费用、服务时间、医疗保险报销优惠政策。通过专家咨询和现场调查，对每个服务属性设定2~3个水平（见表7-17）。

第七章　家庭医生签约服务与分级诊疗

表7-17　签约服务属性对签约意愿影响的条件 Logistic 分析赋值说明

因素	变量名	赋值说明
家庭医生服务的提供者	X1	1=社区医师（乡村医生）；2=社区医师和医院医师
签约服务内容	X2	1=①；2=①+②；3=①+②+③
签约服务费用（元/人/年）	X3	10；40；100
服务时间	X4	1=正常工作时间服务；2=错时、延时服务
医疗保险报销优惠政策	X5	1=无优惠政策；2=门诊报销比例提高5%；3=门诊报销比例提高5%+连续计算住院起付线

注：服务内容：①基本公共卫生服务，常见病、多发病诊治，上级医院专家预约及转诊，慢病长处方；②家庭巡诊+一般体检（血糖、血压、心率、血常规、尿常规、心电图等）；③个性化检查化验项目（眼底检查、肝功能、肾功能、血脂等）。

2. 设计确定签约服务方案

不同的服务属性及水平可组合得到108种不同的家庭医生签约服务方案。为了减轻调查对象答题负担，采用部分析因设计，在108种方案中筛选了12种主要方案。在筛选时主要遵循以下原则：一是各服务属性正交原则，即服务属性之间互不相关；二是各服务属性的水平在12种方案中出现的次数相同。

3. 签约服务方案分组

将12种签约服务方案分为六组，每组的两种方案在服务属性水平方面尽可能不相同。调查对象须从每组方案中各选择一个自己比较喜欢的签约服务方案。离散选择实验问卷示例如表7-18所示。

表7-18　离散选择实验问卷示例

服务属性	签约方案1	签约方案2
家庭医生服务的提供者	社区医师和医院医师	社区医师（乡村医生）
签约服务内容	①	①+②
签约服务费用（元/人/年）	40元	100元
医疗保险报销优惠政策	无优惠政策	门诊报销比例提高5%
服务时间	正常工作时间服务	错时、延时服务
您选择哪种签约方案？		

4. 质量控制

为了控制调查质量，在调查表中设置逻辑纠错问题，其中有一种签约服务在

分级诊疗制度优化研究

各属性上都优于另一种签约服务，若在调查过程中调查对象选择了劣势方案，则视为无效问卷。

（三）数据录入与分析方法

利用 Epidata3.0 软件建立数据库，为保证录入质量，采用双录入的方式。由于 SPSS 软件无法直接实现配对资料的条件 Logistic 回归，需要借助 Cox 回归模型进行拟合，选择该方案即生存状态为 1，故需要对数据增加新的一列生存时间变量。病例组的生存时间应该比对照组短，因此 time 赋值是：选择该方案为 1，不选择该方案为 2。以编号 1 的居民为例，最终离散选择实验数据转换后的格式如表 7-19 所示。将数据导入 SPSS24.0 软件，借助 Cox 回归下条件 Logistic 回归进行统计分析，以 $P<0.05$ 为差异具有统计学意义。

表 7-19 离散选择实验数据录入的格式

编号	组别	选择集合	是否选择	X1	X2	X3	X4	X5	time
1	1	11	0	2	1	40	2	1	1
1	1	11	1	1	2	100	1	2	2
1	2	12	1	1	2	40	1	2	2
1	2	12	0	2	1	100	2	3	1
1	3	13	0	2	3	100	2	2	1
1	3	13	1	1	1	10	1	3	2
1	4	14	1	2	1	40	2	2	2
1	4	14	0	2	2	40	2	1	1
1	5	15	1	1	2	10	1	2	2
1	5	15	0	1	3	40	1	1	1
1	6	16	0	2	3	100	1	2	1
1	6	16	1	1	3	10	1	1	2

二、研究结果

调查对象中，男性占 53.6%，已婚占 65.0%，年龄结构较年轻（40 岁以下占 68.2%），文化程度较高（本科占 45.0%，初中及以下占 10.6%），大多居住在城镇或城市（占 75.6%），且医疗保险覆盖情况较好（未参加医疗保险的仅占 5.1%），

第七章 家庭医生签约服务与分级诊疗

多数居民身体健康,患慢性病的占 28.5%(其中高血压 11.1%、糖尿病 5.4%、其他慢性病 12.0%)。

表 7-20 居民的基本情况

变量		频数	百分比(%)
性别	男	187	53.6
	女	162	46.4
年龄	40	238	68.2
	>40	111	31.8
学历	硕士及以上	52	14.9
	本科	157	45.0
	大专	52	14.9
	高中(中专)	51	14.6
	初中	22	6.3
	小学及以下	15	4.3
婚姻状况	未婚/其他	122	35.0
	已婚	227	65.0
职业	行政人员	32	9.2
	事业单位	93	26.6
	企业	49	14.0
	自由职业者	68	19.5
	农民	19	5.4
	学生	75	21.5
	无业/失业	9	2.6
	其他	4	1.1
居住地	城镇	264	75.6
	农村	85	24.4
是否参加医疗保险	城镇职工医疗保险	193	55.3
	城乡居民医疗保险	138	39.5
	未参加	18	5.2
是否患慢性疾病	未患慢性病	264	75.6
	高血压	39	11.1
	糖尿病	19	5.4
	其他慢性疾病	42	12.0
合计		349	100.0

分级诊疗制度优化研究

（一）居民对家庭医生签约服务的偏好

以居民是否选择该方案（赋值：否=0，是=1）为因变量，以五个基本属性为自变量，进行条件 Logistic 回归分析。结果显示，居民对家庭医生签约服务属性的偏好程度从高到低依次为：签约服务内容（0.658）、家庭医生服务的提供者（0.612）、医疗保险报销优惠政策（0.545）、服务时间（0.237）、签约服务费用（-0.013）（见表 7-21）。

表 7-21　居民对家庭医生签约服务偏好的条件 Logistic 回归结果

变量	β	S.E	Wald	P	Exp(β)	95%C.I.
家庭医生服务的提供者（以社区医师或乡村医生为参照）	0.612	0.148	16.991	<0.001	1.844	1.378~2.466
签约服务内容（以基本公共卫生服务为参照）	0.658	0.172	14.596	<0.001	1.930	1.377~2.705
签约服务费用	-0.013	0.013	15.943	<0.001	0.987	0.981~0.994
服务时间（以正常工作时间为参照）	0.237	0.267	0.784	0.376	1.267	0.750~2.140
医疗保险报销优惠政策（以无优惠措施为参照）	0.545	0.174	9.774	0.002	1.725	1.226~2.429

（二）签约服务属性的货币价值评价

各签约服务属性回归系数的比值表示其边际替代率，即居民的支付意愿（Willingness To Pay，WTP），可通过其他签约服务属性的回归系数及签约费用的回归系数计算得出。正号表示居民为了获得某种服务属性的水平愿意牺牲的签约费用，负号表示为了使居民接受某种服务属性的水平应给予的补偿。例如，居民为了获得由社区医师和医院医师提供的签约服务而愿意牺牲的费用如下：

各属性的货币价值评价结果显示，家庭医生服务的提供者、签约服务内容、医疗保险报销优惠政策三个属性的货币价值为负。其中，服务内容由基本公共卫生服务转变为基本公共卫生服务+家庭巡诊+一般体检时，居民愿意多支付 50.62 元；在此基础上再增加个性化检查化验项目时，居民愿意多支付 101.23 元。家庭医生服务的提供者由社区医师或乡村医生转变为医院医师时，居民愿意多支付 47.08 元。医保报销由无优惠政策转变为门诊报销比例提高 5% 时，居民愿意多支付 41.92 元；在此基础上增加连续计算住院起付线时，居民愿意多支付 83.85 元（见表 7-22）。

表 7-22 各签约服务属性的货币价值评价

变量	货币价值（元）
家庭医生服务的提供者（以社区医师或乡村医生为参照）	-47.08
签约服务内容（以基本公共卫生服务为参照）	-50.62
医疗保险报销优惠政策（以无优惠措施为参照）	-41.92

（三）不同政策干预下居民签约意愿的预测分析

利用回归模型的五个签约服务属性回归系数，可预测每个属性改变一个水平而其他条件不变时居民的签约意愿。离散选择实验用于家庭医生签约服务的一个重要意义是当基线属性的某个属性水平发生变化时，选择该方案的概率会发生变化。对政策制定者来说，这是非常有用的一个预测指标，能够更直观地衡量政策变化带来的效果。例如，当家庭医生服务的提供者由社区医师或乡村医生转变为社区医师和医院医师时，居民愿意签约的可能性将增加。

$$P = P_{社区医师（乡村医生）} - P_{社区医师和医院医师} = \frac{e^{\beta \times 2}}{e^{\beta \times 1} + e^{\beta \times 2}} - \frac{e^{\beta}}{e^{\beta \times 1} + e^{\beta \times 2}}$$

表 7-23 不同条件下居民签约意愿的预测分析

变量	居民签约意愿比例 (%)
家庭医生服务的提供者 [以社区医师（乡村医生）为基础]	
社区医师和医院医师	29.68
签约服务内容（以基本公共卫生服务为基础）	
家庭巡诊 + 一般体检	31.76
基本公共卫生服务 + 家庭巡诊 + 一般体检 + 个性化检查化验项目	57.70
签约服务费用（以 10 元为基础）	
40 元	-0.65
100 元	-1.32
医疗保险报销优惠政策（以无优惠措施为基础）	
门诊报销比例提高 5%	26.60
门诊报销比例提高 5%+ 连续计算住院起付线	49.68

表 7-23 显示，以签约服务属性最低水平的组合为基线（即社区医师或乡村医生提供家庭医生服务，签约服务内容为基本公共卫生服务，签约服务费用为 10 元且无医疗保险报销优惠政策），假设其他服务属性保持不变，当服务提供者

转为社区医师和医院医师时,居民签约意愿提高29.68%;当服务内容转为基本公共卫生服务+家庭巡诊+一般体检时,居民签约意愿提高31.76%,在此基础上增加个性化检查化验项目时,居民签约意愿提高57.70%;当服务费用由10元提高到40元时,居民的签约意愿下降0.65%,提高到100元时,居民的签约意愿下降1.32%;当医疗保险报销优惠政策由无优惠政策转变为门诊报销比例提高5%时,居民签约意愿提高26.60%,在此基础上增加连续计算住院起付线时,居民签约意愿提高49.68%。

三、讨论

(一)居民对家庭医生签约服务的需求偏好存在差异

研究显示,居民对家庭医生签约服务的需求偏好程度从高到低依次为:签约服务内容、家庭医生服务的提供者、医疗保险报销优惠政策、签约服务费用。首先,签约服务内容是影响居民签约的最重要因素,由于居民的健康状况存在差异,健康需求也会不同,因此签约服务内容及其水平很大程度上会影响居民的签约意愿。其次,在家庭医生类型方面,相对于社区医师或乡村医生,居民对医院医师的签约意愿更高,这与居民对社区医师或乡村医生的服务水平不信任有关。此外,医疗保险报销优惠政策和签约费用也是影响居民签约的重要因素,门诊报销比例提高5%、连续计算起付线等政策,有利于降低居民的自付比例,减轻疾病负担,因此会提高居民的签约意愿。签约服务费用与居民签约需求呈负相关,即降低签约费用,居民的签约需求将会增加。

(二)须制定有针对性的综合政策干预包

研究显示,单项政策无法有效提高居民对家庭医生签约服务的支付意愿,在不同的政策条件下,调整签约服务属性及水平,可使居民的签约意愿发生变化。因此,要以主要结果为依据,从居民签约的不同需求属性及其水平优化组合入手,制定有针对性的综合政策干预包。在此基础上,以分类、按需服务为原则,根据居民不同的健康需求,提供个性化服务,并根据不同的服务包制定相应的收费标准；也可出台一些医保优惠政策，如连续计算住院起付线、提高门诊报销比例等。同时，加强家庭医生签约服务队伍建设，对家庭医生开展规范化和精准化培训，全面提升基层服务能力，满足签约居民的需求。

（三）离散选择实验可以为政策制定者提供直接的参考依据

离散选择实验能够分析政策各属性水平的变化对实现政策目标的影响，分析各属性之间的边际替代关系，预测各种政策干预包可达到的目标，为政策制定者提供直接的参考依据。将居民对家庭医生签约方案的选择置于模拟环境中，选择结果更接近实际的行为，比单纯分析居民个体特征对家庭医生签约意愿的影响更有针对性。研究发现，影响居民是否签约的因素，主要是签约服务内容、家庭医生服务的提供者、医疗保险报销优惠政策、服务时间及签约服务费用，政府部门可据此给予相应的政策支持。

第四节　优化家庭医生签约服务助力分级诊疗

一、推进家庭医生基层首诊制度

争取制定更多配套政策和措施，调整医疗保险制度，逐步实现社区家庭医生签约首诊制。主要采取以下三种方式：①制定社区首诊优惠政策以吸引居民就诊。实行家庭医生首诊制同时也采取预约服务制度，患者在约定时段内就诊可获得优先就诊服务；对病情较稳定、依从性较好的慢病患者，可在用药上给予政策倾斜；②先对医疗救助对象或其他特定人群实施家庭医生制度。根据相关配套卫生政策的不断推进，逐步扩大社区首诊人群的范围；③逐步完善相关配套政策，推动建立居民与家庭医生签约首诊、有序转诊机制；在不断完善医疗保险制度和培养合格的全科团队的基础上，可逐渐向"按人头"付费和社区"首诊制"的服务模式转变。以此争取更多政策支持，使全科团队服务制度化、长效化，保障其可持续发展。

二、加强家庭医生的内培外引

应将家庭医生的培养模式化、制度化。加强家庭医生队伍建设的倾斜政策，吸引临床退休医生加入家庭医生团队，政府优化基层医务人员招考办法，实施对乡镇卫生院人才招聘优惠政策，畅通渠道引进人才，留住人才。积极开展家庭医生经常性、针对性和实用性培训，兼顾家庭医生转岗培训。通过加强家庭医生继续教育、进修、网络课堂、优秀家庭医生带教的方式，提升其专业技能水平。各级各类医学院校应加大对全科医生、护士、健康管理人才的培养力度，实行"5+3"培养优质人才，缓解家庭医生服务紧缺的状况；同时，鼓励医生多点执业，拓展人才队伍；开展乡村医生的培养、培训，使其逐渐成为农村家庭签约服务的坚实力量。构建一支知识储备完善、专业技能过硬的家庭医生队伍，从而让其更好地担任居民健康"守门人"职责。

三、以医疗联合体为载体推动家庭医生签约服务

发挥县域医共体和城市医疗联合体的带动和辐射作用，让优质医疗资源真正下沉到基层，可采取专家进基层、临床带教、专题专科培训、互联网远程会诊及进修培训等形式，多措并举提升家庭医生的综合素质。

在医疗联合体（简称"医联体"）内推行双向转诊、急慢分治。根据医联体内各级各类医疗机构功能定位，明确双向转诊服务流程。医联体内确须转诊的患者，可以优先转至医联体内上级医院，上级医院对转诊患者提供优先接诊、优先检查、优先住院等服务。急性病恢复期患者、术后恢复期患者及危重症稳定期患者可转往医联体内下级医疗机构继续治疗与康复。鼓励护理院、康复医院、社会力量举办医疗机构等加入医联体。建立医联体内转诊机制，重点畅通诊断明确、病情稳定患者和术后康复期患者的向下转诊通道，为患者提供疾病诊疗—康复—长期护理的连续性服务。充分发挥牵头单位的技术辐射作用，有效下沉优质医疗资源，通过专科共建、临床带教、业务指导、教学查房、科研和项目协作等多种方式，针对区域内疾病谱和重点疾病诊疗需求，提升基层医疗卫生机构专业服务能力。

四、完善家庭医生的综合激励机制

建立科学的薪酬和晋升激励制度,保证基层医务人员的工资待遇;按照学科专业与职业需求,完善职称评审系列,该增设的增设,加强卫生管理人才队伍建设,让职称评审体系也紧跟社会的发展;在基层医疗卫生机构设立专业人才专项资金,用于稳定现有的基层医疗卫生人才队伍和引进优秀的中高级专业技术人才;对现有的基层优秀医务人员和引进的中高级专业技术人才,在工资补贴、住房补贴、配偶就业、子女上学等方面给予政策倾斜;物质激励与精神激励相结合,给家庭医生提供源源不断的动力。

实施个性化激励。不同个人具有不同的激励需求,因此,基层医疗卫生机构应因人而异,对不同年龄、不同职称、不同学历的人员采用不同的激励方式。中、高级职称人员比较注重个人发展,为其提供良好的个人发展空间;青年、初级职称的人员注重物质激励,尽可能提高其收入待遇等。同一种激励方式也可采用不同的激励模式。如绩效工资激励,对高层管理者和科室主任采取年薪制,对医生采取调和型绩效工资模式,对医技人员采取高弹性型绩效工资模式,对行政后勤人员采取高稳定型绩效工资模式。

五、构建完善的家庭医生服务绩效评价体系

家庭医生服务的绩效考核应遵循公平严格原则、结果公开原则、结合奖惩原则和沟通反馈原则。根据影响绩效的三个因素,绩效考核的内容主要包括签约对象的数量和构成、服务质量、健康管理效果、居民满意度、医药费用控制和签约居民基层就诊比例。对医疗服务水平不高地区的家庭医生,可以充分考虑工作绩效的影响因素,使考核标准更加合理。此外,也可探讨累加积分制考核管理方法,根据不同地区的具体情况采取以服务效果、效率、卫生经济学指标、签约服务利用率等为指标的考核形式。同时,为提高考评的有效性,应吸纳家庭医生代表、居民代表参与,也要引进一些专家,形成多方参与的局面,并鼓励委托第三方开展绩效考核和成效评估。

考虑到各种变化因素,如健康问题变化、家庭医生工作内容变化等,相关部

门要根据各种变化情况，及时调整考核标准、考核方式，使考核结果能满足家庭医生需要，体现考核公平性，从而推动家庭医生激励机制的可持续发展。

六、强化家庭医生签约服务技术支撑

整合二级以上医院现有的检查检验、消毒供应中心等资源，向基层医疗卫生机构开放；探索设置独立的区域医学检验机构、病理诊断机构、医学影像检查机构等，实现区域资源共享，为家庭医生团队提供技术支撑。加强家庭医生签约服务必需设施设备配备，有条件的地方可为家庭医生配备统一的着装、出诊装备、交通工具等。基层医疗卫生机构要为家庭医生团队提供必需的业务和技术支持。同时，发挥信息化支撑作用。构建完善的区域医疗卫生信息平台，实现签约居民健康档案、电子病历、检验报告等信息共享和业务协同。通过远程医疗、即时通信等方式，加强二级以上医院医师与家庭医生的技术交流。通过移动客户端等多种方式搭建家庭医生与签约居民的交流平台，为信息咨询、互动交流、患者反馈、健康管理等提供便利。积极利用移动互联网、可穿戴设备等为签约居民提供在线预约诊疗、候诊提醒、划价缴费、诊疗报告查询、药品配送和健康信息收集等服务。

第八章　互联网医疗与分级诊疗

互联网医疗能够利用其方便快捷、信息全面等优点促进分级诊疗的基层首诊、双向转诊等环节的发展,是推动分级诊疗的重要手段,能够提高我国卫生资源利用率,推动卫生事业可持续发展。本章通过梳理我国互联网医疗的相关政策,运用史密斯过程模型,从理想化政策、目标群体、政策环境、政策执行主体四个方面分析政策执行过程中的问题;在分析现状的基础上,运用 Kano 模型对需方进行问卷调查,分析互联网医疗的发展现状及需求状况;最后运用 SWOT 分析,找到分级诊疗下适合于互联网医疗发展的路径,从法律政策、信息安全、医疗人才等角度提出优化方案,进一步推动我国分级诊疗进程。

第一节　互联网医疗相关政策分析

一、互联网医疗与分级诊疗

互联网医疗,是互联网在医疗行业中的新应用,其中包括以互联网为载体和技术手段的健康教育、医疗信息查询、电子健康档案、疾病风险评估、在线疾病咨询、电子处方、远程会诊及远程治疗和康复等多种形式的健康医疗服务。互联网医疗,代表了医疗行业新的发展方向,有利于解决中国卫生事业目前存在的突出问题,即医疗资源分布不平衡和人们日益增长的健康医疗需求之间的矛盾,是卫生部积极引导和支持的医疗发展模式。

分级诊疗作为我国深化医药卫生体制改革的重中之重,是医疗行业要改革的重点。分级诊疗指的是我国的各级医疗机构依据疾病的轻重缓急以及治疗难易程度对各类疾病进行分级，并承担不同级别疾病的治疗。在分级诊疗的制度之下，常见病、轻症多在基层医疗机构进行治疗，慢性病往往在二级医疗机构中进行诊治，而疑难病或者是危重病则在三级大型综合医疗机构进行治疗。基于此，在现如今互联网、科学技术快速发展的情况下，进一步推动分级诊疗必须正视并解决两大困局：一方面是灵活利用互联网医疗来调配医疗资源，让人力资源能够在基层和医院间灵活流动，进一步实现卫生资源的合理分布；另一方面是合理利用互联网医疗来引导患者的分流就诊，坚持"以患者为中心"的原则，让医疗资源得到高效利用，提高利用效率。利用互联网医疗推进我国分级诊疗的进程，深化医药体制改革，会使我国卫生事业持续向好发展。从20世纪90年代起，我国政府就发布了一系列关于互联网医疗的政策法规，依照互联网行业发展现状和医疗行业存在的问题，提出或强制性或规范性的要求。

二、互联网医疗相关政策梳理

（一）政策概况

表 8-1　互联网医疗相关政策一览表

探索期	1999 年	《关于加强远程医疗会诊管理的通知》
	2005 年	《互联网药品交易服务审批暂行规定》
	2009 年	《互联网医疗保健信息服务管理办法》
	2013 年	《国务院关于促进健康服务业发展的若干意见》
	2013 年	《关于加强互联网药品销售管理的通知》
发展期	2014 年	《关于推进医疗机构远程医疗服务的意见》
	2014 年	《远程医疗信息系统建设技术指南》
	2015 年	《国家发展改革委办公厅国家卫生计生委办公厅关于同意在宁夏、云南等5省区开展远程医疗政策试点工作的通知》
	2015 年	《全国医疗卫生服务体系规划纲要（2015—2020年）》
	2015 年	《国务院关于积极推进"互联网+"行动的指导意见》
遇冷期	2016 年	《关于促进和规范健康医疗大数据应用发展的指导意见》
	2016 年	《智能硬件产业创新发展专项行动》
	2016 年	《"健康中国2030"规划纲要》
	2016 年	《"互联网+人社"2020行动计划》

第八章 互联网医疗与分级诊疗

续 表

遇冷期	2017年	《"十三五"卫生与健康规划》
	2017年	《关于征求互联网诊疗管理办法（试行）（征求意见稿）和关于推进互联网医疗服务发展的意见（征求意见稿）的函》
	2017年	《关于印发进一步改善医疗服务行动计划（2018—2020年）的通知》
规范期	2018年	《关于促进"互联网+医疗健康"发展的意见》
	2018年	《关于印发互联网诊疗管理办法（试行）等3个文件的通知》，包括《互联网诊疗管理办法（试行）》《互联网医院管理办法（试行）》和《远程医疗服务管理规范（试行）》
	2019年	《关于开展"互联网+护理服务"试点工作的通知》
	2019年	《深化医药卫生体制改革2019年重点工作任务》
	2019年	《国务院办公厅关于印发深化医药卫生体制改革2019年重点工作任务的通知》
	2019年	《关于完善"互联网+"医疗服务价格和医保支付政策的指导意见》
	2019年	《促进健康产业高质量发展行动纲要（2019—2022年）》
	2020年	《国家卫生健康委办公厅关于加强信息化支撑新型冠状病毒感染的肺炎疫情防控工作的通知》
	2020年	《关于在疫情防控中做好互联网诊疗咨询服务工作的通知》
	2020年	《关于推进新冠肺炎疫情防控期间开展"互联网+"医保服务的指导意见》
	2020年	《关于推进"上云用数赋智"行动 培育新经济发展实施方案》
	2020年	《关于深入推进"互联网+医疗健康""五个一"服务行动的通知》

（二）政策解读

我国政府出台的互联网医疗相关政策从1999年到现在，可按照互联网医疗实际发展情况和政策内容分为四个时期，分别是探索期（1999—2013年）、发展期（2014—2015年）、遇冷期（2016—2017年）和规范期（2018年至今）。处于探索阶段的互联网医疗开始逐渐被政策层面关注。但这一阶段政策的主要关注点在于医疗保健信息服务，对新兴的"互联网医疗"仍持审慎态度，因而同时期互联网医疗融合仅限于建立网站、提供各种医学知识、文献查询等简单功能。国家开始关注远程医疗，也仅限于建立网站，提供医疗卫生信息咨询等服务。作为互联网医疗的"前身"，远程医疗的发展为互联网医疗奠定了基础。下一时期互联网医疗进入了发展期，随着医疗需求和信息技术的不断发展，国家开始重视互联网技术在医疗体制改革中的应用，鼓励建立医疗网络信息平台，对医疗数据进行信息化管理，积极推进医疗关联性服务和"互联网+"的结合，力求打造线上线下医疗健康闭环。到了遇冷期，此阶段"互联网+"行业同质化严重，在线问诊咨询业务缺乏创新突破，产业模式与用户需求不能实现对接，难以释放市场潜力，资本的投资热度趋于理性，国家政策支持力度较低。因此，这一时期的互联网医疗发展遭遇瓶颈，整体进程较为缓慢。最后，互联网医疗进入了规范期，也就是2018年至今，此阶段互联网医疗相关政策密集出台，从顶层设计到具体细则和实施意见，确立了互联网医疗的行业地位。特别是2020年初新冠肺炎疫情的暴发，使非接触性的医疗服务模式走进大众视野，互联网医疗迎来重大发展机遇，各种线上诊疗服务、手段应运而生。

三、理论模型与研究思路

（一）史密斯的过程模型概述

史密斯模型是一种用于政策评估的理论框架模型。该模型认为，在政策执行过程中常受四个维度因素的影响：一是理想化政策，一个理想化的政策需要具备合理、合法、可行的特征，政策的合理性是政策有效执行的前提；二是政策执行主体，政策的落地须依靠分管机构具体开展，它们对政策的理解程度、反应速度和执行力，都会在很大程度上影响执行效果；三是目标群体，就是因某一政策执行而需要做出改变的人群，他们对政策的认知程度、信任程度、参与程度等，都会对政策执行效果产生影响，目标群体层次越复杂、范围越广、接受程度越低，政策执行的难度就越大；四是政策执行环境，包括政治、经济、文化等方面，环境的复杂性和多变性会影响政策执行效果。

（二）基于史密斯模型的互联网医疗相关政策执行过程分析

1. 政策执行主体

（1）部门职能界限制约了有效服务的供给。互联网医疗的发展与国家卫生健康委、发改委、网信办、工信部、市场监督管理总局等多个部门密切相关，部门之间的合作尤为重要。然而在制定互联网医疗政策时，各部门多从本部门出发，缺乏整体规划，相互衔接困难，造成"分段治理""政出多门"和"各自为政"的混乱局面；同时，各部门职能分工交叉或断层，积极性和动力不一致，难以形成合力。比如发改委、网信办等部委联合印发的《关于推进"上云用数赋智"行动培育新经济发展实施方案》提出互联网医疗医保首诊制，但国家卫生健康委和

第八章　互联网医疗与分级诊疗

医保局作为首诊制的落地部门，本着安全可靠的原则，对首诊制一直持谨慎态度。互联网医疗首诊政策的放开可以有效缓解医疗资源与实际需求之间的错配问题，但具体落地须跨部委协调。若不加以重视和解决，这一"吃螃蟹"政策将会遭遇政策割裂、资源分散和服务碎片化的困境。

（2）医疗健康大数据平台信息共享和挖掘未有效推进互联网医疗的发展。互联网＋医疗发展的条件之一是医疗健康大数据的快速流动、汇聚、共享和挖掘，而目前大数据平台与医疗信息系统未充分结合，难以实现对医疗服务全过程进行实时管理。首先，医疗信息存储和共享缺乏统一的数据标准，各地医疗信息系统建设进程及信息化程度存在差异，各医院之间数据不能有效共享，"信息孤岛"情况严重。特别是各医院患者数据很难汇总成区域电子病历和个人健康档案，不能与第三方信息平台对接，导致数据在疾病预防、人口流行病学调查等方面的价值得不到充分发挥。同时，医疗行业内部线上线下信息技术未实现有效对接，且部分信息关系到商业秘密和关键技术问题，各方主体出于利益考量，信息无法完全共享。其次，医疗健康平台的数据挖掘能力较低，很难利用数据的隐藏价值提升诊断效率，为患者提供精准的医疗服务。以可穿戴智能医疗设备对血压血糖的监测为例，仅仅能够简单记录结果，缺乏对单一、非结构化形式的海量数据进行深度分析。

（3）行业人才资源匮乏且缺少正向激励。当前互联网医疗的短板是人才资源匮乏。医疗与计算机均属于知识密集型行业，目前既熟悉医疗系统，同时又了解大数据、人工智能技术的复合人才十分稀缺。计算机类专业人才由于缺乏医学相关知识，难以全面了解移动医疗用户的健康需求；而医护人员临床经验丰富却缺乏互联网思维，传统的"医生＋护士"模式无法满足互联网医疗的发展需求。同时，医师多点执业尚未完全突破人事管理制度的约束，医护人员受"单位人"的束缚较深，在缺乏相关政策正向激励的情况下，出于职称晋升、职业安全、福利待遇等方面的考虑，医护人员参与互联网医疗的积极性不高，大多持观望态度。

2. 政策目标群体

（1）居民对互联网医疗的知晓率不高。目前，网络媒体是居民了解互联网医疗的主要渠道。互联网医疗涉及诊前预防、诊中治疗与诊后康复全流程服务，而居民对互联网医疗的了解多停留在部分应用上，对全部的服务项目缺乏了解，在很大程度上限制了居民的使用。同时，居民受就医习惯影响，对传统医疗服务模式有较强的依赖，缺乏了解互联网医疗的内在动力。另外，医院作为传统医疗服务的提供平台和互联网医疗服务的重要载体，与患者接触密切，社会公信力较高，应成为互联网医疗发展的主要推动者，但目前在行业前景尚不完全明朗的情况下，医院对互联网医疗持观望态度，主动宣传引导的积极性不高。

（2）居民对互联网医疗的服务利用率不高。截至2019年4月，我国互联网医疗的用户仅4500万人左右，实际使用不尽理想。主要原因：一是担心医疗安全问题，出于对未知事物的戒备心理和对生命健康的高度重视，居民对作为新兴产业的互联网医疗的从业资质、诊疗水平、服务质量均存在疑虑；二是互联网医疗服务范围较窄，受技术条件限制，互联网医疗尚未深入触及医疗服务核心内容；三是担心隐私安全，个人资料与病情信息一旦泄露，会严重影响工作和生活，在缺少政策对信息平台"授信"的情况下，居民不愿承担潜在的风险；四是操作复杂，老年患者或手机操作不熟练的患者可能面临操作困难的问题，影响其使用互联网医疗的积极性及实际效果。

3. 理想化政策

互联网医疗政策可操作性不强。近两年，国家密切出台相关政策，推进互联网医疗的发展，但政策本身的性质限制了其执行效果。国家出台的互联网医疗政策多从宏观角度出发，政策设计不可避免地缺乏针对性和实践性。例如，2020年4月印发的《关于推进"上云用数赋智"行动培育新经济发展实施方案》（以下简称《实施方案》）提出，以国家数字经济创新发展试验区为载体，推进互联网医疗医保首诊制和预约分诊制。然而，《实施方案》旨在政策引导与提倡，缺乏规范的顶层设计和具体的指导细则，可操作性较差，制约着互联网医疗的持续稳定发展。同时，由于面临总体规划不完善、资金短缺、人才匮乏等阻力，互联网医疗在农村地区的"水花"较小，城乡二元化阻碍了互联网医疗的整体发展进程。此外，基层医疗机构对互联网医疗的参与度不高，由于上下级医疗资源衔接不力，互联网医疗与分级诊疗的融合效果欠佳。

4. 政策环境

（1）法律监管制度不完善。随着信息技术的迭代升级和医疗需求的日益增长，

第八章　互联网医疗与分级诊疗

互联网医疗获得快速长足发展，但其监管呈现出滞后性和局限性。一是制度法规建设尚不健全。一旦互联网医疗和医保对接，当面交易变为线上实时交易，制度的不完善使医保资金的安全面临极大挑战。此外，医生多点执业、医师和药师资格审查、远程医疗、药品管理、医疗广告等，都需要严谨立法定规。二是医疗信息安全缺乏保障。互联网医疗服务平台、穿戴设备以及其他关键信息设备主要由第三方提供，相关政府部门难以对其进行有效监管。医疗健康大数据在医疗行业的竞争中具有较大商业价值，受利益驱使，少数缺乏从业道德的第三方企业可能会非法兜售和分析用户个人数据，加之现有平台系统本身的技术漏洞可能会造成数据泄露，医疗数据面临极大的安全隐患。然而，目前缺乏电子信息隐私权保护的相关法律，数据保障的可靠性较低。三是互联网医疗服务权责不明。互联网医疗涉及医患法律关系、互联网企业与医疗机构、患者之间的法律关系。目前互联网医疗缺乏完善的医疗纠纷处理机制，患者合法权益难以保障，极易引起"网、医、患"之间的冲突。四是监管能力薄弱。监管主体不明确、监管范围不全面和责任追究落实不到位，互联网医疗的风险显现，导致互联网医疗的发展困境重重。

（2）行业生态闭环尚未完全打通。2020年3月，国家医保局、国家卫生健康委联合印发《关于推进新冠肺炎疫情防控期间开展"互联网+"医保服务的指导意见》（国医保电〔2020〕10号），提出在互联网医疗机构进行复诊的常见病、慢性病患者可以按规定获得医保报销。这无疑对推动患者选择线上就医有促进作用。然而，目前平台和各地医保对接有很大难度，地区之间政策不同，要联通各地医保电子系统、实现异地医保支付，还有相当难度，医保的属地化管理短期内不会发生显著改变。此外，互联网医疗医保结算政策的放开可能会造成整体医疗服务需求的剧增，使医保统筹基金面临巨大压力。同时，在"凭方复诊+凭方购药+凭方参保"过程中，电子处方的真实性十分关键。目前电子处方流转平台建设缓慢，医院、医药、医保之间存在信息壁垒。业内贯通"医+药+险"的综合型企业尚属少数，且处于探索阶段，市场竞争格局未定，互联网医疗行业生态闭环未完全打通，传统医疗的流动性问题尚存，这也是其难以盈利的重要原因。

（3）"以人为本"的行医理念贯彻程度低。在互联网医疗发展过程中，以敬畏生命为核心的医学人文精神注入明显不足。一方面，互联网可能成为一些医院、企业和个人散播不当医疗信息的媒介，由于信息不匹配和甄别信息真假的能力有限，患者极易因错误信息而对医生正当诊疗行为存疑；另一方面，从目前的技术条件来看,"屏幕对屏幕"的交流无法完全代替面对面的沟通,互联网医生容易忽视患者的价值取向、心理感受,无法通过语言和肢体为患者提供心理疏导,过于强调高新技术而使医疗服务失去人文"温度",违背互联网医疗的初衷。同时,"望、触、叩、听"和一系列医学检查等评估患者症状体征的重要环节无法进行,由于患者的差异性和疾病的复杂性,医生难以制订精准的治疗方案,医疗风险将会显著增加,从而影响医疗质量。

四、政策分析结果

我国互联网医疗相关政策的执行在史密斯模型的四个维度均表现出很多问题,亟须相关部门从健全政策法规、加强人才技术支撑、构建行业生态闭环、防范医疗服务风险等方面着手解决,使互联网医疗更顺利运行,从而推进我国分级诊疗的进程。

(一)统筹顶层设计与地方实际,建立健全互联网医疗政策法规体系

我国的互联网医疗尚处于初步阶段,高瞻远瞩的顶层设计、因地制宜的实施细则、健全的法律法规和完善的监管体系是推动其稳定发展的关键。一是要强化部门之间协调联动,完善互联网医疗政策顶层设计。组建跨部门的领导机构,整合各部门目标,破除条块分割,调适矛盾,形成横向和纵向的整合协同模式。同时,领导机构要加强各相关主体之间的信息交互,出台具有较强指导性的互联网医疗发展规划,完善政策顶层设计。二是要结合实际,明确具体实施细则。各地区要根据医疗资源配置不平衡、发展有快有慢的现实情况,制定符合实际且具有可操作性的实施细则,确保本地区的互联网医疗发展规划"踩在地上"。同时要依托医疗联合体,建立基于云平台、5G网络的互联网分级诊疗服务平台,实现智能分诊、双向转诊、远程会诊、医患及医医沟通等跨区域协同服务。政府应加大对基层医疗机构建设的资金扶持力度,运用金融杠杆撬动民间资本参与,提高基层医疗服务水平,实现优质医疗资源纵向流动。三是要加强互联网医疗行业立法,完善监管体系。政府着力健全互联网医疗法律体系,弥补法律空白,明确行业监管模式,明晰权责分配,提高监管能力,扩大监管范围,推动互联网医疗行

业规范化、标准化和健康化发展。同时，适度放开审批限制，鼓励行业龙头牵头组建行业协会，在内部成员自律的基础上配合和推动行业立法，从行业整体利益出发，在推动行业发展的基础上兼顾多方利益。

（二）夯实先进人才技术支撑，提升行业发展源动力

互联网医疗发展过程中存在信息共享和挖掘不足、信息泄露、人才匮乏等可持续发展问题，亟须政府采取相应措施，提升行业发展源动力。一是提高健康大数据利用效率。建立统一的全民健康信息平台，制定数据标准规范，加快建设居民电子健康档案、电子病历等核心数据库并进行动态管理，实现信息平台的高层级化和跨区域化，推进患者信息的云共享，通过数据挖掘辅助进行疾病预测、诊疗、预后等医疗行为，借助数据驱动服务的作用，推进医疗活动的智能化，以前瞻性服务引领需求，将医疗服务从诊中的院内延伸至诊前的院外进行健康管理、诊后的院外进行康复理疗。此外，构建事前预防、事中保障、事后补缺的信息安全系统，利用人脸识别、加密和数据备份等技术手段确保医疗信息安全。二是培养医疗信息化人才，释放医生资源。推进产学研深度合作，注重计算机、医学、医药、社会保障等学科的交叉融汇，制订互联网医疗专业人才培养方案；针对相关岗位的在职人员进行云计算、大数据、人工智能等技术的专业培训。同时，引导事业单位改革现行用人制度、薪酬制度、社会保障制度，健全医师医疗事故责任保险，提高对医师多点执业的保障，鼓励医生打破体制束缚。此外，推进互联网医疗与家庭医生签约服务的融合，提升家庭医生团队的服务能力。

（三）打破行业要素流动壁垒，构建"医+药+险"综合生态闭环

互联网医疗具有去中心化、优化服务质效的特点，而目前互联网医疗与医保体系之间的分离状态成为制约其发展的原因之一，亟须采取相关措施打破困境。一方面，加快互联网医保改革。引导医保电子凭证的全面推广，促进医疗信息互联共享，逐步完善医疗服务线上支付功能；运用云计算、区块链和大数据分析等技术，分析各地区医药、医保数据，制定合理的医保付费机制；鼓励商保的积极参与，且平衡医疗支付方的利益，使之降本增效。另一方面，加快建设电子处方共享平台，构建线上"医+药+险"信息流闭环，实现信息流、物流、资金流的

全程可追溯，确保患者用药安全和医保基金的合理支出。最后，互联网医疗企业可将业务板块延伸到诊断、医药、支付和诊后服务等环节，打破要素之间流动壁垒，深耕产业链，形成互联网医疗行业自由流动的去中心化生态，持续探索多种商业变现模式，找准盈利基本点，推动互联网医疗融入"三医"联动总体平稳发展，提升卫生服务绩效。

（四）遵循以人为本的核心理念，构建精准医疗服务体系

互联网医疗应利用"人文精神"这一有力武器，激发其建设的文化驱动力，以精准医疗、充分的人文关怀服务于患者。一方面，通过多渠道宣传，转变居民传统就医观念，提升居民对互联网医疗的认知以及相关知识技能；另一方面，挖掘互联网医疗的核心内涵，构建精准医疗服务体系。互联网医疗应秉持"有所为、有所不为"的原则，对不涉及安全问题的健康管理类、咨询类等服务项目，应积极探索创新；对风险较大但政策支持不完善和监管不力的诊疗项目，要谨慎对待。同时，依靠人工智能、5G 网络、Zigbee 等技术，拓展互联网医疗服务项目，如实现医生穿戴头戴型显示器和触控反馈的特殊手套远程操控机器手臂进行手术等，提高线上就诊能力。此外，医生可通过移动应用增加与患者的互动交流，了解患者的健康及精神需求，重视患者反馈。基于此，构建以患者为中心的新型服务模式，打通院前预防、院内临床治疗与院后康复路径，提供精准化、个性化的医疗服务，提升患者就医体验，以实际服务效果逐渐转变居民的就医习惯显得尤为重要。

第二节 互联网医疗服务现状分析

一、互联网医疗发展概况

上一节通过对我国发布的互联网医疗相关政策的解读与分析，了解了我国政府对互联网医疗的支持程度，即随着科学技术和互联网的发展，政府逐渐加大力度支持互联网医疗的发展，为其助力。《中国互联网发展报告 2021》显示，截至 2020 年底，中国网民规模为 9.89 亿人，互联网普及率达到 70.4%，特别是移动

第八章 互联网医疗与分级诊疗

互联网用户总数超过16亿；互联网医疗行业的市场规模高达1961亿元，服务内容从最初的挂号问诊等初级功能逐渐发展为多元服务，包括在线咨询问诊、远程医疗、健康监测、医药电商等不同的模式和功能，大大提高了医疗服务水平，方便了患者就医路径；同时，2020年初暴发的新冠疫情使人们不能随意出户，导致人们更多地利用互联网就医，互联网医疗迎来井喷式发展，获得重大的发展机遇。但在快速发展的同时，互联网医疗行业的供、需双方都暴露出了一定的问题，如保障机制不够完善、卫生人力资源对互联网医疗认识不足、卫生人力资源分布不均等。

二、互联网医疗服务现状

（一）互联网医疗主要规模及服务形式

我国互联网医疗受多种因素影响，在进行医疗活动的过程中，医生、医疗卫生技术人员缺一不可。2015年起，官方开始认可互联网上的医疗机构，互联网医疗正式开始萌芽。根据《医改蓝皮书：中国医改发展报告（2020）》统计，截至2018年底，有开展远程医疗服务的三级公立医院1452家，二级公立医院2746家，分别比上年增加302家和504家。其中，基层医疗卫生机构建立远程医疗服务网络的三级公立医院1124家，二级公立医院1368家。三级公立医院、二级公立医院开展远程医疗服务分别为608.6万人次、368.1万人次，比上年分别增加406.9万人次、222.6万人次。同时，根据前瞻产业研究院预测，2018年国内远程医疗市场规模为144亿元，到2023年，有望达到392亿元，复合增速约为22.18%。

互联网医疗的主要服务形式有在线问诊、线上诊治、诊后康复、慢病管理、远程医疗、医药电商等，涉及诊疗服务的各个环节；互联网又按照这几种服务形式发展形成了相对应的APP，如具备在线问诊功能的丁香园APP、春雨医生APP等，涉及慢病管理的平安好医生APP、医药电商的京东大药房APP等。除了这些涉及医疗活动的线上APP外，还有一些其他类型的服务形式，如提供医疗大数据的卫宁健康APP、医疗智能硬件检测仪"糖护士"，以及很普遍的穿戴设备华为手环、苹果手环等。

（二）影响居民使用互联网医疗的因素

1. 宏观因素

（1）受传统医疗服务模式和观念的影响，医患双方不擅长或者不愿意应用互联网医疗，他们没有深刻认识到互联＋网医疗的优势及可行性，阻滞了互联网医疗的发展。

（2）互联网医疗普及度不够，由于互联网发展状况参差不齐，东部地区互联网发展明显好于西部地区，导致很多居民还不太了解互联网医疗，对互联网医疗的概念及服务模式处于一种试探的阶段。

2. 微观因素

（1）互联网医疗作为一种新型的医疗模式，要想获得群众认可的重要因素之一就是它的安全性，包括网络上的信息安全、诊治过程中的安全等。患者在互联网这个虚拟的平台上进行医疗活动，有一定的隐蔽性，所以患者需要一定的知情权，来保障患者安全。

（2）互联网医疗使用情况与居民个人基本情况有关。年龄越大，个体对新事物的接受度会逐渐降低；学历越高，获取的健康知识逐渐增多，同时对新事物的接受度也随之增加，所以对互联网医疗使用率也越高；个人的其他基本情况还包括上网时间、从事的职业、健康状况等，这些都潜移默化地影响着居民对互联网医疗的使用情况。

三、互联网医疗需求调查分析

为了方便调查互联网医疗需求情况，本研究采用了 Kano 模型结合问卷调查等方法，对云南省某市居民关于互联网医疗的使用意愿和使用情况进行了调查和分析，以帮助我们从患者角度探讨互联网医疗存在的问题。

（一）Kano 模型理论基础

日本的质量管理学专家狩野纪昭教授在 1979 年发表《质量的保健因素和激励因素》一文。1984 年，该论文在日本质量管理学会（ISQC）的杂志《质量》上发表，标志着卡诺模型（Kano Model）的确立。Kano 模型包含五种功能属性：

魅力属性（A）：是用户意想不到的功能，如果产品不提供此功能，则用户满意度也不会降低；如果产品提供此功能，将会提升用户的满意度。

期望属性（O）：如果向用户提供这种功能，那么用户的满意程度会提高；相反，如果不向用户提供这种功能，那么用户的满意度会降低。

必备属性（M）：如果在提供这种功能的基础上还对其进行优化，用户不会因为优化了而提升满意度；但如果不向用户提供这种功能，用户满意度会大幅降低。

无差异属性（I）：不管对用户提供还是不提供这种功能，用户的在意程度都不高，对用户满意度起不到影响作用。

反向属性（R）：反向需求就是用户不会提出的需求，这种需求的质量特性就是反向属性。如果向用户提供了反向需求，不但不会增加用户的满意度还会降低用户的满意度。

在用户填写完 Kano 式问卷后，用 Kano 模型二维矩阵表来对功能属性进行评估。如，当正向问题的答案为"理应如此"，负向问题的答案为"可以忍受"时，则根据 Kano 评估表可以知道该质量要素属于无差异型质量要素，如表 8-2 所示。其中，表中 A 表示魅力质量要素，O 表示期望质量要素，M 表示必备质量要素，I 表示无差异质量要素，R 表示反向质量要素。

表 8-2 Kano 模型二维矩阵表

喜欢		产品不提供此功能			
		理应如此	勉强接受	无所谓	不喜欢
产品提供此功能	喜欢	A	A	A	O
	理应如此	R	I	I	I	M
	勉强接受	R	I	I	I	M
	无所谓	R	I	I	I	M
	不喜欢	R	R	R	R	

（二）研究方法

1. 文献研究法

检索国内外与本研究相关的文献，在对这些文献进行仔细阅读与思考的基础上，对国内外互联网医疗以及 Kano 模型相关的研究现状及进展、方法运用，应

分级诊疗制度优化研究

用领域等进行总结和回顾，了解国内外的主要研究方法以及现有研究成果，为研究提供了理论基础。

（二）问卷调查法

1. 调查对象

编者于 2021 年 4 月选取了某市各年龄段居民为研究对象，以线上发放问卷的形式进行随机抽样调查。以没有使用过互联网医疗类软件为排除标准，共计回收 111 份问卷，在剔除了 12 份无效问卷后还剩 99 份有效问卷，问卷有效率为 89.12%。

2. 调查工具

第一板块为基本信息调查，设置基础问题，获取居民的基本信息。第二板块为 Kano 式问卷。从中国互联网医疗模式区域分布及与医疗资源结合的情况看：一线城市优质医疗资源分布集中，预约挂号类应用（application，APP）的使用较为普遍；在三线及以下城市，居民更多使用咨询问诊、医药服务等基础类 APP，尤其是在医疗资源较为匮乏的偏远地区，患者更多是通过网络进行专家问询。从线上医生的医疗水平、线上医生的服务态度、患者信息安全保障、医患沟通渠道、互联网医疗类软件操作便捷、提供挂号排队信息查询及预约、患者沟通渠道、患者意见反馈、药品信息查询、线上购买药品、健康知识科普、线上支付医疗费用功能、健康报告查询、患者档案查询等功能设计 Kano 式问卷，调查居民对互联网医疗的需求，设置正向问题和反向问题，从"喜欢、理应如此、无所谓、勉强接受、不喜欢"五个维度来捕捉居民的需求变化，识别居民的需求属性类别，归纳出影响患者对互联网医疗满意程度的因素。将 Kano 模型调查出来的结果分为五个类别，包括期望属性、魅力属性、无差异属性、必备属性及反向功能属性。

例如，保障患者信息安全这一功能需求的 Kano 式问卷如表 8-3 所示。

表 8-3 保障患者信息安全的 Kano 式问卷

保障患者信息安全					
正向问题	如果互联网医疗软件能够保障患者的信息安全，您的评价是？				
	A. 喜欢	B. 理应如此	C. 无所谓	D. 勉强接受	E. 不喜欢
反向问题	如果互联网医疗软件不能够保障患者的信息安全，您的评价是？				
	A. 喜欢	B. 理应如此	C. 无所谓	D. 勉强接受	E. 不喜欢

(三）需求分析

1. 样本信息

本次研究的调查对象为某市居民，采用随机抽样的方法，在线上向居民发放问卷，问卷的第一部分为基本信息调查，包括受访者性别、年龄、学历、职业及互联网医疗类软件的使用频率。共发放问卷111份，剔除无效问卷12份，回收有效问卷99份，样本信息如表8-4所示。

表8-4 样本信息（n=99）

一级指标	二级指标	频数（人）	构成比（%）
性别	男	47	47.47%
	女	52	52.53%
年龄	20岁及以下	7	7.07%
	21~30岁	46	46.46%
	31~42岁	18	18.18%
	43~55岁	22	22.22%
	56岁及以上	6	6.06%
学历	高中及以下	12	12.12%
	专科	21	21.21%
	本科	62	62.63%
	研究生及以上	4	4.04%
职业	公司职员	18	18.18%
	行政单位人员	12	12.12%
	学生	44	44.44%
	专业人员（教师、律师、医生、记者等）	6	6.06%
	其他	19	19.19%
使用频率	极少使用	50	50.51%
	偶尔使用	33	33.33%
	经常使用	13	13.13%
	必不可少	3	3.03%

此次研究回收的有效问卷为99份，问卷有效率为89.192%。编者先对样本的基本信息进行了统计，了解此次调研的样本人口特征分布，具体情况见表8-4。

在本次的调查对象中，男女比例相对均衡。年龄上，21~30岁的受访者最多，有46位，占46.46%，其他年龄层也有受访者分布。在学历、职业这些人口统计变量上，都分布有一定数量的受访者。对于互联网医疗类APP的使用频率，有

分级诊疗制度优化研究

50.51% 的受访者极少使用，但对互联网医疗类 APP 都有一定了解，样本数据具有一定统计意义。

2. 互联网医疗需求的 Kano 类别归属

（1）Kano 类别归属方法。问卷的第二部分为 Kano 式问卷，基于 Kano 模型对功能需求进行分类，利用 Kano 评估表的二维矩阵进行判别。问卷内容包括线上医生的医疗水平、线上医生的服务态度、患者信息安全保障、医患沟通渠道、互联网医疗类软件操作便捷、提供挂号排队信息查询及预约、患者沟通渠道、患者意见反馈、药品信息查询、线上购买药品、健康知识科普、线上支付医疗费用功能、健康报告查询、患者档案查询这些内容。对每位被调研者对互联网医疗类软件某一功能的需求划分类别，将结果汇总，最终占比最大的类别即为本功能的需求类别。

（2）互联网医疗需求的类别归属分析。利用以上归类方法，对分析数据进行功能的需求数据分析，结果如表 8–5 所示。

表 8–5 互联网医疗需求的 Kano 类别归属（$n=99$）

功能需求	A	O	M	I	R	最大值	最大占比	归属类别
医疗水平	15	25	12	35	1	35	35.35%	I
服务态度	16	25	11	34	1	34	34.34%	I
信息安全	12	28	21	24	2	28	28.28%	O
医患沟通渠道	17	18	13	38	1	38	38.38%	I
操作便捷	14	23	13	37	1	37	37.37%	I
挂号排队	14	24	16	33	1	33	33.33%	I
患者沟通渠道	8	26	6	46	2	46	46.46%	I
意见反馈	15	20	9	43	1	43	43.35%	I
药品查询	13	21	9	44	1	44	44.44%	I
线上买药	17	21	6	45	0	45	45.45%	I
知识科普	25	18	6	36	2	36	36.36%	I
支付功能	18	24	14	31	0	31	31.31%	I
报告查询	18	26	9	31	2	31	31.31%	I
档案查询	21	24	11	29	1	29	29.29%	I

可以看到，期望需求（O）有 1 个，为信息安全；无差异需求（I）有 13 个，分别是线上医生医疗水平、线上医生服务态度、医患沟通渠道、操作便捷、挂号排队信息、患者沟通渠道、患者意见反馈、药品查询、线上买药、健康知识科普、

线上支付功能、检验报告查询、健康档案查询。

3. 互联网医疗的 Better-Worse 系数

从以上的分析可以看到,排名第二的需求类别和第一的需求类别差别太小,按照如此方法进行判定在科学性上存在一定欠缺,因此利用 Better-Worse 系数分析法重新定义各功能所占的需求属性。其中,Better 系数用于判定增加某功能点后用户满意影响度,Worse 系数用于判定消除某功能点后用户的不满意影响程度。计算公式如下:

增加后的满意系数 Better/SI=(A+O)/(A+O+M+I)··············(1)

消除后的不满意系数 Worse/DSI=-1*(O+M)/(A+O+M+I)··········(2)

将14个功能需求的值代入公式(1)和公式(2),得到相应的 Better-Worse 系数,结果如表 8-6 所示。

表 8-6 互联网医疗需求的 Better-Worse 系数(n=99)

功能需求	Better 系数	Worse 系数
医疗水平	0.460	−0.425
服务态度	0.477	−0.419
信息安全	0.471	−0.576
医患沟通渠道	0.407	−0.360
操作便捷	0.425	−0.414
挂号排队	0.437	−0.460
患者沟通渠道	0.395	−0.372
意见反馈	0.402	−0.333
药品查询	0.391	−0.345
线上买药	0.427	−0.303
知识科普	0.506	−0.282
支付功能	0.483	−0.437
报告查询	0.524	−0.417
档案查询	0.529	−0.412

依照计算出的 Better-Worse 系数,可以将功能点分布在四象限坐标系上,纵坐标为 Better 系数,横坐标为 Worse 系数的绝对值,坐标的原点是所有系数的平均取值。

通过计算,Better-Worse 系数分析象限图如图 8-1 所示。

分级诊疗制度优化研究

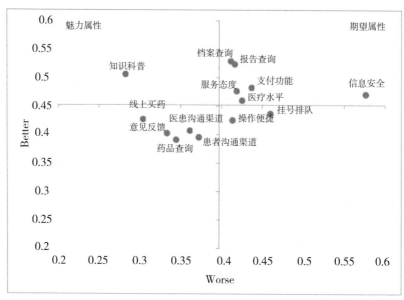

图8-1 Better-Worse系数分析象限图

通过对四象限图的分析可知,期望需求(O)有6个,魅力需求(A)有1个,无差异需求(I)有5个,必备需求(M)有2个。

第一象限中,期望需求(O)有健康档案查询、检验报告查询、线上医生服务态度、线上支付功能、线上医生医疗水平、患者信息安全,如果提供这6个功能,用户就会越满意;若不提供这些功能,用户的满意度会大大降低。保障患者信息安全距离原点最远,说明这一功能需求对用户满意度提升或降低的影响最大。

第二象限中,魅力需求(A)只有健康知识科普,如果提供健康知识科普功能,用户就会越满意,但是如果不提供该功能,用户也不会不满意。

第三象限中,无差异属性(I)有线上买药、医患沟通渠道、患者意见反馈、线上药品查询、患者沟通渠道,提供这五个功能与否,用户的满意度都不会有太大变化。线上买药这一功能需求距离原点最远,说明该功能对用户满意度的影响最小。

第四象限中,必备属性(M)有挂号排队、操作便捷,如果不提供这两个功能,用户的满意度会大大降低,因此这两个功能是必备的。

四、Kano 模型分析结果

（一）识别居民互联网医疗需求属性

依据 Kano 模型的研究，提升和改善患者满意程度作用最明显的是魅力属性，魅力属性所对应的是健康知识科普，可见用户更希望建立宣传健康知识信息的渠道；另外，要减少患者不满意的情况发生，就要识别互联网医疗中的必备属性，必备属性包括挂号排队功能的提供和互联网医疗平台操作要便捷，必须满足患者的这两项基本需求；最后，患者对健康档案查询、检验报告查询、线上医生的服务态度、线上医疗费用支付功能、线上医生的医疗水平和患者私人信息的安全保障这几项功能的期望值很高。要保证这几项期望需求并加以完善，能够扩大用户对互联网医疗的需求。

（二）保证基本需求

根据上文中的研究显示，居民认为互联网医疗应当具备的必备属性是要有挂号排队功能，以及操作要便捷。线上挂号排队功能为患者节约问诊时间，应当保证互联网医疗平台提供挂号排队功能，并优化此功能。例如，增加问诊时间预约功能、实时更新排队信息，让用户能够在第一时间关注挂号排队信息，不仅减少了医院人流量，缓解了医院拥挤的情况，也能减少医患矛盾的发生。

针对一些中老年群体，考虑到他们对互联网医疗认知度不够以及无法熟练运用互联网医疗类平台等因素，我们要保证互联网医疗类平台操作便捷。可以设置亲情助诊平台，借助电子健康设备，利用电子健康设备与互联网医疗系统进行连接，在征得用户同意后，将子女与老人的健康信息进行绑定，方便子女对老人的健康状况进行全面的掌握，监测到老人健康指标异常可以第一时间与医院取得联系。便捷的操作可以让互联网医疗能够面向更多群体，加快互联网医疗的发展进程。

（三）加强期望需求

这类型的功能对提升用户满意程度的影响空间很大，包括档案查询、报告查询、服务态度、支付功能、医疗水平、信息安全六项。一是应当优化健康档案查询、检验报告查询功能，建立并完善档案系统，实现医疗机构与用户间的信息互通和共享，让用户能够在网上查询和掌握自身健康的状况；二是鼓励三甲医院的医生开通线上问诊，保证线上医生的医疗水平，并且增加在线医师的数量和优化线上诊疗的服务内容，让基层也能享受优质的医疗服务，解决供需信息不对称和医疗资源分配不均的问题；三是国家医疗保障局引导地方各级卫生行政管理部门将适宜的互联网医疗服务项目纳入医保支付体系；四是加强医学类人才的培养，各医学类高校制定专门的培养方针，鼓励优秀医学类人才到医疗机构工作，缓解医疗人才匮乏的问题。

（四）追求魅力需求

健康知识科普属于魅力需求，该需求类型对提升用户满意度的影响大。从上述研究中可以分析出，如果向用户提供线上健康知识科普，那么用户对互联网医疗的满意程度将会大大提升。互联网医疗类平台可以利用大数据向各年龄阶段的居民推送具有针对性的健康知识。

第三节 基于分级诊疗的互联网医疗发展路径

一、基于分级诊疗的互联网医疗发展思路

在第一节中，我们对我国政府颁布的相关法令法规进行了梳理，随着政府对互联网医疗的支持，我国互联网医疗快速发展，但在政策的执行过程中也存在一些问题，如"以人为本"的行医理念贯彻程度低、出台的政策可操作性不强等；第二节，我们对互联网医疗的现状进行了分析，从供、需双方找到了阻碍互联网医疗发展的因素，如法律制度不健全、医患双方对互联网医疗认识还不到位等。

互联网医疗能够促进分级诊疗的基层首诊环节，结合5G大数据平台，引导用户，当他们身体出现不适症状时首先利用互联网医疗在基层进行初步的咨询、诊断与治疗，充分利用基层资源，将患者大量引流到基层，减轻三甲医院门诊的负担，减少资源的浪费。"双向转诊"，即"小病进社区，大病进医院"，互联网

医疗能够对患者的症状进行初步检查，若症状较轻，可引导患者按照要求进行治疗或者到附近的基层医疗机构就诊；若症状较重，单单靠互联网医疗无法诊治，那么要告知患者立即转诊去医院医治。如此一来，不仅可以提高基层的卫生资源使用效率，还提高了医院的卫生资源利用率，有助于推进分级诊疗的进程。"急慢分治"，指通过完善慢性病服务体系，将度过急性期的患者从三级医院转出，落实各级各类医疗机构急慢病诊疗服务功能。这里应该有两层的意思：一方面，要将急性、慢性病的鉴定、治疗流程、服务范围进行充分梳理；另一方面，需要在病情基础上建立完善的多级医院服务体系，包括医院分治机制、各院资源分配、转诊协调流程等。"上下联动"是指在医疗服务提供者之间建立分工协作机制，促进优质医疗资源纵向流动。重点在于如何利用互联网医疗对卫生服务提供者在各个机构之间进行合理的调配，保证资源的高效利用。

接下来，我们将运用SWOT模型来分析互联网医疗的优劣，找到分级诊疗下互联网医疗的发展路径。

二、分级诊疗下我国互联网医疗的 SWOT 分析

（一）优势（Strengths，S）

1. 互联网医疗的优势在疫情防控期间尤为凸显

疫情防控期间实施居家隔离政策，线下医疗活动大受限制，医疗机构通过APP、公众号等方式使患者线上完成预约挂号、疾病咨询、缴费和诊疗报告查询等流程，碎片时间得以整合利用，就医灵活度大大提高。

2. 以健康大数据为基础，提供价值型医疗服务

互联网医疗通过对健康大数据的录入、解读及分析，可以深度探寻量化健康数据的有效可用价值及独立数据之间的内在逻辑关联，发掘认识疾病规律的新路径和治疗疾病的高效途径。同时，以健康大数据为基础，全面了解患者保障性和层次化医疗需求，实现个性化健康管理、预防与诊治服务，推动医疗管理向智慧化、精准化和定制化转变，提高医疗服务附加值。

3. 延伸医疗资源配置，助推分级诊疗建设

互联网医疗借助信息化手段实现各类医疗健康数据与资源的跨时空持续融合，引导基层医疗机构与上级医院形成协同服务机制，促使医疗资源纵向下沉，为基层患者提供系统性、整合型和同质化的医疗服务。同时，基于健康数据的采集、共享和沉淀，医患之间可开展"点对点"精确筛选匹配，实现科学化分诊和便捷化上下转诊，推动分级诊疗的高效实施。

4. 推动协同医疗，构建和谐医患关系

互联网具有开放交互的特性，它能够破除医患之间的信息壁垒，唤醒患者的权利意识，推动患者成为主动的、被授权的和具有医学知识储备的群体，从而使医疗服务由"单向供给式"转变为"自主需求式"。由此，以患者为中心的医疗服务体系得以构建，医患共享决策的权责，实现无边界的医患协同与和谐医疗。同时，双向互动交流也是医患沟通顺畅和充分的有效保证，对提高病情知晓率和患者救治率起着不可替代的重要作用。

5. 驱动健康产业发展，促进健康中国建设

"互联网+"注入医疗健康服务是建设健康中国和实现全民健康战略目标的关键举措。例如，通过各类移动医疗APP、门户网站和在线社区等，为患者推送健康信息，普及全民健康教育；通过健康大数据体系建设与应用，强化医疗服务、医疗保障和药品供应等多部门的协调统一，汇聚强大的健康合力。

（二）劣势（Weaknesses，W）

1. 高建设成本影响服务广度

全方位多层次的智能化诊疗、健康管理需要完备的信息化设施设备做支撑，包括第三方医疗服务平台、医疗机构信息平台以及与之相连接的医疗器械、区域智能医疗系统和用户移动终端设备等，建设时间久、耗资大，致使居民、医疗机构和服务商均不可避免地面临成本问题，服务广度严重受限。

2. 医疗健康大数据支撑不力

数据的来源和质量是互联网医疗的核心价值所在。目前，院内、院间、医院

与卫生部门之间以及地区之间的信息共享尚未完成，第三方医疗服务平台的数据与居民电子病历、电子健康档案的云聚合和无障碍传输还未实现，居民各类医疗健康信息难以做到动态实时更新。同时，受限于统一标准的缺失、数据形式的非结构化和技术资源的劣势，对医疗数据进行科学有效的复用、整合和分析也存在困难，制约着互联网医疗的发展。

3. 全科医生数不足，行业人才缺乏

截止到 2020 年，我国城乡每万居民全科医生数为 2.9 人，依据《健康中国 2030 规划纲要》，要提高全科医生职业吸引力，到 2030 年，城乡每万名居民拥有 5 名合格的全科医生，我国现阶段全科医生数任然存在较大缺口，无法满足居民的医疗服务需求。

医师多点执业配套政策不尽完善，医师多点执业动力不足，互联网医疗人才缺口巨大。而相关的人才培养体系尚未建立，具备生物信息、医学管理和数理统计分析等专业背景的复合型人才奇缺，成为互联网医疗发展的阻碍。

4. 医疗质量问题突出

医疗的本源决定了互联网医疗发展的底线是安全。资本的逐利性和互联网监管能力的薄弱，导致互联网医疗广告泛滥，极易与健康信息混淆，患者难以分辨，容易误判，贻误病情。同时，互联网医疗的医生无法基于"视、触、叩、听"和医学检测结果对患者进行全面观察和判断，仅凭对某个症状的咨询提出建议，准确度不高，有较大的医疗安全风险。此外，在进行远程医疗时，影像视频和声音不清晰、不同频等传输效率的限制以及触觉等感知互动技术不成熟，也会影响医生的精确诊断，医疗结果的可靠性和安全性难以保证。

5. 数据安全缺乏保障

互联网技术嵌入医疗服务过程中，医疗健康数据的辐射范围逐渐扩展，患者的基本信息、行为信息、病历资料、诊疗记录、医保信息和电子处方等数据时刻产生且被真实记录、长期存储，并易于展现和传播。随着网络边界不断淡化，医院信息系统与第三方医疗服务平台的分离和衔接存在技术和管理矛盾，系统技术漏洞、恶意兜售数据等问题也加大了隐私泄露的风险，消极影响不容小觑。

(三)机会(Opportunities,O)

1. 国家政策高度支持

近年来,国家逐步推进互联网医疗的顶层设计,出台了《关于促进"互联网+医疗健康"发展的意见》《互联网诊疗管理办法(试行)》等一系列政策。尤其是在新冠肺炎疫情防控工作中,互联网医疗持续赋能,辅助解决诸多防疫难点,国家接连发文予以肯定,互联网医疗迎来积极、良好的政策环境。

2. 社会资本投入充分

近年来,政府多次出台扶持性政策,对社会办医的支持力度持续加大,引导社会资本进入医疗行业;医疗产业自身的抗周期特性也同样吸引着资本的涌入。数据显示,2019 年我国互联网医疗市场规模达 1044 亿元,同比增长 41.46%。在积极政策和有效资本的双轮驱动下,互联网医疗的"地基"被筑牢,产业建设的前置条件得到基本满足。

3. 健康需求激增

根据第 7 次人口普查的数据显示,在 2020 年我国 60 岁以上的人口已经达到 2.6 亿,占全部人口的 18.7%。其中 65 岁以上人甚至达到了 1.9 亿,占全部人口的 13.50%。老年群体医疗保健需求激增。《中国居民营养与慢性病状况报告(2020年)》提到,2019 年我国因慢性病导致的死亡占总死亡 88.5%,医疗服务体系负担大大增加;加上居民的健康意识提升,健康管理服务的连续性、常态化成为刚性需求,这些现象倒逼互联网医疗等新的服务模式产生。

4. 优越的技术支撑

移动互联网技术的快速发展深刻影响着居民的生活方式。目前,我国网民达 9 亿多人,互联网普及率持续增长。同时,5G 网络催化了大数据和人工智能等场景应用,其高速率、低时延的特点为医疗领域由"信息化"向"智慧化"转变提供了坚实的技术保障。

5. 国内外实践经验的借鉴

国外发达国家如美国、英国、加拿大医疗领域信息化建设较早,应用范围广泛，发展相当活跃，至今已形成相对成熟的工作机制。我国多省市已进行互联网医院建设，且初显成效，如互联网医疗先行地银川，已构建覆盖医、药、保的相对完整的服务体系，为其他地区实践提供了宝贵经验。

（四）威胁（Threats，T）

1. 法律规范和政策滞后性

互联网医疗涉及互联网在医疗领域中的各流程、但目前相关政策标准的程序性、严谨性和前瞻性都较欠缺，无法为互联网医疗稳定持续发展保驾护航，网上药品销售、信息安全、医师多点执业、医疗保险和纠纷处理机制等亟待进一步梳理规范。

2. 监管机制不健全

互联网医疗覆盖面广、内容繁杂、专业性强，然而监管部门职能模糊、监管范围局限以及监管技术滞后，导致行业整体监管乏力，阻碍新医疗格局的规范成型。

3. 尚未与医保系统有效衔接

目前，国家对"互联网+医保"呈放开态势，但各地医保政策落实并不统一，部分地区尚未实现线上脱卡实时结算，贯通各地医保系统实现参保信息的平台汇聚壁垒重重，异地就医的医保支付瓶颈短期不易突破，缺乏明确的收费与报销标准，"互联网+医保"全覆盖难度较大，直接阻碍医疗—医药—医保协调联动的互联网医疗环境的形成。

4. 市场竞争同质化

互联网医疗广阔的发展潜力引发资本的涌入。数据显示，2019年行业融资高达54.4亿元，其中一线城市企业具备突出的资本吸引力。但受制于模糊的盈利模式，高投入与低收益的巨大冲突迫使互联网企业进行短期套利以评估市值、回笼资金，缺乏规划深度发展和创新投入的动力，势必影响投资的安全性和行业的有序健康运行。

5. 传统就医思维约束

居民的传统就医习惯（依赖线下与医生面对面交流，信任各类专家、名医）不易扭转，且出于医疗质量、隐私安全等方面的考虑，对线上医疗模式缺乏信任。特别是老年人群体，对互联网医疗的认知和采纳积极性不高，限制了互联网医疗的推广。

三、我国互联网医疗的 SWOT-CLPV 分析

（一）SWOT-CLPV 模型概述

SWOT-CLPV 模型由 SWOT 模型衍生和改进而成（见图 8-2），定量、客观地探讨内部优势、劣势分别与外部机会、威胁交互作用产生的"抑制性"（Control，C）、"杠杆效应"（Leverage，L）、"问题性"（Problem，P）和"脆弱性"（Vulnerability，V）。优势与机会相契合时，形成杠杆效应，优势被充分放大，撬动机遇实现最佳发展；劣势与机会结合时，形成抑制性，影响机遇的有效把握；优势受到威胁时，能力被削减，产生脆弱性；劣势与威胁组合，形成极具危害的问题性。本书利用 SWOT-CLPV 模型定量与定性分析相融合的特性，探讨互联网医疗发展过程中积极、可放大的因素及消极、须规避的因素，提出未来发展战略。

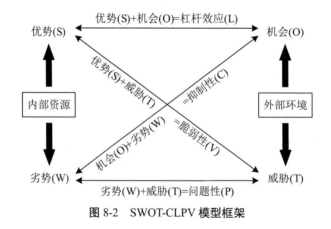

图 8-2 SWOT-CLPV 模型框架

（二）互联网医疗 SWOT-CLPV 分析

1. 杠杆效应分析

由表 8-7 关系矩阵可知，互联网医疗的杠杆效应总计为 21L（占 84%），反映了互联网医疗的优势与发展机遇形成了显著的联合作用。意味着在大健康理念深入人心的时代，行业优势通过与 5G 网络、人工智能等高新技术的全局互动，能极致发挥杠杆效应，与国家提倡的先进理念相契合，与社会经济发展方向保持一致。其中，优势三、优势五产生的结果效应最为明显（为 5L），优势一、优势二次之（为 4L），优势四较不明显（为 3L），须有效把握。具体而言，国家政策、社会资本及技术手段的全力支持，居民健康意识的提升和成熟经验的参照，为互联网医疗的长足发展提供了利好机会。

表 8-7 关系矩阵

类别		机会					总计
		机会一	机会二	机会三	机会四	机会五	
优势	优势一	L		L	L	L	4L
	优势二	L	L		L	L	4L
	优势三	L	L	L	L	L	5L
	优势四			L	L	L	3L
	优势五	L	L	L	L	L	5L
杠杆效应总计		4L	3L	4L	5L	5L	21L
劣势	劣势一			C			C
	劣势二				C		C
	劣势三			C			C
	劣势四	C	C				2C
	劣势五	C			C		2C
抑制性总计		2C	3C		2C		7C

2. 抑制性分析

由表 8-7 可见，互联网医疗的抑制性总计为 7C（占 28%），影响了互联网医疗外部机会的充分利用。其中，劣势四、劣势五与机会交互的抑制性均为 2C，医疗质量和数据安全隐忧对机会红利产生不容忽视的影响，应引起关注；劣势一、劣势二、劣势三与机会交互的抑制性均为 C，即人才缺口巨大、数据利用效率低和经济成本较高也对行业发展有一定的制约作用。此外，劣势因素对机会二的抑制作用最强（为 3C），机会一、机会四次之（为 2C），而机会三、机会五未受到抑制。

表 8-8 关系矩阵

类别		威胁					总计
		威胁一	威胁二	威胁三	威胁四	威胁五	
优势	优势一				V	V	2V
	优势二				V	V	2V
	优势三	V	V		V		3V
	优势四	V	V	V		V	4V
	优势五	V	V	V	V		4V
脆弱性总计		3V	3V	4V	4V	V	15V
劣势	劣势一	P		P	P		3P
	劣势二	P		P			2P
	劣势三	P				P	2P
	劣势四	P	P			P	3P
	劣势五	P	P			P	3P
问题性总计		5P	2P	2P		3P	13P

3. 脆弱性分析

由表 8-8 关系矩阵可知，互联网医疗的脆弱性总计为 15V（占 60%），对优势效用产生了显著的削弱作用，导致"优势难优"。其中，优势四、优势五遭遇威胁时最为脆弱（为 4V），优势三次之（为 3V），优势一、优势二遭遇威胁时的不利影响最小（为 2V）。从威胁端来看，威胁三、威胁四产生的负面脆弱性最为显著（为 4V），威胁一、威胁二也较为明显（为 3V），而威胁五产生的负面脆弱性最小（为 V）。整体而言，重构就医方式、提升服务效率、提供价值型医疗和延伸医疗资源配置等优势因素，有利于互联网医疗的持续发展；医保问题、市场竞争同质化、制度规范和监管缺位是影响互联网医疗发展的重要威胁因子。

4. 问题性分析

由表 8-8 可见，互联网医疗的问题性总计为 13P（占 52%），致使互联网医疗的可执行性变差。其中，劣势一、劣势四、劣势五与外部威胁作用的结果效应均为 3P；劣势二、劣势三产生的问题性均为 2P。制度规范和监管缺位、传统就医思维限制和医保问题是主要威胁因素，其与劣势一、劣势四、劣势五相遇时，对互联网医疗来说无疑是雪上加霜。整体而言,建设成本高、医疗质量和数据安全缺乏保障、人才及数据支撑不足是互联网医疗发展的关键障碍性因素。

(三)分级诊疗下我国互联网医疗的发展路径

从政策推动互联网医疗的结果看,我国互联网医疗在执行政策的过程中还存在一定问题,需要政策制定者和政策研究者深入了解互联网医疗现状进行高价值的政策制定,同时也需要医疗服务提供者按照政策不打折扣地提供医疗服务。从互联网医疗发展的现状研究中,我们也分析出了供方和需方的问题,在分级诊疗的大背景下,供、需双方都要增强对互联网医疗的认识,推动我国分级诊疗的进程。我国互联网医疗面临的问题主要在政策法规、人才资源、信息化建设、医疗质量和信息安全等方面,未来应充分利用优势,在政府引导、多元参与主体的协同下解决相关问题,推动互联网医疗健康发展。

1. 完善法律政策体系,挖掘市场创新潜能

政府在制定互联网医疗相关法规时,应秉持体系化理念,以"顶层规划设计—基本制度规范—法律保障制度—补充性配套政策"为路径,建立结构严谨、联系统一、覆盖全面、惩治得当的互联网医疗法律体系,填补行业法律政策断层;界定监管范围,细化监管对象类别,制定监管细则,区分各主体权责,畅通社会监管渠道,满足行业发展的规范化需求,避免其成为"脱缰野马"。同时,对互联网医疗实施税收减免、补贴等政策,明晰准入条件,推进投资、融资等多渠道合作模式,引导民间资本和行业资源积极参与,鼓励云健康平台、APP和手术机器人等产品的研发应用,遴选出一批典型的互联网医疗协同创新项目,并支持其申报国家"互联网医疗示范应用基地",推动社会资本合作项目落地落实,激发市场智能化创新活力,实现医疗供给侧数字化革命,从而深耕长尾市场,推动互联网医疗迈向价值链中高端,最大限度地实现其社会、经济效益。

2. 加快网络基础设施建设,加强健康信息安全保障

规范互联网医疗的信息化建设标准,统一数据接口和存储格式,激发各参与主体数据联动意愿,促进数据在不同医疗机构、地区之间的零阻碍流动、共享和整合;加快医疗健康信息平台和电子健康档案、电子病历等智慧数据库建设,按

需、灵活地进行数据集成与使用,实现大健康数据的可视化、集约化和立体化,使健康管理由点状监测转变为全时段监测,使医疗健康服务的重心由院中诊疗覆盖至前端的早期筛查、预防及后端的康复护理、保健,为利用云计算、大数据和人工智能等技术提炼和挖掘数据价值奠定基础。同时,健全信息保障机制,明确采集、传播和利用数据的原则和方式,借助区块链等强加密技术,严控数据的细粒度访问,建立可溯源的数据监控链,使安全维护在与风险的动态博弈中"取胜",实现真正安全的"医疗云"。

3. 全面整合行业人才资源,建立人才连续培养机制

遵从国家事业单位改革的全局安排,引导建立与医生网上执业特点相适应的专门性政策,创新互联网医疗人事管理制度,实施多模式聘用制,对互联网医疗绩效工资、医疗质量控制、医疗责任保险等方面进行明确规定;建立医疗人才信息共享平台,加强各级医疗机构之间的联系,激活医师多点执业,实现外溢效应最大化。同时,加强互联网医疗的产、学、研协调发展,拓展医疗、健康、药学和计算机等单一学科的边界,形成多元知识链的互联网医疗专业教育联合体,培养具备扁平化知识结构与创新能力的高层次引领型人才;对互联网医疗从业人员采取前沿技术、工作流程培训与岗位薪酬体系激励并举,提高人才队伍的稳定性,引导互联网医疗趋向专业化发展。

4. 建立实体医院与互联网医疗线下线上相结合的整合型分级诊疗模式

针对我国地域广阔且医疗资源相对短缺的现实,建立实体医院与互联网医疗线下线上相结合的整合型分级诊疗模式。该模式将分级诊疗路径分为实体医院和互联网医疗两种方式。实体医院方式是指基层医疗卫生机构、二级医院和三级医院等线下实体机构之间形成的线下分级诊疗路径;互联网医疗方式则是基于互联网医疗平台与设置在基层的线下接诊点和移动端,将医生和患者连接起来,两个路径有机结合,互为补充,形成线上线下("双线")相结合的整合型分级诊疗模式。互联网医疗的加持不仅形成医疗资源的增量,提高服务可及性,其规模效应也大大降低了整个系统的运作成本。

第九章　研究结论与展望

本研究从分级诊疗服务体系、医保杠杆、医疗联合体（简称"医联体"）、家庭医生签约服务和互联网医疗出发，以政策分析工具对分级诊疗的相关政策进行梳理，利用问卷调查、离散选择实验进行实证分析，在系统总结国内外经验与做法的基础上，明确分级诊疗的整体战略和核心目标，对关键环节、重点问题提出了有针对性的政策建议，为推进中国医疗服务系统改革提供决策支持。

第一节　研究结论

一、主要发现

（一）医疗资源配置不合理，患者就医选择偏向大医院

从对我国医疗资源分级配置现状的分析中可以看出，虽然在国家的支持下，近年来我国基层医疗卫生机构在机构数量、卫生人员数量、床位数等方面均有所增长，但基层医疗卫生机构所拥有的医疗资源在整个医疗服务体系中仍偏低，绝大部分医疗资源仍集中在大医院，无论从数量上还是质量上来看，我国医疗资源结构的"倒三角"模式并未得到改变。在硬件方面，基层医疗卫生机构设备不足、就医环境差，同时环境简陋，设计布局有待提高；在软件方面，基层医疗卫生机构人才稀缺，卫生人力资源是卫生资源中最活跃的因素，也是患者就医时最为关注的因素，患者在就医时更倾向于寻找专业的医生为其提供诊疗服务。因此，基层医疗卫生机构人才匮乏在一定程度上不利于患者选择到基层就医。相对于基层

分级诊疗制度优化研究

医疗卫生机构，患者通常认为高等级的医院可以为其提供质量更高、更全面的医疗服务，误诊率会更低。为了规避误诊、错诊等可能出现的医疗风险，患者在医疗服务消费中存在较强的"就高不就低"特性，更倾向于前往级别高的医疗机构就医。

（二）医疗保险在优化分级诊疗过程中的杠杆作用没有被充分发挥

医保支付方式改革可以约束和引导医疗机构的行为，在保障医疗服务质量的同时控制医疗费用的不合理增长，医疗保险的经济杠杆作用也可以引导参保患者的就医行为，助推形成合理有序的就医格局。但目前医保在优化分级诊疗中的杠杆作用没有被充分发挥，主要体现在两个方面：一是上级医院与基层医院差异化报销未显著拉开距离，不足以约束需方合理就诊；二是支付制度未完成改革，不足以形成供方对患者的合理吸引，同时公立医院参与医保支付方式改革的动力不足，医疗保险机构也缺乏对医疗机构的控制和监管。还有其他政策宣传、商业保险、异地就医管理等因素都影响着医保对分级诊疗的推进。尽管就目前新医改情况来说，医保为助力分级诊疗做出了许多贡献，但由于以上原因，分级诊疗未达到理想结果。

（三）医疗联合体运行松散，基层医疗卫生机构的服务能力未得到有效提升

虽然我国的医疗体建设取得了一定的成效，但医联体机制并未发挥预期作用。部分地区的医联体形式松散、合作模式单一，医联体之间未能建立"业务支援、人才培养、资源共享、合作共赢、共同发展"的运行机制，未能推动优质医疗资源下沉，使得分级诊疗流于形式，未能发挥有效作用。部分地区医联体在实际运行上比较松散，缺乏系统的管理制度和运行机制，各级医疗机构难以凝聚成紧密的整体。此外，医联体的牵头医疗机构对基层医疗卫生机构服务能力和管理水平的带动作用有限，在基层医疗卫生机构的人才培养方面没有达到所需要的技术水平，基层医务人员的工作积极性和满意度不高，基层医疗卫生机构的服务能力未得到有效提升，也未实现区域医疗资源的有效整合。由于基层医疗卫生机构数量众多，县级医院在进行帮扶时无法兼顾所有基层医疗卫生机构，这也在一定程度

上阻碍了分级诊疗制度的推进。

（四）家庭医生作用发挥受限，签约服务制度有待完善

社区居民的问卷调查结果表明，居民对家庭医生签约服务的认知度低，居民的签约意愿率较低。居民的年龄、婚姻状况、是否了解签约服务政策是影响居民签约意愿的主要因素。家庭医生签约服务属性对居民的签约意愿有显著影响，不同特征居民的需求偏好存在差异。离散选择实验的实证研究结果表明，影响居民签约意愿的家庭医生签约服务属性依次是医保报销优惠政策（连续计算住院起付线）、服务内容、家庭医生类型、是否实行社区首诊、签约费用。医保优惠政策与居民签约意愿呈正相关，即给予一定的医保优惠政策，居民的家庭医生签约意愿高。服务内容与居民签约服务需求呈正相关，即增加服务项目，居民的签约需求增加。由公立医院医生担任家庭医生，居民家庭医生签约意愿高。相较于签约费用、是否实行社区首诊、家庭医生类型来说，医保报销政策和服务内容对于提升居民的签约意愿更具有显著的影响。研究还发现，现行的家庭医生签约服务政策对签约服务有积极的影响。

研究发现，家庭医生的综合素质也有待提升。家庭医生主要由基层医疗卫生机构医生担任，而基层医务人员多未接受过专业完整和系统的全科医学教育，且文化程度总体偏低，客观上限制了其为居民提供高质量服务的能力。在工作中，由于家庭医生缺少完备的全科医学知识，知识技能明显欠缺，使得其不能满足居民的健康需求，导致居民的签约意愿率不高，影响了签约积极性。

（五）互联网医疗建设中缺乏完善合理的信息安全保障制度

在研究互联网医疗与分级诊疗的关系时，通过对相关政策的梳理和基于Kano模型的问卷调查，我们发现，医疗信息安全缺乏保障是居民最关心的问题。患者的基本信息、行为信息、病历资料、诊疗记录和电子处方等数据时刻产生且被真实记录、长期存储，并易于展现和传播，居民对互联网医疗能否保障患者私人信息的安全具有很高的期望值。随着网络边界不断淡化，医院信息系统与第三方医疗服务平台的分离和衔接存在技术和管理矛盾，系统技术漏洞、恶意兜售数据等问题也加大了隐私泄露的风险，消极影响不容小觑。由于线上诊疗是一个虚

拟空间，具有相当强的隐蔽性，所以患者需要信息安全的保障或者知情权，这样才能够让患者放心，让患者信任互联网医疗。

二、优化分级诊疗的路径分析

（一）提高基层医疗能力，增强公众信任感

实现分级诊疗的首要任务是提高基层医疗能力，使民众愿意遵循基层首诊的制度安排。首先，"强基层"的关键在全科医生，要完善全科医生的培养和考核机制。英国建立了严格的基层首诊制度。患者必须先接受全科医生的首诊，只有遵守这一规定，才能享受到免费的医疗服务。美国的家庭医生也经过了严格的培训教育和资质认定，因此，美国民众对基层家庭医生有较强的信任感，并形成了基层首诊的就医习惯。家庭医生深刻影响着患者的就医选择，政府应加大对全科医学的支持力度，可以适当地给予一定的优惠政策，健全家庭医生培养制度。可以通过医学院校、转岗培训等多个渠道，着重培养全科医生来适应基层诊疗需求。其次，除了注重基层人才培养，政府还应加大财政投入，为基层配备必需的医疗设施，为基层提供充足的医疗资源，使医疗资源下沉到基层，缩小与医院之间的差距。要明晰各级医疗机构的功能定位，让医院与基层医疗卫生机构具有目标一致性、服务连续性，形成一个利益共同体，为集体的利益共同奋斗。

（二）发挥医疗保障制度杠杆作用，撬动分级诊疗体制的改革

1. 进一步拉大报销比例差距

由于当前不同医疗机构差别化报销比例不高，对于引导居民合理就医的效果不理想，建议各级医疗机构进一步拉大医保报销比例差距，尽量让上级医院与基层医疗卫生机构的差别化报销比例达到20%以上，同时通过优化起付标准设置和科学设定报销比例差距，有效推进患者合理就诊，进一步推动双向转诊格局的形成。同时建议适当增加门诊报销限额，以增加门诊就医患者的数量，减少个人年度住院支出。

2. 完善医保支付方式改革

医保支付制度是影响医患行为的重要因素，也是实现整合医疗服务的关键政策工具，医保支付制度对政府、医疗机构和患者的行为都起着引导作用。国务院办公厅要求进一步加强医保基金预算管理，并全面推行以按病种付费为主的多元复合式医保支付方式，我国要加快推进 DRGs（Diagnosis Related Groups，按疾病诊断相关分组）的不断完善和全面覆盖，不断扩大医保支付范围，在探索多种形式的医保支付方式的同时，加强对医疗服务机构的管理，推进医联体的打包预算、总额付费等形式，结合医联体发展共同助力分级诊疗。同时要推动医保支付制度改革结余基金的合理使用，以调动医务人员的工作积极性，促进医务人员行为的规范化，进一步提升医疗服务质量，提高患者满意度。

（三）全面加强医联体建设，推动优质医疗资源下沉

1. 加强对医联体的政策指导，充分发挥医联体效用

政府应出台医联体管理及运行相关的法律法规，规范医联体的运行机制，在积极探索医联体运行模式的同时，加强对医联体的监管与考核，改变部分地区医联体形式松散、合作模式单一的现状，通过建立紧密型医联体实现医疗资源的有效整合，推动基层首诊、双向转诊等机制科学运行。

2. 发挥牵头单位的带动作用，提升基层机构的服务能力

医联体中的牵头医疗机构对医联体的高效运行发挥着重要的作用，上级医疗机构对下级医疗机构的帮扶作用可以大幅提升基层医疗能力，提高基层的卫生资源配置水平，增强患者对基层医疗卫生机构的信赖程度。在医联体建设中应充分发挥牵头单位的带动作用，但基层医疗卫生机构也不可过分依赖上级的帮助，要学会抓住机遇提升自己的服务能力，可以通过改革人才招聘和使用制度来增强基层的人力资源水平，切实增强诊疗能力，为患者提供更精准可靠的医疗卫生服务。

3. 提升医务人员待遇，推动优质资源下沉

对于被派遣到基层医疗卫生机构坐诊或任职的医务工作者，县级医院应做好相关人员的待遇补偿工作，以调动医务人员的内在积极性，提升医务工作者在基

层的工作满意度，引导其在基层卫生机构踏实工作。相关部门应制订明确的待遇补偿方案，在此基础上还应该对下乡帮扶人员的生活和交通等相关方面进行补贴；在职位晋升方面，也应优先考虑提升下乡帮扶人员。提高基层医务人员的待遇有助于帮助基层吸引和留住人才，促进基层医疗卫生机构服务能力的提升，真正实现"强基层"的目标，进一步推进基层首诊的实现。

（四）改善签约服务质量，提升家庭医生签约服务效率

签约服务内容方面，分层设计服务细则或服务包型，兼顾基层群众经济承受力和乡村（社区）整体健康状况分类，个性化推送签约服务政策，争取做到"应签尽签"。研究显示，公立医院医生担任家庭医生，增加服务项目，采用连续计算住院起付线的医保政策，居民签约意愿增加至65%；在此基础上采用错时、延时服务，居民签约意愿将会增加到74%。建议借鉴国内外的成功经验与做法，从居民签约的不同需求属性（经济因素和非经济因素两大类）及其水平优化组合入手，有针对性地提出可行的"政策干预包"。

提升基层家庭医生签约服务效率的首要问题是疏通签约服务全过程，构建长效管理机制。以"十四五"建设为契机，加快建设和完善分级诊疗体系的指导性文件，构建家庭医生签约服务运行机制。一是应将全科医生的培养模式化、制度化，以高等医学院校培养为重点，以常见病诊治、老年和慢性病防治能力培训为重心，兼顾全科医生转岗培训，大力发展毕业后教育和继续教育，构建一支知识储备完善、专业技能过硬的家庭医生队伍，从而让其更好地担任居民健康"守门人"角色；二是完善家庭医生的综合激励机制，强化家庭医生的绩效工资分配机制的顶层设计，有效落实家庭医生人员编制与聘用的相关政策，完善家庭医生的职称评审制度，晋升指标向家庭医生倾斜，提高家庭医生的福利待遇，营造良好的工作环境和组织文化，优化精神激励，实施个性化激励；三是充分发挥医联体（医共体）牵头单位的技术辐射作用，有效下沉优质医疗资源，提升基层服务能力，提升家庭医生签约服务效能。

（五）加快网络基础设施建设，加强健康信息安全保障

互联网行业和医疗卫生相关部门亟须建立完善合理的信息安全保障制度。在

规范互联网医疗的信息化建设标准、加快医疗健康信息平台建设的同时，要着力健全信息保障机制，明确采集、传播和利用数据的原则和方式，借助区块链等强加密技术，严控数据的细粒度访问，建立可溯源的数据监控链。同时政府要着力健全互联网医疗法律体系，弥补法律空白，明确行业监管模式，明晰权责分配，提高监管能力，扩大监管范围，推动互联网医疗行业规范化、标准化和健康化发展，构建封闭、安全的互联网医疗大环境，保障患者的信息安全，使安全维护在与风险的动态博弈中取胜，实现真正安全的"医疗云"。

（六）积极吸取国外分级诊疗模式的建设经验，优化我国的分级诊疗制度

通过分析比较英国、美国、日本和德国的医疗卫生体系，发现这四个国家都依据本国国情建立起了各具特色、各有优点的分级诊疗体系以及相应的配套制度和机制，这对我国现阶段的分级诊疗优化建设有重要的借鉴意义。

1.要注重转诊秩序，完善分级诊疗

分级诊疗的一大特点是双向转诊，做好双向转诊工作至关重要。首先，科学有序的双向转诊需要一套合理的转诊标准。无论英国还是美国，都制定了较为科学完善的疾病诊断标准，为双向转诊提供了依据，避免医生随意转诊造成的不良影响。其次，应建立健全分级诊疗绩效考核机制，将双向转诊工作指标化，纳入考核体系，并依据考核结果给予有效的奖惩，促进不同层级医疗机构重视转诊秩序，推动双向转诊有效地运行。

2.要鼓励民间资本注入，缓解医疗资源的紧张状况

我国当前公共医疗卫生服务方面存在严重的医疗资源不足和资源配置不合理问题，民间资本的引入可以缓解医疗资源的紧张状况。当然，在积极引入民间资本的同时还应注重对其进行严格的管理和约束，如德国将基层门诊交给了独立开业的全科医生或专科医生，同时通过当地医师协会与其签订合同，从而达到了对其进行统筹管理的目的。合理的管理约束能使民间资本在医疗服务供给上更合民意、得民心，更有效地成为公共医疗服务的补充。

3.适当引入竞争激励机制，提高医疗服务质量

竞争是提高效率和质量的有效途径。英国在医疗体系中引入内部市场，政府成为购买方，以居民需求为导向购买相应的医疗服务，使医疗服务供给者之间形成了一定竞争。这种适当的竞争引入，在不改变医疗体制政府主导性质的情况下，有效地提高了医疗服务质量。一方面，我国应积极寻找适合国情的竞争机制引入途径，在资源有限的条件下提高医疗服务效率；另一方面，对医务人员的工作给予适当的报酬激励也是有利于服务质量的提高的。特别是在分级诊疗改革中，可以模仿英国、德国和日本的薪酬激励制度，将医务人员的配合工作服务情况量化，并依照量化结果给予合理的报酬奖励，这将有利于高效地推进优化分级诊疗建设进程。

第二节　本研究的创新点、不足及展望

一、本研究的创新之处

研究视角的创新。本研究的研究视角从分级诊疗的"三要素""四大抓手"出发，"三要素"包括分级诊疗服务体系、首诊制度、转诊系统，"四大抓手"分别是医保杠杆、医联体、家庭医生签约服务和互联网医疗。

利用离散选择实验构建居民签约服务偏好模型。既往研究主要是采用问卷调查法，本研究利用离散选择实验，分析了签约服务属性对居民签约意愿的影响，比较了不同特征居民的签约服务偏好差异，为优化签约服务提供了理论和现实依据，并为优化分级诊疗制度提供了数据支撑。

在政策工具分析基础上，选择利益相关者理论研究我国分级诊疗制度的政策实践。根据我国特有的中国特色政治体制与政策执行风格，在对我国具体政策的研究过程中，利用政策工具对相关政策进行梳理，并针对政策相关方和整个组织过程，选择了利益相关者理论，以便对我国分级诊疗制度的政策实践展开更恰当的研究。

二、本研究的不足之处

建立健全优化分级诊疗制度是一个系统工程,涉及方方面面。本研究从分级诊疗服务体系、医保杠杆、医联体、家庭医生签约服务和互联网医疗出发,对分级诊疗的相关政策进行梳理,利用问卷调查、离散选择实验进行实证分析,为我国分级诊疗制度的完善提出了优化策略。但不可否认的是,由于牵涉的工作层面非常广,加上研究能力有限,难以全面而准确地反映出分级诊疗制度各个环节的细节全貌。本研究尚存在一些不足之处:

首先,在研究医疗服务体系与分级诊疗时,由于数据获取渠道有限,关于2020年的数据用的是《2020年我国卫生健康事业发展统计公报》的数据,它虽然也是官方发布的权威数据,但是没有统计年鉴精确。其次,在CFPS(Chinese Family Panel Studies,中国家庭追踪调查)问卷内容中针对医疗领域的调查不够全面,一些变量不能按照最理想状态进行设置,对数据的分析没有足够细致。

本研究提出的关于我国分级诊疗制度的优化策略,主要是在政策分析和借鉴国内外经验基础上获得的,未能在相关地区采取相应的干预试点研究,无法观测到优化策略的实施效果,因此无法得出优化策略是否有效的结论。

三、展望

分级诊疗制度的推行旨在构建更为有序的医疗秩序,使医疗资源的配置更加有效,切实满足广大人民群众的健康需求。分级诊疗制度作为"新医改"的突破口,是一个庞大且错综复杂的工程。因此,对现行分级诊疗制度的完善与优化绝不是一蹴而就的事情,必须分步骤、分阶段、有条不紊地开展各项工作。应在多学科理论的指导下,应用定量与定性结合的研究方法,围绕分级诊疗的"三要素"和"四大抓手",继续开展深入的基础研究和应用基础研究。此外,选择若干个城市开展试点,将研究成果应用到分级诊疗实践中,用研究成果指导地方实践;同时在实践中检验研究成果的适用性,并不断完善研究成果,推动分级诊疗制度的优化发展,最终建立"基层首诊、双向转诊、急慢分治、上下联动"的分级诊疗格局。

参考文献

[1] 何蓓蓓. 分级诊疗背景下医保支付方式改革对县域医共体的影响研究 [D]. 南昌：江西中医药大学，2021.

[2] 孙敬华. 积极老龄化视角下中国长期护理保险政策研究 [D]. 济南：山东大学，2021.

[3] 张坤婷. 基于 CNKI 的我国医保支付方式研究的文献计量分析 [D]. 济南：山东大学，2021.

[4] 李倩. 国际视野下江苏省医疗卫生服务体系及其分级诊疗制度研究 [D]. 南京：南京中医药大学，2020.

[5] 李元宏. 安徽省天长市县域医共体专业协作评价研究 [D]. 北京：北京协和医学院，2020.

[6] 刘源. 淮安市分级诊疗制度实施问题与对策研究 [D]. 南京：南京师范大学，2020.

[7] 陈红燕. 公立医院分级诊疗体系建设存在的问题及对策 [D]. 湘潭：湘潭大学，2020.

[8] 卢嘉琦. 公立医院病人"向下转诊"难的治理瓶颈及纾解 [D]. 广州：华南理工大学，2020.

[9] 周聪. 我国分级诊疗制度建设研究 [D]. 南京：南京大学，2019.

[10] 罗赟. 成都市分级诊疗制度实践研究 [D]. 成都：西南交通大学，2019.

[11] 卜姝玥. 昆明市分级诊疗制度实践问题及对策研究 [D]. 昆明：云南民族大学，2019.

[12] 李重. 我国分级诊疗制度的政策实践研究 [D]. 太原：山西大学，2019.

[13] 陈遥. 优化基本医疗保险制度促进分级诊疗[D]. 南昌：南昌大学，2019.

[14] 王舒颖. 全民医保背景下医保支付方式改革优化研究[D]. 南宁：广西大学，2019.

[15] 陈意. 分级诊疗模式下患者就医行为与机构选择研究[D]. 合肥：合肥工业大学，2019.

[16] 李素云. 分级诊疗体系中利益相关者行为选择及意愿影响研究[D]. 武汉：武汉理工大学，2018.

[17] 潘芮. 医疗保险和分级诊疗体系的联动改革探析[D]. 南京：南京师范大学，2018.

[18] 林伟龙. 基于利益相关者分析的安徽省天长市县域医共体实践研究[D]. 北京：北京协和医学院，2017.

[19] 葛鹏楠，吴爽，韩彩欣. 我国互联网医疗的发展路径研究——基于SWOT-CLPV模型分析[J]. 卫生经济研究，2021，38（10）：47-51.

[20] 吴爽，邓茜月，曹志辉，等. 居民对家庭医生签约服务的需求偏好研究——基于离散选择实验[J]. 卫生经济研究，2021，38（05）：18-21.

[21] 王权，涂茜，孙强. 分级诊疗视角下传染病防治体系改革的战略选择——基于一种新型SWOT-CLPV分析模型[J]. 中国卫生政策研究，2021，14（10）：17-24.

[22] 石敏，徐梦丹，许星莹，等. 我国医联体政策量化研究：基于政策目标、工具和力度的内容分析[J]. 中国卫生事业管理，2021，38（05）：352-356+374.

[23] 苗豫东，吴建，牛亚冬，等. 分级诊疗制度变迁回溯及"十四五"期间的关键政策建议[J]. 中国卫生政策研究，2021，14（03）：1-6.

[24] 吴亚萍. 医保差异化支付与医联体的联合运用对分级诊疗的推动研究[J]. 中国卫生经济，2021，40（07）：37-39.

[25] 葛鹏楠，赵雨，韩彩欣. 互联网医疗政策的执行问题和对策——基于史密斯模型的分析[J]. 卫生经济研究，2021，38（01）：17-21.

[26] 王绍敏，陶群山. 德国分级诊疗制度及其对我国的启示[J]. 现代医院管理，2021，19（03）：19-21.

[27] 李婉，韩彩欣. 我国西部地区全科医生配置公平性研究——基于基尼系数和集聚度[J]. 卫生经济研究，2020，37（09）：29-32.

[28] 韩彬，韩彩欣，赵侠，等．医联体模式下社区居民对双向转诊的认知及满意度调查[J]．价值工程，2020，39（12）：214-215．

[29] 李婉，韩彩欣．我国全科诊所发展影响因素的鱼骨图分析[J]．卫生软科学，2020，34（01）：50-54．

[30] 李星蓉，高广颖，胡星宇，等．医保差异化补偿政策下北京居民就医流向的影响因素研究[J]．中国卫生政策研究，2020，13（12）：23-29．

[31] 万彬，胡大洋，张蔚，等．医药医保政策改革下的江苏省医保基金运行绩效研究[J]．中国卫生经济，2020，39（04）：36-39．

[32] 王碧艳．医保支付方式改革下病种点数法对我国分级诊疗的影响[J]．中国医院管理，2020，40（02）：18-20．

[33] 岳林琳，张翠萍，邢洁，等．分级诊疗的路径优化探讨——基于比较和评价的视角[J]．中国卫生事业管理，2020，37（09）：647-650+704．

[34] 陈涛，柏萌，周瑞，等．SWOT-CLPV模型下我国居家医疗发展战略[J]．中国全科医学，2020，23（34）：4285-4290．

[35] 贾云鹏，岳辉，宋一蕾，等．借鉴英美国家成功的分级诊疗经验完善我国分级诊疗制度建设与发展[J]．黑龙江科学，2020，11（10）：150-151．

[36] 闫如玉，赵燕，赵侠．分级诊疗背景下河北省居民就医机构选择研究[J]．科技成果管理与研究，2020，15（5）：34-37．

[37] 于保荣，杨瑾，宫习飞，等．中国互联网医疗的发展历程、商业模式及宏观影响因素[J]．山东大学学报（医学版），2019，57（8）：39-52．

[38] 程明羕，张年，余昌胤，等．医师多点执业利益相关者利益损益及对策分析[J]．中国医院管理，2019，39（9）：36-38．

[39] 陈皓阳，闫如玉，高镜雅，等．政策工具视角下我国医联体建设政策量化分析[J]．中国卫生经济，2019，38（11）：20-23．

[40] 赵林虎．健全对互联网医疗服务的法律监管[J]．人民论坛，2019（6）：110-111．

[41] 周俊婷，李勇．"互联网+"破除分级诊疗困境[J]．卫生经济研究，2019，36（10）：30-32．

[42] 杜学鹏，零春晴，吴爽，等．我国家庭医生激励机制研究——基于波特-劳勒综合型激励模型[J]．卫生经济研究，2019，36（03）：22-25．

[43] 许航，曹志辉，吴爽．基于内容分析法的我国家庭医生签约服务政策分析 [J]. 中国全科医学，2018，21（22）：2647-2654.

[44] 胡亚琼．互联网医疗的发展困境和对策 [J]. 医学与社会，2018，31（4）：23-26.

[45] 何雪松，罗力．互联网医疗的应用现状和发展趋势 [J]. 中国卫生政策研究，2018，11（9）：71-75.

[46] 吴倩倩，尹文强，马赫，等．基于史密斯模型的家庭医生政策执行情况研究 [J]. 中国全科医学，2018，21（22）：2655-2659.

[47] 何雪松，罗力．互联网医疗的应用现状和发展趋势 [J]. 中国卫生政策研究，2018，11（9）：71-75.

[48] 零春晴，翟铁民，王荣荣，等．整合城乡医保政策分析：基于政策工具分析视角 [J]. 中国卫生经济，2018，37（12）：12-17.

[49] 陈静，夏述旭．紧密型医疗联合体人力资源配置与共享关键问题分析 [J]. 中国医院管理，2018，38（02）：50-52.

[50] 程念，汪早立．典型地区医联体模式与成效对比研究 [J]. 中国卫生经济，2018，37（07）：12-15.

[51] 王虎峰．我国医联体的功能定位与发展趋势——以罗湖医疗集团为例 [J]. 卫生经济研究，2018（08）：3-6.

[52] 申丽君，黄成凤，李乐乐，等．县域医共体模式的探索与实践——以安徽省天长市为例 [J]. 卫生经济研究，2018（12）：7-11.

[53] 李念念，赵允伍，尹红艳，等．医联体发展困境与策略浅析 [J]. 中国卫生事业管理，2017，34（08）：561-562.

[54] 舒展羽，陈芳，吕强，等．互联网医疗面对社会服务的困境与对策 [J]. 中国全科医学，2017，20（2）：247-250.

[55] 谢宇，于亚敏，佘瑞芳，等．我国分级诊疗发展历程及政策演变研究 [J]. 中国医院管理，2017，37（3）：4.

[56] 杨小丽，封欣蔚．我国移动医疗服务发展的问题与对策分析 [J]. 医学与哲学（A），2016，37（5）：1-4，38.

[57] 张雪，杨柠溪．英美分级诊疗实践及对我国的启示 [J]. 医学与哲学（A），2015，36（07）：78-81.

[58] 顾亚明.日本分级诊疗制度及其对我国的启示[J].卫生经济研究,2015(03):8-12.

[59] 魏来,张亮.我国整合型卫生服务的概念框架探讨[J].中国卫生经济,2012,31(07):12-15.

[60] 赵燕,曹志辉,李亚莉,等.Cox回归模型在住院费用控制中的应用研究[J].现代预防医学,2008(13):2448-2449+2456.

[61] 赵燕,曹志辉,李萌萌等.多元线性回归模型在住院费用测算中的应用[J].卫生经济研究,2007(11):35-36.

[62] 方伟岗,刘丰梅.中国医疗联合体建设与健康扶贫蓝皮书[M].北京:北京科学技术文献出版社,2018.

[63] 吴爽,赵燕,曹志辉.家庭医生签约服务制度研究[M].北京:中国国际广播出版社,2017.

[64] 国务院发展研究中心社会部课题组.推进分级诊疗:经验·问题·建议[M].北京:中国发展出版社,2017.

[65] 赵燕,吴爽,曹志辉.基本医疗保险制度创新研究[M].北京:中国国际广播出版社,2017.

[66] 连鸿凯,郝义彬,丁凡.国内外医疗服务体系及分级诊疗管理现状[M].郑州:郑州大学出版社,2016.

[67] 任文杰.世界视野下的"中国模式"——医疗联合体模式的实践探索与管理创新[M].武汉:武汉大学出版社,2014.

[68] 中国互联网络信息中心.第45次《中国互联网络发展状况统计报告》[EB/OL].http://www.cac.gov.cn/2020-04/27/c_1589535470378587.htm.

[69] Mob研究院.2019年互联网医疗行业洞察[EB/OL].https://www.mob.com/mobdata/report.

[70] 网经社.2019年度互联网医疗市场数据报告[EB/OL].http://news.pharmnet.com.cn/news/2020/07/30/543325.html.

[71] 中共中央国务院.国务院办公厅关于推进医疗联合体建设和发展的指导意见[EB/OL].(2017-04-26).http://www.gov.cn/zhengce/content/2017-04/26/content_5189071.htm.

[72] 中共中央国务院.健康中国2030规划纲要[EB/OL].(2016-10-25).http://www.gov.cn/xinwen/2016-10/25/content_5124174.htm.

[73] 国家卫生计生委、国家中医药管理局关于推进分级诊疗试点工作的通知[EB/OL].（2016–08–19）.http：//www.nhc.gov.cn/yzygj/s3593g/201608/eba4b53f5b5745f0a4e51ffd8de802b3.shtml.

[74] 国务院办公厅.关于推进分级诊疗制度建设的指导意见[EB/OL].（2015–09–08）.http：//www.gov.cn/zhengce/content/2015–09/11/content_10158.htm.

[75] 国务院办公厅.国务院办公厅关于推进分级诊疗制度建设的指导意见[EB/OL].（2015–09–11）.https：//www–gov–cn.vpn.ncst.edu.cn/zhengce/content/2015–09/11/content_10158.htm.

[76] 中共中央国务院.关于建立全科医生制度的指导意见[EB/OL].（2011–07–01）.http：//www.gov.cn/zwgk/2011–07/07/content_1901099.htm.

[77] 中共中央国务院.关于深化医药卫生体制改革的意见[EB/OL].（2009–03–17）.http：//www.gov.cn/test/2009–04/08/content_1280069.htm.

[78] Xiao Yu, Wu Xiao Hong, Chen Jia, Xie Fang Fei. Challenges in establishing a graded diagnosis and treatment system in China.[J]. Family practice, 2021, 39（1）:

[79] Wu xing Zhang. Present Situation and Reflection on the Development of Primary Medical Health Care under the Policy of Graded Diagnosis and Treatment[J]. Academic Journal of Humanities & Social Sciences, 2019, 2（1）: 86–92.

[80] Oakland Kathryn, Chadwick Georgina, East James E, Guy Richard, Humphries Adam, Jairath Vipul, McPherson Simon, Metzner Magdalena, Morris A John, Murphy Mike F, Tham Tony, Uberoi Raman, Veitch Andrew McCulloch, Wheeler James, Regan Cuthbert, Hoare Jonathan. Diagnosis and management of acute lower gastrointestinal bleeding: guidelines from the British Society of Gastroenterology.[J]. Gut, 2019, 68（5）: 776–789.

[81] Yan Zhao, Xiao yang Wang, Xiao feng Zhang. Supply Side Reform of Medical and Health Service System based on Network Big Data[J].Revista de la Facultad de Ingenieria, 2017, 32（2）: 253–260.

[82] Yan Zhao, Hongxia, Wu, Xiaoyang Wang. Study on the Status Quo and Influence of Residents' Awareness and Practice of Health Examination[J]. Boletin Tecnico, 2017, 55（14）: 572–582.

[83] Yan Zhao, Xiao yang Wang, Hong xia Wu. Study on the Process of Medical

Information Management and Service Optimization based on Information Interaction[J].Boletin Tecnico, 2017, 55（8）: 343-349.

[84] Riemann D, Baglioni C, Bassetti C. European guideline for the diagnosis and treatment of insomnia. J Sleep Res. 2017 Dec26（6）: 675-700.

[85] Valentijin P. Rainbow of chaos : a study into the theory and practice of integrated primary care[J]. International journal of integrated care, 2016, 16（2）: 46 - 57.

[86] Manning, W.G, Newhouse, J.Pand Duan N, "Health Insurance and the Demand for Medical Care:Evidence from A Randomized Experiment, "American Economic review, vol.2, 1987, 1:251-277.

[87] Richard A. Mackey and Harvey A Taschman and Cecil R. Ryan, Periodic surveys of community resources: A projectto improve referrals for direct services [J].Community Mental Health Journal, 1967, 3（4）:62-67

[88] Stephen M. Shortell, Odin W. Anderson. The physician referral process: A theoretical perspective.[J]. Health Services Research, 1975, 6（1）: 39-48.

[89] Garber Alan M, Skinner Johathan. Is American health care uniquely inefficient?[J]. Journal of Economic Perspectives, 2009, 22（4）: 27-50.

[90] Baker JJ."Medicare payment system for hospital inpatients diagnosis related groups, "Health Care Finance, vol.28, 2002, 3:1-13.

[91] Jeffery Sobal, Herbert L. Muncie, Carmine M. Valente, David M. Levine, Bruce R. De Forge. Self-reported referral patterns in practices of Family/General Practitioners, Internists, and Obstetricians/Bynecologists[J].Journal of Community Health, 1988, 13（3）: 127-131.

[92] Daniel A Vardy, Tami Freud, Michael Sherf. Acopayment for consurtant services physician's referral actualization.med syst, 2008, 32:79-87.

[93] Jeffery Sobal.Self-repoted referral patterns in practices of family general practitioners, internists, and obstetriciansynecoloists.Journal of Community Health, 1988, 13（3）:127-131.

[94] Sarah Webb, Margaret Lloyd.Prescribing and referral in general practice: a study of patients' expectations and doctors.British Journal of General Practice, 1994, 17（2）:34-41.

后 记

本书为作者2019年主持的河北省社会科学基金项目"分级诊疗背景下河北省居民就医机构选择行为及干预策略研究"的研究成果，课题号：HB19GL020，在本课题的实施过程当中得到了河北省社科基金的支持。本课题的研究过程是繁忙、充实而愉快的，尽管有一些艰辛，但是对于我们研究团队来说，这不仅仅是一个项目研究，实质上也是一种学习的过程。

从2007年开始，我投入到医疗保险、家庭医生以及分级诊疗的相关研究到今天已经14年，在研究的过程中收获了很多，也领悟了很多。在这十几年间，我不断地摸索其规律和前进的方向，以及不同领域的衔接。研究它们内在的关系，研究分级诊疗推进的制约因素，研究分级诊疗的相关政策，并做了大量的实证研究，才有了这样的所得。

我非常感谢课题组成员辛勤的工作，他们是华北理工大学卫生健康政策与管理研究中心的韩彩欣和吴爽老师，还有华北理工大学管理学院公共事业管理系的赵若楠、姜雯馨、苗梦婷、吕瑞坤、杨奇城、沈荣蕃、李珏希等学生。课题组成员研究方向各不相同，每个课题组成员都各自有其擅长之处，这些课题组成员为本书的撰写提供了良好的交叉学科的综合视角，使得本书的研究更加具有现实基础性和可操作性。同时我要感谢参与课题组调研的各位朋友和同学，感谢他们优秀的助研工作，使得课题能够良好地进行下去。

最后还要感谢我的家人，在撰写期间无暇顾及他们，但他们给了我无限的支持和谅解，使我能全身心地投入到科研中，再次诚挚地感谢所有关心、支持、指导和帮助我的人！无限的敬意！

赵 燕
2021年12月于唐山